U0189334

医学推动者译丛

PROMOTER OF
MEDICAL SCIENCE

# 拯救或破坏

## 英国医疗体系缔造者约翰·马克斯

原 著 [英] John Marks　　主译 王 岳 马金平

# THE NHS

## *BEGINNING, MIDDLE AND END?*

### *The autobiography of Dr John Marks*

科学普及出版社
·北 京·

**图书在版编目（CIP）数据**

拯救或破坏：英国医疗体系缔造者约翰·马克斯 /（英）约翰·马克斯 (John Marks)
原著；王岳，马金平主译 . — 北京：科学普及出版社，2023.1
书名原文：The NHS : Beginning, Middle and End? The autobiography of Dr John Marks
ISBN 978-7-110-10438-5

Ⅰ . ①拯… Ⅱ . ①约… ②王… ③马… Ⅲ . ①医疗保健事业—历史—英国 Ⅳ . ① R199.561

中国版本图书馆 CIP 数据核字 (2022) 第 084094 号

著作权合同登记号：01-2022-1199

| | |
|---|---|
| 策划编辑 | 宗俊琳　王　微 |
| 责任编辑 | 史慧勤 |
| 文字编辑 | 弥子雯　方金林 |
| 装帧设计 | 佳木水轩 |
| 责任印制 | 徐　飞 |

| | |
|---|---|
| 出　　版 | 科学普及出版社 |
| 发　　行 | 中国科学技术出版社有限公司发行部 |
| 地　　址 | 北京市海淀区中关村南大街 16 号 |
| 邮　　编 | 100081 |
| 发行电话 | 010-62173865 |
| 传　　真 | 010-62179148 |
| 网　　址 | http://www.cspbooks.com.cn |

| | |
|---|---|
| 开　　本 | 880mm×1230mm　1/32 |
| 字　　数 | 243 千字 |
| 印　　张 | 13.75 |
| 版　　次 | 2023 年 1 月第 1 版 |
| 印　　次 | 2023 年 1 月第 1 次印刷 |
| 印　　刷 | 运河（唐山）印务有限公司 |
| 书　　号 | ISBN 978-7-110-10438-5/R·898 |
| 定　　价 | 98.00 元 |

# 版权声明

# 医学推动者译丛委员会

# 主译简介

**王　岳**　法学博士，教授，博士研究生导师，北京大学医学人文学院副院长。中国人体健康科技促进会医学人文与医院管理专委会主任委员，中国卫生法学会学术委员会副主任委员。主要研究方向为卫生政策与卫生法学、医学人文与医患关系、医药政策法制史。

**马金平**　医学史博士。本硕就读于厦门大学历史系，后于英国华威大学获得医学史博士学位。主要研究方向为医学史、精神健康和中外交流。

## 内容提要

约翰·马克斯（John Henry Marks）是一名英国医生，他于英国国家医疗服务体系成立的当天（1948 年 7 月 5 日）获得医师资格。他长期参与国家层面的医疗政治活动，在 1984—1990 年担任英国医学会主席，任期内广受好评，一直致力于为英国国家医疗服务体系辩护。本书是马克斯的自传，也是一部医疗社会史著作。著者凭借作为家庭医生的长期经历、高层医学政治的深度参与，以及作为全科医学历史学家的细致观察，在本书中深入浅出地呈现了英国国家医疗服务体系的形成和改革进程，其中既有风起云涌的国家大事，又穿插了不少温馨有趣的生活细节，值得医疗体系研究者及对此有兴趣的读者细细品读。

# 原书序

约翰·马克斯是英国的一个国宝。他温暖、有趣、充满激情，偶尔也会有固执己见、倔强的一面。在他的一生中，有40多年都与英国国家医疗服务体系（National Health Service，NHS）紧密相连。

他是一位酒店老板的儿子（这一点，与英国保守党卫生事务大臣约翰·摩尔很相似，后来两人多有交集）。他是在"生效日"获得医师资格的，即1948年7月5日，英国国家医疗服务体系成立的那一天。

这样的组合恰如其分。在接下来的40多年里，约翰·马克斯见证了英国国家医疗服务体系的历史，从最初很多患者缺少假发和药棉，到现在这些都变为免费。在医学政治界，他不断晋升，成了英国医学会主席，可以说是最成功的主席之一。

约翰·马克斯几乎参与了英国所有的医疗问题和争议处理，无论是单纯的英国医学会事务，还是饱受媒体关注的全国性问题，包括堕胎法的改革、20世纪70年代医生们对英国医学总会的反抗、英国皇家全科医师学院的建立、数不胜数的英国国家医疗服务体系重组，以及围绕英国国家医疗服务体系付费床位和初级医生薪酬的血腥斗争（这也是医务人员第一次采取罢工行动）。

当初，医疗行业和公众关于如何处理面对新型艾滋病的恐惧，有过激烈的、原则性的斗争。20世纪80年代末和90年代初，因为保守党将市场力量引入英国国家医疗服务体系的行为，大家对此也进行过伟大的斗争。市场化是一种运行国家医疗服务体系的方式，这种方法在现任工党政府的领导下继续存在。

在这些事件中，约翰·马克斯扮演的角色不是一个临时演员，而是许多事件的主要参与者。

想要完全了解英国医学会在这段历史中所扮演的角色，本书是必读的。它不仅是一部过去时段的真实历史记录，还夹杂着不少轶事，有骇人听闻的（如50多年前的医疗培训实践水平），也有令人啼笑皆非的，还有关于高层政治的。

本书展现了约翰·马克斯热情洋溢的个性和他对英国国家医疗服务体系的奉献，尽管这些导致他与其他人产生冲突，如英国保守党卫生部长肯尼斯·克拉克（Kenneth Clarke），但此人同样肯定地认为他们两人拥有相同的理想。

肯尼斯·克拉克曾表示，英国医学会只是"另一个工会，而且实际上是我处理过的最糟糕组织之一"。关于这个观点，他人会自己做评估判断。不过，约翰·马克斯对其生活和其所在时代的描述则提供了一个相反的视角，即一个温暖的、充满人性的、自由的和偶尔冒险的人的历险记，他对生活和事业充满热情，即使那些对他的思想持有异议的人，也愿意将他当作朋友。

尼古拉斯·蒂明斯（Nicholas Timmins）
《金融时报》公共政策编辑

# 译者前言

英国《泰晤士报》在世纪之交曾做过一项调查，在回答"你认为政府在 20 世纪影响英国人生活的最大业绩是什么"时，46% 的人认为是英国国家医疗服务体系（National Health Service，NHS），可见 NHS 对英国人民的影响之深。该体系成立于 1948 年 7 月 5 日，是世界上第一个全民免费医疗系统，是公认的英国名片和国宝，也是很多国家医疗改革的范本。它之所以引人瞩目，在于用相对较小的成本获得了较高的产出❶。取得这一成就的关键，在于完善的初级医疗保障，即社区医疗服务，遍布基层社区的全科医生是该体系的"守门人"，他们用 20% 的医疗资源解决了 80% 的医疗问题。本书的著者既是基层医疗从业者，也是医改参与者，亲证了国家医疗服务体系从艰难成立、不断完善到私有化改革的历程。因此，这部自传，也可以说是英国国家医疗服务体系的侧面描写。著者将其经历娓娓道来，故事环生，既专业

❶ 汤晓莉. 英国国家医疗服务制度的起源及几次重大改革. 中国卫生资源，2001（6）：280–282.

又有趣，把国家改革和个人体验完美融合，既见宏大历史进程，又见微妙的权力博弈，可以说是见树又见林，对于想了解英国国家医疗社会史的读者来说，本书不容错过。

　　NHS 的历史，大致可分为三个阶段。第一阶段是中央政府对地方医院的指挥控制阶段（command and control）。1948 年，英国工党政府在中央税收的支撑下，将免费医疗服务国有化，成立了 NHS，旨在实现公民不论贵贱，都可公平地获得高质量的医疗服务。不过，此时的 NHS 比较艰难，资金支持只有 114 亿英镑 **❶**，医生人手短缺，也缺乏经验，经常要实施未经培训的操作，如插管和麻醉 **❷**。第二阶段是企业化取向（coporate approach）的协商管理（consensus management）阶段。1974 年，为了解决低薪和合作低效的问题，由英国保守党计划、后来上台的英国工党政府实施，NHS 进行了第一次大规模重组，将医疗服务划分为地区和区域卫生部

**❶** NHS Expenditure，https://commonslibrary.parliament.uk/ research–briefings/sn00724/ 最后查看日期 2022–02–24.

**❷** Meet three doctors who joined the NHS on its first day – and two are still working in their 90s，https://www.mirror.co.uk/news/ uk–news/meet–three–doctors–who–joined–13210446 最后查看日期 2022–02–24.

门（districts and regional health departments）❶，建立了NHS和地方政府联合委员会，把医院、社区服务和公共卫生职能整合起来，促进横向合作。然而，这一改革造成医疗工作效率低下，灵活度差，因而饱受诟病。第三阶段是综合管理（general management）阶段，主要表现为减少财政压力，进行市场化改革。1987年，英国保守党首相撒切尔夫人对NHS进行了全面评估和改革，在卫生部长肯尼斯·克拉克（Kenneth Clarke）的支持下，于1991年引进了"内部市场"（internal market）机制，将地方卫生部门（health authorities）与私营医院信托机构（hospital trusts）分离开来，造成竞争，引入全科医生基金，使全科医生有资金为自己的患者购买医疗服务。2000年，英国工党扩大私人融资计划，建立多家私营医院，雇佣公司提供临床服务，也制定了一些绩效目标和国家指导方针，试图建立统一的医疗标准，还设立了初级医疗信托机构（primary care trust），代表全科医生购买医疗服务。2010年，英国工党通过重组计划，将初级医

---

❶ Peter Greengross, Ken Grant, Elizabeth Collini, The History and Development of The UK National Health Service 1948 – 1999, 1999 by HSRC, p.8. chrome–extension://oemmndcbl dboiebfnladdacbdfmadadm/https://assets.publishing.service. gov.uk/media/57a08d91e5274a31e000192c/The–history–and– development–of–the–UK–NHS.pdf 最后查看日期 2022–02–24.

疗信托基金排除在核心之外，国家重新掌控了全科医生的开支权 ❶。如今，2021—2022 年的 NHS 预算高达 1903 亿英镑 ❷，成为世界上投入最多的医疗体系之一，资源和人力的相对充足，使得英国在新冠肺炎疫情期间，得以采取比较宽松的控制政策。

著者约翰·马克斯于 1925 年 5 月 30 日出生于伦敦，在托特纳姆郡学校接受教育，从爱丁堡大学获得医学博士学位。他在英国国家医疗服务体系成立的当天获得医师资格，后又获得英国皇家全科医师学院院士及英国皇家妇产科学院的产科和妇科学资格证。1949—1953 年，他服务于英国皇家陆军军医队的医院岗位和海外职位，之后在伦敦北部的埃尔斯特里定居。1954—1990 年，他在伦敦郊外的卫星城伯翰姆伍德担任全科医生。其中，1984—1990 年担任英国医学会主席是他的高光时刻。

马克斯参与了英国国家医疗服务体系改革的诸多大事件。他在捍卫 1967 年堕胎法案方面发挥了重要作用，并为此遭受了包括激进主义运动家维多利亚·吉利克（Victoria Gillick）、国会议员大卫·奥尔顿（David

❶ 淦宇杰. 新冠疫情之下的英国国民医疗服务体系：历史、应对和演化，参见 http://www.ggzl.pku.edu.cn/info/1111/1905.htm，最后查看时间 2022–02–21.
❷ The NHS budget and how it has changed, http://www.ggzl.pku.edu.cn/info/1111/1905.htm

Alton）和拉塞尔·布莱恩爵士（Sir Russell Brain）在内的"支持生命者"（pro-lifers）的攻击。1970 年，他成功阻止了英国医学会在不修改章程的情况下，向英国医学总会缴纳年度注册费的提议。在 20 世纪 80 年代后期，他担任英国医学会主席期间，英国政府开始将医疗服务私有化，马克斯领导学会和行业，反对肯尼斯·克拉克未经试点验证就推行"内部市场"的改革。他还在反对父母用打屁股的方法惩罚儿童、鼓励系安全带和尊重艾滋病患者隐私的运动中发挥了重要作用。97 岁的马克斯是英国国家卫生部成立期间加入英国国家医疗服务的少数在世的医生之一。

作为一生富裕且顺遂的老人，马克斯的自传称得上幽默轻松，即便是艰难的战时生活，也让他写得有趣生动，介绍行业的小手段、潜规则和竞争时也不会显得沉重苛责，这些都展示了他从容的气度。与此同时，我们也可以看到马克斯如何从医学生成长为影响医师行业和高层医疗政治的重要人物，他很早就产生了对医疗政治的抱负，后来的重重选择也是向此而行，包括磨练演讲技巧、组织高效会议、利用程序获取选举胜利、代表医生和地方医疗委员会发声，以及利用与媒体的关系宣传学会的诉求等，这些细节和一以贯之的坚持，让他在高层医疗政治中获得了支持和一席之地。如果把上文提及的英国医疗改革比作树干。本书的内容则是为其丰富了枝叶脉络。著者从自下而上的角度，以一位局内人的身份，带领我们重新认识英国医疗体系和改革历程。很多改革的结点（如 1974 年和 1991 年改革）并非一蹴而就，而是有漫长的孕育过程和斗争拉扯，是很多医疗参与者努力的结果，观点和制度有立有废，最终才呈现出国家改革的模样。可见，一个大国医疗体系的优化，不只依靠医术进步和资金投入，更靠无数参与者的献言献策，是所有人通力合作的成果。

2000 年世界卫生组织首次对世界卫生系统进行了分析，发布了 *The World Health Report 2000—Health systems: Improving performance*。该报告使用 5 个绩效指标来衡量 191 个成员国的卫生系统，它发现法国提供了最好的整体卫生保健，其次是意大利、西班牙、阿曼、奥地利和日本。美国卫生系统在其国内生产总值中的支出比例高于其他任何国家，但根据其表现，在 191 个国家中排名第 37 位。英国仅将 GDP 的 6% 用于医疗服务，排名第 18 位。意大利排名第二位，紧随其后的是圣马力诺、安道尔、马耳他和新加坡。

Medscape 2019 年医生薪酬报告中，对比了美国、英国、德国、法国医生的薪酬标准。美国医生以平均 30 万美元的年收入位居榜首，我们意外地发现，1 位美国医生的年收入相当于 2 位德国医生、2.3 位英国医生、

3 位法国医生的年收入。显然，市场主导型的美国医疗体质虽然看似繁华，却存在严重的内部问题。一向作风犀利的美国纪录片导演迈克·摩尔（Michael Moore）于 2007 年推出纪录片《医疗内幕》（*Sicko*），攻击的矛头直指美国的医疗体制。在美国，医疗保险由保险公司提供，政府给予补贴。保险公司在保障美国人民健康方面不够尽责，由此产生了种种问题。有 5000 万美国人买不起医疗保险，他们根本不敢去医院看病，有些重症患者超出了保险公司的保障范围，保险公司会拒绝支付多余的费用，使得这些患者不得不面临死亡；保险公司会找出各种理由，不愿为某些病前检查或可能有用的疗法支付保险费，许多患者因此错过了最佳的治疗时机。除了美国以外，其他所有主要西方国家都实行社会化医疗保障。最典型的就是英国的 NHS 制度，患者看病吃药不用付一分钱，全部由政府负担。与这些国家相比，美国的医疗保险制度简直就是为了保护资本家的利益而存在的。《医疗内幕》中有一句话，我觉得很正确，那就是"看一个社会怎么对待它最贫穷的成员，就可以知道这个社会制度的好坏"。每一个公民，不论性别和年龄，也不论工作是什么，或者是否有工作，都有权得到医疗保障。当健康状况不佳时，他可以毫无顾忌和担忧地走进医院，而医院也将为了他的健康竭尽全力。这是一个文明社会必须做到的。

医疗卫生制度设计是社会政策的"珠穆朗玛峰"，不同的国家有不同的模式，不同的模式有不同的利弊。世界各地人民的健康和福祉严重依赖于为他们服务的卫生系统的绩效。然而，各国的绩效差异很大，即使在收入和卫生支出水平相似的国家中也是如此。决策者必须了解根本原因，这样才能改善系统性能，从而改善人口健康。相信通过本书从历史角度审视英国 NHS 的形成过程，一定会给正处在医疗体制改革过程中的国人以启发和帮助。本书的英文版于 2008 年 5 月出版，由于中外术语规范及语言表达习惯有所差异，尽管译者已尽最大努力确保译文准确可靠，谨慎再三，仍恐遗有疏漏，敬请相关领域研究者和广大读者指正。

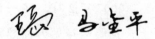

# 致 谢

许多年前,《英国医学杂志》(*BMJ*) 的编辑斯蒂芬·洛克 (Stephen Lock) 说, 每个人都应该写自己的传记。根据这个建议, 我在 2006 年写了自己的传记。我的妻子雪莉建议把它扩展成家庭简史。开始写作研究后, 我意识到我已经致力于写一本完整的书。笔名为"观察者"(Scrutator) 的《英国医学杂志》前副主编和医学政治评论员高登·麦克弗森 (Gordon MacPherson), 以及英国医学会《新闻评论》(*News Review*) 的编辑蒂姆·阿尔伯特 (Tim Albert), 都给了我非常有用的建议。

2007 年 2 月, 在一次支持初级医院医生的集会上, 我偶然碰见男性健康论坛主席伊恩·布莱克 (Ian Black), 他认为拉德克利夫出版社 (Radcliffe Publishing) 可能会对我的书感兴趣, 后来我联系了吉莲·宁哈姆 (Gillian Nineham), 她和她的同事都给了我很多帮助和支持。

然而, 他不知道, 直接促成我写这本书的是另一个人。当我被选为英国医学会理事会主席的时候, 老朋友大卫·波德罗 (David Podro) 是国际新闻剪报局的老板。

上任几天后，我开始收到大量与自己活动有关的免费新闻剪报，我留下的那部分贴满了 17 个剪贴簿。这份礼物一直持续到杰瑞米·利波特（Jeremy Lee-Potter）接任我的职位为止，这也为本书的论述提供了丰富具体的证据。我对他的善意和慷慨深表感谢。

感谢以下个人和机构允许我引用摘录他们的出版物：哈珀柯林斯出版集团（Harper Collins Publishers Ltd）、维克多·格兰茨（Victor Gollancz）、猎户星出版集团（Orion Publishing Group）、《泰晤士系列报纸》（*Times Series Newspapers*）、《每日邮报》（*Daily Mail*）、《国会杂志》（*The House Magazine*）、《全科医生》（*General Practitioner*）、《医生》（*Doctor*）、《卫报》（*Guardian*）和《英国医学会新闻》（*BMA News*）。感谢伦敦经济学人报业有限公司（The Economist Newspaper Ltd London）于 1989 年 8 月 19 日发表的《英国：危险的医生》（第 9 页）和《仍在寻找治疗方法》（第 16 页）。

我还要感谢英国医学会首席执行官/秘书托尼·伯恩（Tony Bourne）允许我出版和摘录大量照片，这些材料来自于协会理事会关于政府白皮书的特别报告，即《为患者工作》（*Working for Patients*），1989 年 4 月 13 日（SRM2）。

最后，我非常感谢妻子雪莉对本书和我过去 54 年里所做一切的帮助与支持。

# 目　录

*1925–1943 My childhood and*
*life as an evacuee*

# 第 1 章　1925—1943 年：我的童年和
作为避难者的生活

　　小时候，我记得我有 3 位祖父母，戈德鲍姆爷爷、奶奶和马克斯爷爷。我母亲的父母，朱利叶斯·戈德鲍姆（可能是犹太人）和他的妻子宾亚（图 1-1），是在 1880 年左右从波兰逃出来的。他们去世多年后，我们才发现他的真实姓氏是雷兹尼克，因为害怕苏联秘密警察会在英国找到他，所以使用了奶奶的娘家姓。戈德鲍姆爷爷的身材矮小但干净利落，头发花白，留着整洁的络腮胡，说英语时带着浓重的波兰口音。他们在肖迪奇的房子很简朴，但客厅贴满了各种表示他积极支持当地自由党的证明。宾亚奶奶比爷爷更矮一些，总是穿着一身黑色的连衣裙，对爷爷的态度是完全仰慕。

　　戈德鲍姆爷爷曾经是一名裁缝，他靠着自己微薄的收入养活一大家子，并且给他们提供了一个相对舒适的生活环境。他的大女儿叫珍妮，她严格地管理着其他孩

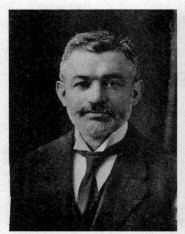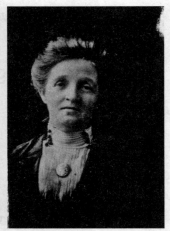

图 1-1　我的外祖父母，朱利叶斯·戈德鲍姆和宾亚·戈德鲍姆

子，她后面是 3 个儿子——莫里斯、莱斯利和所罗门，所罗门在皇家飞行队服役时患风湿热去世。埃丝特阿姨比我母亲罗斯年龄要大，但我母亲结婚后变得比她的单身姐姐看起来还要老。丽贝卡出生于 1900 年，后来改名为伊雷娜·吉。最小的女儿伯莎脸蛋很漂亮，有一头醒目的红发。我 6 岁的时候，还曾经穿着绿色缎子套装，戴着高顶礼帽，挂着拐杖，在她和长得很像克拉克·盖博的塞姆·科恩的婚礼上当花童。

　　我父亲的父母来自英国。马克斯爷爷是个犹太洁食家禽商人，他总是戴着一顶破旧的帽子，穿着不合身的黑色西装，留着络腮胡（图 1-2），他的妻子简（汉娜）

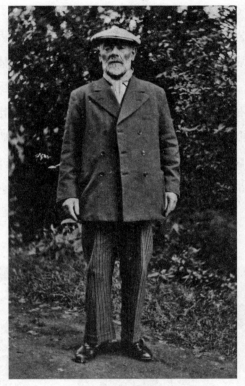

图 1-2　我的祖父，莫特尔·基钦斯基

于 1924 年因糖尿病去世了，那时候我父母互相还不认识。我父亲唯一的姐姐丽贝卡（贝基）掌管着这个家。排行老二的是杰克叔叔，家里人从来不会谈起他，因为他在得克萨斯州被当地的治安官诡异地开枪打死了。

我的父亲路易斯·迈尔·基钦斯基（图 1-3）于

1893 年 6 月 30 日出生于伦敦。1923 年，他签了单边契据，把名字改为路易斯·迈尔·马克斯。他告诉我，他父亲经常用皮带抽打孩子们，所以我父亲反对体罚，只打过我一次。他上学时学习成绩很好，不幸的是，14 岁时他不得不辍学，与他父亲及妹妹贝基一起工作。他们去乡下市场买鸡、鸭、鹅和火鸡带到伦敦，按照犹太传统宰杀后再卖给犹太肉铺。他晚年的时候告诉我，他人生中最棒的一天是他父亲买了一头驴代替他来拉手推车。

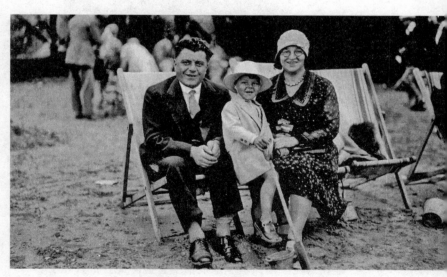

图 1-3　父母和我在一起，1929 年于英国马盖特

他们中最小的孩子索利后来也干了这行。他是个对汽车痴迷的花花公子，交往过无数女朋友。我还记得坐过他那辆阿尔维斯运动型跑车，有一次我下车后没摘挡，他没检查就发动了引擎，后果当然相当严重。我父亲对他的兄弟姐妹都非常看重，经常把他们的利益放在我母亲之前，这在马克斯家族史中起了很大的作用，因为我父亲大部分时间都在养鸡，而不是在他开的酒吧里。

我妈妈的姐姐珍妮阿姨嫁给了一个叫约翰（杰克）·艾萨克斯的人，他是常备兵退役。他们在伊斯灵顿买了一家酒吧，有一个相貌英俊、比较富裕的顾客叫卢·马克斯，珍妮把我母亲罗斯介绍给他。罗斯当时是摄影师助理，除了招待顾客、冲洗照片，还当模特。她吸烟，还会跳查尔斯顿舞。

短暂恋爱后，我父母很快在 1924 年 8 月 17 日结婚了，地点选在菲尔波特街的犹太教堂。姑姑贝基不愿意和任何人分享他的弟弟，因而反对这项婚事，好笑的是，她通过溺爱我来平衡她对我母亲的强烈厌恶。贝基较富裕，对我几乎是予取予求。有一次在北伦敦的铁路终点站布罗德街站，我想要一个大约 3 英尺长的油罐车模型，她就找到站长想买下它，但是站长不卖，这让贝基和我都不高兴。多年来，这个记忆一直伴随着我，但随着年龄的增长，我开始怀疑这是不是只是我想象出来的。直

005

到我 70 岁，在约克的铁路博物馆看到同样的模型时，我才如释重负。

婚后，我父母搬到了哈克尼，继续做家禽生意，每天早起赶火车去市场，很晚才回家。1925 年 5 月 30 日我出生后，母亲没法再继续这样的生活，在我 10 个月大的时候，杰克·艾萨克斯和我父亲合伙在哈莱姆区阿克顿巷买了一间酒吧。虽然他们是好朋友，但是对工作、金钱、赌博的态度截然相反。最后，我父亲买断了杰克的股份。

我们有个花园，里面养了些鸡、鹅、鸭、兔子和一只山羊，还有一只德国牧羊犬和一只猎狐犬，很受我堂兄弟和邻居孩子们的欢迎。但我母亲却不喜欢，因为这一堵墙和一些空地把我家和瓦克斯洛路隔开了，麦克维提和普莱斯开的面包店就在那条路上，这个面包店是经济衰退最严重的时候还在运营的为数不多的几家商店之一。坐在花园的墙上，可以看到工人们，主要是女工们，上下班。我记得有一个独腿的卖唱人，唱的是流行歌曲《马车轮子》❶，那是一幅可怜的景象。

大萧条最严重的时候，我们家还是相对富裕的。我

---

❶ 最初的四轮马车由彼得·德洛斯（Peter DeRose）创作，比利·希尔（Billy Hill）作词，最初是在 1934 年的齐格菲尔德（Ziegfeld）戏剧中演唱的。

上的第一所学校是罗尔区的公立学校。我母亲总是会邀请我那些衣着寒酸、鞋不合脚的同学们来喝茶，这恐怕是他们一周内最好的一餐。

我的父母认为罗尔区不适合我，于是我被送到了圆木学院——一所由坦佩纳小姐开办的乡村学校。大部分时间，都是我父亲的酒窖管理员弗兰克开车送我去学校，有时候我的保姆会带我乘公交车然后走到学校。

哈莱斯顿有一个小犹太社区。父亲和其他几个人在石桥公园的一个小屋里成立了西威尔斯登犹太教堂。创始人之一亨利·费勒，在高街有一家珠宝店，他和他的妻子罗斯当时有一个比我小 6 个月的孩子，叫罗伊，我们在圆木学院成了终生的朋友。

1930 年 6 月 10 日，我的弟弟文森特在家里出生了，他最受我母亲喜欢，并且在之后一直如此。他患有膝内翻，一位"儿童专家"建议给他安装全长夹板，可怜的他戴了大约 5 年。文森特的脾气很坏，往往都是我去包容他，因为他是"瘸子"，我也不能报复。几年后我们才知道，膝内翻会自然变直。1934 年 5 月 20 日，我妹妹希拉也在家里出生。因此，我被送去贝基阿姨家里待了一段日子，回来后我看到她，不想要也不想接受，这些之后再谈。

11 岁时，我参加了英国国立中学的入学考试，没有通

过的学生就回到当地的中心学校上学。而我通过了，1936
年秋天，我开始在威勒斯登县学校上学，它是米德尔塞克
斯郡最好的男女同校的文法学校。虽然年龄很小，我还
是能记住地图和图表，我还记得第一个地理老师，绰号
叫"泡泡"的牛顿老师，他激励了我，在我的学习生涯中，
地理成绩一直名列前茅。我的成绩在第 1 年还挺不错，但
是在第 2 年出了问题，因为地理老师换成了斯莫尔先生，
他的绰号叫"小猪"，因为长相和举止都像猪。我从来不
做他布置的家庭作业，到后来几乎所有老师布置的家庭作
业我都不做了❶。所以当我在地理考试中名列榜首时，他就
指责我作弊，不过我才不需要他的肯定。

　　我父亲的酒吧位于一个粗暴、酗酒的工人阶级聚集
区。他知道他的员工私吞了酒吧的部分收入，但是剩下
的钱已经足够让酒吧赚的盆满钵盈。大多数人面对这样
的情况都会忽略，我父亲却很在意。他决定卖掉酒吧，
在 51 岁退休，这意味着他放弃了不用努力工作就可以
舒服过活的日子。不过一停止工作，他就变得极度沮丧，
所以又开始尝试购买其他的酒吧，但都没有成功，反而
损失了大量押金、律师费和其他费用。他把头皮抓到流
血，强健的身体也逐渐消瘦。母亲和我们 3 个孩子的生

---

❶　我的儿子和至少一个孙子也有同样的问题。

活成了一场噩梦。

　　我们搬到了我学校附近哈莱姆登的一个小公寓里，我父亲又在南诺伍德买了另一家酒吧，文森特和希拉被送到寄宿学校，而我则住在校友莫里斯·杰伊的家里。这对我来说不是好的安排，这个学期的大部分时间，我都是每天从诺伍德坐电车，在贝克鲁换乘地铁，然后再从威尔斯登枢纽站走一大段路。当时，没有人觉得一个 12 岁的男孩独自走这么长的路是一件危险或不寻常的事情。

　　后来父亲卖了诺伍德的酒吧，买下南托特纳姆的七姐妹酒店。奇迹般地，他的精神状态恢复了正常，体力也恢复了。新的酒店生意让我们接触到了"更好的阶层"，我父母和许多当地商人都成了朋友。然而，我却遇到了一个问题，我在学校里一直虚度光阴，所以我本应得到一份非常糟糕的成绩报告，而且肯定会被转到进度慢的班级。但是幸运的是，威勒斯登县学校在我的误导下，把给我和我的父母的报告发到了托特纳姆一个不存在的地址，所以家人根本没收到。然而，当我母亲带我去托特纳姆郡立学校入学时，当时优秀的校长托马斯博士，后来被著名的漫画家在《标准晚报》起了"伯特"的绰号，觉得我的在校表现需要讨论。不知何故，我设法让他相信我有能力在 4 年内通过学校认证考试，并且被安排到了合适的班级。当时的老师玛丽·泰勒是一名新来的年轻女教师，她教的是我最擅长和最喜欢的科目。生活再次变得有意义了起来，但在后来的学校生活中，我还是竭尽全力逃避着做家庭作业。

1938 年，我满 13 岁并且举行了成人礼。我们是南托特纳姆小型犹太教堂的成员，但我父亲的祖父是著名的公爵广场犹太教堂的成员，相当于坎特伯雷大教堂的联合犹太教堂。因为少数东正教家庭成员的宗教禁止他们在安息日出行，所以他们无法加入伦敦市中心以外的犹太教堂，就安排我在杜克广场举行成人礼。

成人礼对一个 13 岁的孩子来说是一场巨大的考验。他要读一段用希伯来语写的卷轴摩西五经。实际上，他要熟记这些内容，除了必须要用希伯来语在朗读前后唱出祝福语之外，在唱《先知》时，他还要唱更多祝福语。我有一个相当好的高音嗓子，而且没有犯任何错误，所以每个人都很高兴。当时有人给了我一本关于犹太节日的书，我至今还保留着 ❶。

仪式结束后的那个周日，我在七姐妹酒店的大宴厅举行了成人礼派对。我的兄弟姐妹和其他孩子都没出席。幸好后来变了，现在的成人礼派对会邀请很多

---

❶ 引自 Lehrman SM. *The Jewish Festivals*. London: Shapiro, Valenti
1938.

友来参加，无论男女，还可以尽情地跳舞和唱歌，而年迈的祖父母则会惊讶的旁观。

1939 年，我们看到人们在公园和自家花园里挖防空洞，我们收到防毒面具和教人们把房子改的更安全的传单。当时的计划是，如果战争爆发，德国入侵波兰，孩子们就要从大城市疏散。1939 年 9 月 1 日，周五，我和托特纳姆郡学校的大多数孩子一起被送到七姐妹站登上火车。一般来说，年长的孩子负责照顾年幼的兄弟姐妹。令我至今都感到羞耻的是，当时我拒绝带 5 岁的妹妹希拉，我想带上文森特，但他拒绝了我，勇敢地带上希拉一起走了。

*011*

我们的火车开向剑桥郡的马奇，我是车上唯一听说过这个地方的人，因为我和父亲去过那里的家禽市场。只有英国政府才能把孩子送到一个有着巨大编组站的战略性铁路中心城市——怀特莫尔（现在是一座监狱），由一名在德国哈姆建造监狱的工程师设计的。

到达马奇后我们才发现，对方以为迎接的是一所婴幼儿学校的小孩。我们排队穿过城镇，边走边有官员给我们分配住处。我是最后一批被安顿下来的人，住进一个铁路搬运工的家。9 月 3 日周日，我们聚到集市广场听尼维利·张伯伦的宣战演说。那天酷热，穿过小镇的奈奈河是一条露天下水道，散发着惊人的恶臭。

　　许多书都写过避难者和他们寄宿家庭的生活。我的待遇不差，但其他许多人却不是如此。一些避难的孩子会故意尿床或是做其他破坏性的行为来反抗。总的来说，马奇的人们，尤其是孩子们，厌恶且憎恨"他们托特纳姆人"。这一次我又非常幸运，由于我家的家禽生意，我认识一个当地的鸡肉商人希德·哈温和他的大家庭，其中的一个孩子西尔维娅和我一样大，很漂亮，也是我第一个女朋友。

　　马奇有一所国立男校，历史可以追溯到都铎时代，还有一所女子高中，而托特纳姆郡是男女同校，这造成了一些问题。为了给当地人和避难者提供某种形式的教育，当地人早上去上学，我们这些避难的孩子则是下午去上学。为了让早上的时间不会闲置下来，我们喜欢在当地电影院免费看电影。马奇有 2 个电影院，他们在周一和周四更换影片，因此我们看了很多电影。

　　在马奇待了几周后，我决定逃跑回家，这样如果我的父母被杀了，那我也会被杀而不会成为孤儿。在逃回家的路上，我还去霍洛韦路的北方理工学院报名了它的预科课程。我回到家把我的想法告诉我的父母。我父亲倒是非常理智没有生气，他带我回到马奇的伯特·托马斯家。伯特慈祥地笑着说，这可真是罕见的事情，"孩子，你愿意每天晚上来这里上学，然后回家吗？我们会承担你通勤月票的一半费用。"我觉得这太棒了！爸爸帮我办了月票，于是我的通勤生活开始了。

我早上 5 点半左右起床，步行 1 英里到托特纳姆黑尔站，在布罗克斯伯恩换乘，然后又在剑桥、伊利或圣纽茨换乘，大约会在上午 9 点到达学校。放学后，我乘火车返回托特纳姆，但由于"战时紧急情况"，我有时不得不穿过利物浦街终点站，乘坐 649 无轨电车向北回到托特纳姆。我坚持了大约 2 周，然后决定在周末通勤。几周后，我投降了，再次成为一名全职避难者。爸爸和伯特赢得了彻底的胜利。

在我的第一个寄宿家庭住了几周后，我搬到马路对面一个年老的寡妇家，她的笨儿子是当地的送奶工。这房子的墙壁像纸板一样，另一个避难者奥黛丽·亚伯和我在厨房的锡浴盆里隔墙二重唱。这段寄宿生活也没有持续多久，我被送到乔治·坎贝尔夫妇那里生活，坎贝尔先生是一名火车司机，一起去的还有"托特纳姆人"肯·戈弗，我们成了好朋友。

几个月后，由于坎贝尔夫人不喜欢肯，请他离开。我不想一个人留下，所以我们都搬到了车站路的诺思菲尔德家（图 1-4）。诺思菲尔德先生是一名警卫，他太太是一位非常和善的女人，对我们很好。他们有一个女儿，多琳，大概比我们大 3 岁，我们把她当作"成年姐姐"

013

来崇拜。她是竞技场的引座员，每次想看比赛，我们都可以随时从后门进去。

1940 年夏天，我们参加了普通学校认证考试，也就是毕业考试。我的地理取得了预期的优异成绩，除了英国文学，其他学科都得到了认证，这在很大程度上是由于我和教我英语的百德女士关系不好。在那个年代，已婚女教师非常罕见，百德夫人和大多数女教师一样，由

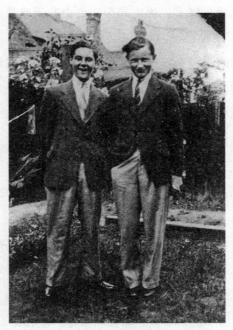

图 1-4　2 位避难者，肯·戈弗和约翰·马克斯，1942
年在诺思菲尔德家的公园

于第一次世界大战成了寡妇。她讨厌我，并且让我的生活一团糟。在以后的日子里，每当我进行公开演讲或者是广播，或者是撰写文章时，我都在心里咒骂她剥夺了我感受语言魅力的权力。

我加入了空军训练团（Air Training Corps，ATC）的1220 号行军中队，这支队伍现在依然存在。除了进行演习、飞机识别等，我们还在拉姆齐附近的乌普伍德皇家空军训练站进行了大量的飞行训练，然后是在亨廷顿郡。周末的时候，我们总是特别兴奋的搭乘长途汽车去训练，在路上还会唱《德克萨斯的黄玫瑰》和其他爱国歌曲。我记得至少 3 次飞行，其中一次我们穿过了沼泽，还有一次是去离拉姆齐不远的埃文河畔的斯特拉特福。我最难忘的一次飞行是在吕山德韦斯特兰，我们演练了袭击布伦海姆轰炸机的战斗机，训练的过程都会被飞机上的摄像记录下来，用于之后的分析和训练。

1942 年的暑假，我们一些六年级学生志愿去帮忙收割庄稼，我们被送到白金汉郡斯托尼斯特拉特福德的一个农场，在那里我们学会了收割玉米、装载货车，以及堆造干草和小麦堆。在那我们的社交生活非常快乐，我遇到了一个丰满的漂亮女孩，艾琳·布鲁姆菲·菲尔德，尽管她的名字听起来像，但她显然不是犹太人。我们的恋爱一直持续到我上大学后，这让我母亲非常焦虑（图 1–5）。

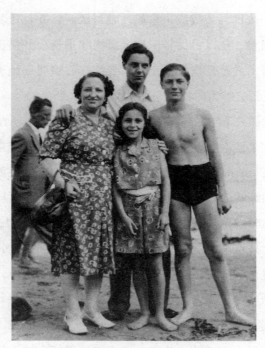

图 1-5　罗斯·马克斯和她的 3 个孩子，1947 年于波恩茅斯

　　1942 年秋，我的高中毕业成绩还算不错，地理、植物学和动物学都及格了，化学成绩还非常优异。随着伦敦局势的改善，轰炸变得不那么频繁了，学校的大部分人都回到了托特纳姆。因为我才 17 岁，有人觉得我应该在六年级读第 3 年来提高我的成绩，之后也许能拿到国家奖学金。我们的化学老师"鸡蛋"威尔——他的绰号

016

来自于他做的有臭鸡蛋味道的硫化氢实验——是一个出色的老师。他跟很多中学教师一样，是一个一级荣誉毕业生却找不到其他工作的人。

18 岁的年轻人都非常愿意应征入伍。作为 ATC 的一员，我期待着加入英国皇家空军。我被说服去申请军校的工程学院，也就意味着我可以由英国皇家空军资助上大学，毕业之后会被分配到它的工程部门工作。在面试中，当被问到以我的学术背景怎么能做得了工程师的时候，我傲慢地回答说我可以做好任何我下定决心要做的事情。最后，我收到了伊灵的一所技术学院的录取通知。

伯特·托马斯来跟我说，我的父母想让我学医，虽然我早就知道这件事，但我非常不愿意。伯特却说，"孩子，没有医学院会录取你的"。就像当年给我提供通勤月票一样，他非常了解他的学生，同样也非常了解我。于是我立刻着手申请医学院，但是那时由于我申请的太晚了，每所大学以及伦敦的每所医学院的名额都已经满了。我申请了圣玛丽医院的奖学金，这项奖学金的分配完全由院长的面试结果决定。他只是问了我打橄榄球的事情和其他很少的一些问题，所以我并没被录取。我还申请了威斯敏斯特医院，在那里的面试中，我跟院长就为什么"像你这样的人"（年轻的犹太人）应该免于征兵这个问题开展了辩论。医学生只要通过考试就可以免服兵役，因为人们普遍认为，军队需要医生来处理伤患和治疗疾病，恢复正常生活的战后社会也需要医生。

我申请了爱丁堡大学医学院，这对一个伦敦的男生来说很不寻常。从那时起我就决定以后要从事法医学工作，而爱丁堡大学正有一个由西德尼·史密斯教授领导的举世闻名的学院。我读过他写的法医学的教科书❶，还有格莱斯特教授和布拉什教授写的有关于臭名昭著的巴克·鲁克斯顿博士的书，此人谋杀了他的妻子和他们的保姆，并把尸体扔在湖区❷。这所大学只根据医科学生的学习成绩和校长的报告录取他们。我被录取了，前提是通过物理的预注册考试（关于英语预科标准）。由于我在高中时候的化学成绩非常好，他们做了一个很大的让步，我可以不用参加化学考试。

6月份的时候，我去爱丁堡参加预注册考试，那时正是英国提前2小时的夏令时。下午早些时候就到了爱丁堡，我走着去了利斯，在路上找到了一家便宜的旅馆，然后就去睡觉了。我醒来的时候发现天大亮着，一看时间已经是早上8点30分，考试时间是9点，而且考场所

---

❶ 引自 Smith S. *Forensic Medicine*. London: J & A Churchill; 1957.

❷ 引自 Glaister J, Brash J. *Medico Legal Aspects of the Ruxton Case*. London: E & S Livingston; 1937.

在的旧方院在哪我完全没有头绪。我立刻冲了出去，问一群孩子今天是几号，虽然我已经对反犹太主义司空见惯了，但我碰到了一种新的"反英国主义"现象。利斯的孩子们嘲笑我的伦敦口音，还完全不帮忙。虽然他们看我好像看疯子一样，但还是跟我解释说，北方的太阳很晚才会下山，所以现在仍然是同一天的晚上，而不是第 2 天的早晨。最后，我找到了考场，按时参加并且通过了考试。于是 1943 年 10 月，我被录取成为一名医学生。

# University and the army
# 第2章　大学和部队生活

1943年9月，我去爱丁堡读大学，住在马奇蒙，同住的是来自伯明翰的一年级医学生迈克·麦尔斯。我们的女房东非常小气，也不友善。不过，幸好我没有常住，因为我和一个年轻的兽医交上了朋友，他可以安排我住到皇家兽医学院的对面，女房东知道这事儿后，抢先把我赶了出来。

爱丁堡大学的一年级医学生要学习化学、物理和生物，以备战初级专业考核，也要学习两年制的解剖课，我因为有科学背景，学起来相当得心应手。我们的系主任是布拉什教授，但是骨干教师——不论是看年龄还是声望——却是艾布纳·贾米森，一位入职时间久不可考的资深讲师。吉米是个怪人，总是穿一袭白色长衣，头戴镶穗的黑色犹太小圆帽，语速缓慢，记忆力非凡，喜欢和新生回忆他们的父辈往事，也是一位厌女主义者。

每年，他的开课词都是"人类的腹部由两部分构成"，演讲风格也一如既往，所以往届学生会把课堂笔记整理打印卖给新生。他的课纲是解剖标本和"吉米示意图"，这些图以前是画在黑板上的，1934 年以活页书形式出版。我们用的是第 7 版，还是彩色版 ❶！我能清楚记得每一张图，也在这门课上获得了一等荣誉证书，这让我获得了本科生解剖示范员的工作机会。

　　每年学生们都会解剖人体，不同学期解剖不同部位，我是从大臂开始学习的。同组的有 4 位同学：吉米·哈克斯来自于知名的爱丁堡殡葬家族；比尔·格雷厄姆是年段最小的学生，他父亲是邓弗姆林的航海工程师；戴夫·阿特金森的父亲在比林厄姆的化学制造厂 ICI 工作，戴夫在家里排行老大；诺瑞·布雷姆纳也是爱丁堡人。相遇之初，我们就成了好朋友，在整个求学生涯甚至是毕业之后，我们都保持着亲密的关系。可笑的是，由于我的伦敦口音，他们给我起了个绰号 "Jock Marks"（John Marks 和 cockney 的结合），至今还有人记得这个名字。

　　由于学业并不繁重，我把大量的业余时间花在交际舞上。学生会每周六晚上都举办舞会，有很多来自阿瑟尔新月学校家政学的女学生参加，这些"甜甜圈女孩们"非常抢手，因为我们医学院只有 30% 的学生是女生，

---

❶ 引自 Jamieson EB. *Illustrations of Regional Anatomy*. 7th ed. London: E & S Livingstone; 1947.

而且她们都不热衷舞会。舞会的乐队是由各系的学生组成的，表演也很受欢迎。

被房东扔出来的时候，我的生活前景很不乐观。吉米·哈克斯和他妈妈吉特和爸爸詹姆斯住在东路的一间底层廉租公寓，他家楼上 17 号房间住着一位古板的老寡妇——威廉姆森太太，她没有租房给学生的经历，但是吉米说服她让我住了进去。她给我定下规矩：没有女孩，没有酒精，可以抽烟（图 2-1）。

威廉姆森太太有 2 个儿子，都在服兵役，因此她很缺少关爱和照顾。我住进去后，她开始把我当儿子养。我吃得很多，除掉自己的份额，还吃掉了一半她少得可怜的配粮。她对我的好，从 1946 年 5 月的一件事情可见一斑。那天是我 21 岁的生日，我在雷斯举办了九柱戏派对，一帮喝醉的朋友跑到她公寓外面嚎叫，"威廉姆森太太，Jock 喝醉了，把他扔门外吧！"他们声音很大，恐怕荷里路德宫那边都能听到，可是威廉姆森太太不想为难我，则装作没听到。这样的事后来再也没发生过，我一直在那里住到 1948 年拿到学位。

除了学习，所有学生都必须服不同形式的兵役。大学航空中队和海军中队要求相当严格，多数医学生都被抽派到高级培训团，这个组织后来被整合进英国国民自卫军。我们每周至少训练半天，周末也有训练营。教官

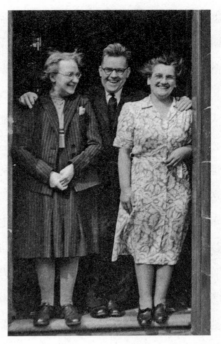

图 2-1 从左至右：吉米·哈克斯，约翰·哈克斯（Jock）
和威廉姆森夫太太（我的房东），1948 年于爱丁堡

们都是无兵衔的，来自于高地军团，像轻步兵团等。他
们最喜欢带我们去有很多马粪的路上拉练，然后大喊"遭
遇有效攻击"，这时我们就要迅速卧倒，那些动作缓慢或
者沉默寡言的人就要遭殃了。我们要防御德军攻击的地
区是达尔基斯，一个距离爱丁堡 8 英里的地方，当我们
全副武装向那里行军的时候，苏格兰汽车运输公司的巴

士会从旁边经过，车身上还印着"坐公车吧，更方便"。

比福斯博士教我们物理，他这个人不适应喧闹，搞不定活蹦乱跳的医学生。学生们也利用他这点，总是对他恶作剧，用纸飞机砸他，把瓶子从阶梯教室滚下去。反攻日那天，他走进教室的时候，面对他的则是铺天盖地的报纸。物理学第一次专业考试就在几天后，但是苏格兰汽车运输公司收到部队命令，要从威弗利车站运送救护列车送回来的伤员，因此，考试的时候，很多男同学都去了车站，只有女生、身体状况差的男生和少部分其他男生参加了考试。考卷内容当然是很简单的。

比福斯教授也没别的办法，后来又专门为这批人安排了一次考试。这次考卷很难，很多同学，当然包括那些折磨过他的学生，都没有通过。这些人的暑假就不好过了，只能用来准备补考。他们的情况也很危险，因为学校规定，两门功课不及格就要被开除。这些人也失去了兵役豁免资格，后来很快应召入伍。

1945年5月8日，欧洲的战事终于结束。我印象非常深刻，那天日光大亮，我却在王子街公园睡着了，午夜醒来时，身上却裹着一件旧盟军夹克。暑假的一天傍晚，我去了托特纳姆的皇家舞厅，我海军朋友约翰·金也休假去玩，他告诉我们有颗原子弹被丢到了广岛，当晚我们没意识到这件事有多重要，不过后来我们这代人都意识到，因为这颗原子弹，我们才能幸运活下来享受家庭幸福。

　　我第一份临床实习是在雷·吉尔克里斯特的病房，他是一位杰出的心脏病学家，口头表达上比较怪异，不过却非常严于律己。开学没几天，来了一位患者，该患者说他被大象追赶的时候会丧失呼吸——千真万确，因为他在玩《猎人》游戏。我给他把脉，脉象确实缓慢且完全没有规律，我把这点报告给吉尔克里斯特博士，又去听心跳，却倍感困惑，"我能听到两声，先生，哦，还有第三声"。吉尔克里斯特吃惊的叫到，"谁教会你的?！"我不明所以地回到，"没人这样告诉我"。患者的心跳先有一个伴音，然后是收缩前的低沉声，接着是心房颤动——对我来说都很明显啊！这件事让我成了幸运儿，吉尔克里斯特博士让我暑假留在他的病房工作，并考虑雇用我。然而，当我假期回去的时候，病房挤满了进修的实习医生们，我就很快被遗忘了。

　　吉尔克里斯特的病房是新药青霉素的试验中心，整个苏格兰东部严重的亚急性细菌性心内膜炎患者都会去我们那里，因为可以昼夜不停地每 3 小时注射一次青霉素，我们也会跟踪患者的反应。与此同时，我们也要去爱丁堡的贫民窟配药，由医师远程指挥，暂时充当"无证的全科医生"。

025

这些训练增长了我的见识，成为医生前，我见过13个亚急性细菌性心内膜炎病例，其中一个还是麻疹病患！当"全科医师"的时候，我们也学了注射天花疫苗，我因此拿到一个"公共接种员"的证明。没有这个证明，我还不能注册执业医师呢！

我们的医学教育学术水平是很高的，但是，要成为合格的医生，还需要在校外积累临床经验。在为期6周的暑假期间，我们要在家附近找临床实习工作，我的第一份实习工作去了沃特福德的斯罗德医院。接下来那年我去了肖尔迪奇的圣莱昂纳多医院，这是一家大济贫院，隶属于伦敦郡议会，里面全是年迈重病患。院长是伯恩斯坦博士，他是一位杰出的医师和很棒的教师，跟他学习的6周，我学到的检查和诊断方法，比在爱丁堡的3年还要多，主要是因为爱丁堡那边的学生太多了。

大四的时候，我在爱丁堡的西部医院找到了工作，除了抽血，我们也会进行查房，反正就是尽可能做好患者的守护人（图2-2）。作为回报，我们享有免费的食宿和实习体验。那一年，我的职业前景也发生了变化，西德尼·史密斯医师没有教我们法医学，给我们上课的老师又非常无趣，我这种天生午睡体质的人，几乎没听几节课。虽然通过了专业考试，我知道自己在这个领域是没有前途的。于是，我决定成为一名妇产科医生。

　　大学的最后那年，我跟着詹姆斯·利尔蒙斯教授在手术室学习，他是个相当严厉的人。当时，我们每人都负责一些患者，第一次查房的时候，他停在了我的患者那儿，那个人身上装了一个由铁杆、电线、绳索和滑轮组成的奇特装置。教授问我这个装置有什么作用，我说为了防止患者屈膝，然而他拉了一下某根绳，神奇的是，患者却屈膝了。他冲我大叫，"你永远也当不了医生！"按理说，一个被外科教授这么批评的人，前途应该不光明吧，然而，当他不得不在期末考试给我一等荣誉时，可以想见，我们双方的感受有多奇妙。

*027*

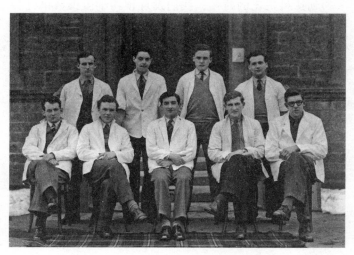

图 2-2　本科生、研究生、实习医生，1947 年于爱丁堡西部医院

妇产科也是大学最后一年的必修课，我们要完成至少 12 次正常分娩。爱丁堡大学医学生有个传统，去都柏林当接生员，战时和战后也不例外。大家都想去卢坦达医院，轮到我的时候，这家医院已经约满了，所以，我和大多数朋友都去了都柏林贫民区的科姆比医院。因为没能买到从格拉斯哥直达都柏林的船票，我绕道贝尔法斯特，并吃惊地见到荷枪实弹的英国警察。在从贝尔法斯特去都柏林的火车上，有一大张告示，详列了所有南部地区的违禁品和相应的严格惩罚，排在最前头的是避孕产品。糟糕的是，像大多数医学生一样，我口袋里装满了这些东西，因为在自由州很好卖，可以换现金。

到达科姆比的时候，我们发现预约学生人数早已翻倍，不过对方说会帮我们找到足够的病例，而且我们也可以成对出诊。那个冬天，是我记忆中最冷的冬天，整个不列颠群岛仿佛都冻住了。因为无法从美国进口燃煤，爱尔兰自由州的燃料供给尤其糟糕。虽然商店食物充足，甚至还有几年不见的牛排，但由于每天供气只有 2 小时，做饭也变得很困难。到那几天后，把脏衣服拿去清洗，回来后，我和吉米才意识到，我们所有的避孕存货都在那件衣服的口袋里；后来去取衣服的时候，口袋里当然是空的了。

学生们成对出诊，我们所到之地，都是简单的临时棚屋和废弃的英国部队营房。用"艰苦"来形容当地的贫困都太含蓄了，那种情形简直不可置信，也无法忍受。有一次，吉米·哈克斯和我去了废弃的沼泽营房，原则上，孩子生下来前我们不能离开房间，但那个女士阵痛了几小时还没生下来，我们仁人都冻僵了，手边最好的生产装备只有一件我的英国军大衣，我们给她盖上了。几小时后，我们都困得睁不开眼，于是我说了一句传遍整个年段的话，"往边上挪一下女士"，然后和衣挤到她边上睡了过去❶。万幸的是，她最后生了个健康宝宝。

都柏林的贫穷和污秽非常令人沮丧，完成最后一个生产任务后，我马上就登船离开，并发誓再也不回爱尔兰。然而，几年后，我又代表英国医学会去了那里，当我女儿嫁到爱尔兰后，我反而经常造访这个地方了。加入欧洲经济共同体后，爱尔兰的进步繁荣相当振奋人心。

我们专业的毕业考试定在 1948 年 6 月，一下子完成那么多笔试、口试，尤其是临床考核，简直太恐怖了！考试结果主要取决于考官是谁、他的个人感觉，以及你们是否熟识。我们多数人都感觉考试会失败，虽然我自

029

❶ 引自 Tyler R. The cheeky chappie. *You Magazine*. 1988 Jun 12.

己以前没有挂过科。等考试结果的那几天无比漫长，就连喝酒也无法缓解我们的焦虑。

1948年7月5日周一是1946年健康服务法生效的日子，也是英国国家医疗服务体系启动的日子。电台早报的播音员也说，"今天是英国医疗的大日子"。那天下午6点，也是大学张贴我们的毕业考试成绩的时间，所以，也是我的大日子（图2-3）。我通过了考试，不过有几位朋友遗憾地没通过。罗斯玛丽·戴维，我们年段的天才对我说，"你今天要不醉不归"，我答道，"太对了"，而我也确实这样做了。

那时候，在全国医学总会注册终身会员只需要一次性付2几尼（约为2.1英镑），所以，1948年7月14日，我在爱丁堡完成注册并成为一名注册医师。那时，对于注册后行医没有法律限制，注册前的系统职业训练也还没有踪影。

回到伦敦后，我就去圣莱昂纳多医院找伯恩斯坦和他的同僚，感谢他们，我合格了。他们问我是否愿意留下做代班医生，虽然我当时想找一个长期职位，还是接受了他们的邀请并问何时可以开始工作，他们答道，"现在。"就这样，我的临床生涯开始了，以无人监督的急诊室代班主任医生的身份。

当天晚上，一位90岁患尿潴留的老人住院了，我找一位外科医生咨询安排麻醉师，然而，他却说，"你来"。于是我给患者打了一剂喷妥撒❶，他睡了，却没了呼吸。我恍惚记得有人把管子插进麻醉患者喉咙来解决类似问题，于是我闭着眼把管子插上去——幸好，管子插进气管，他恢复了呼吸。这个人活了下来，但我确信，假如他死了，也没人会责怪一位刚合格的年轻医生实施麻醉的行为，当年的医疗状况就是这样。

　　我在温布利医院看到一则广告，说该医院要合并到伦敦著名的教学医院——查令十字医院。温布利医院是一个全科医院，也邀请专家顾问，理事会成员都是当地的全科医师，不过，全科医师也可以单独收治患者。工作前半年，我的任务是出急诊，去儿科、耳鼻咽喉科见习，也客串麻醉师。到了下半年，我开始跟外科、妇产科和整形手术。医院里有约 100 张病床，有 3 名医生，即我、另一个实习医生和一位住院外科主任，只有这位主任医师能使用院里简陋的心电图仪器！

　　我们院的顾问团很庞大，有著名的医生，也有不那么知名的，后者热衷于来温布利，通过当地医生的关系，他们可以获得数量可观的私人病患。我要招待 3 名耳鼻咽喉科医生，但我主要的职责还是急诊室主任。在我值

---

❶ 硫喷妥钠（Pentothal，雅培实验室的商标）是一种短效巴比妥类药物，用作静脉麻醉剂。

班的第 2 个晚上，2 个年轻人被抬了进来，他们骑摩托车冲进艾伯顿公车的车库里，其中 1 个几分钟后就去世了，我为另一个做了心脏复苏。我觉得第一个人的结局更好些，因为当我 1 年后离开那家医院时，活着的年轻人还躺在病床上，处于半昏迷状态，四肢多处骨折。

我收治了一位体温很高的患者。此前，他间歇性发热，医生连续几个月都给他开了磺胺。但他显然患有败血症，几天后就去世了。当我在他的死亡证明上写"败血症"时，其他医生说，如果那样写就需要验尸，建议我换个死因。我拒绝这样做，因为，我认为他的死和磺胺的常见并发症有关（磺胺对骨髓有害），这种症状叫粒细胞缺乏症，患者会丧失免疫力，在没有抗生素的情况下，他们只有死路一条。住院医师通知法医安排复检，由伦敦一位知名的病理学家完成，我也在场。仓促检查后，这位病理学家总结此人死于白血病，并且是自然死亡。我没有放弃，抽取了一点骨髓送去化验，结果很久之后才送回来，那时已经没人记得验尸的事情了。

去威特斯通参加验尸的时候，我很惊恐，因为我知道，他们首先就会问我，"马克斯医生，你取得资格证多久了？"我见到患者之前的主治医师，很多年前，他就在爱尔兰获得了行医资格，有大量的患者相信他的能力，见面时他情绪激动，不过是在生气高尔夫比赛被推迟。

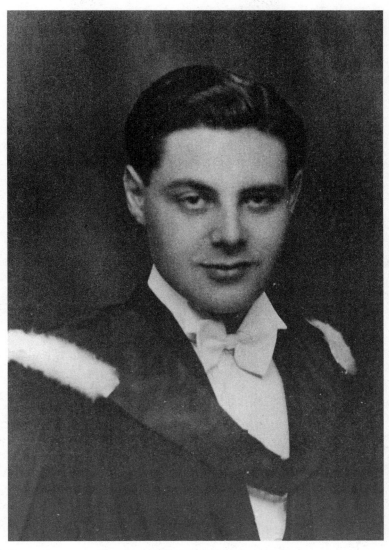

033

图 2-3　马克斯的毕业照，1948 年 7 月

对于自然死亡的结论，每个人都能接受，除了我。几个月后，我收到骨髓化验结果，事实证明，这位患者死于白血病，完全与医生行为无关。所以，知名病理学家和过于自信的见习医生都错了。更重要的是，我认识到，行业中的部分人很喜欢为他人掩盖错误，哪怕是撒谎，因为他们期待对方也能用同样的方式回报他们。

还有一个有趣的案例，患者入院时全身大部分严重烧伤，我们为他打了一针止痛药，给他挂上盐水，直到这时我才有空问他事发原因，故事令人难以置信。此人在温布利的英国氧气公司工作，他边倒液态氧边吸烟，香烟掉进回收废液态氧的井里，他挪开井盖跳了进去，想把烟头拿出来。这个人后来死于烧伤。

于是，我要第二次参与验尸，验尸官问我，这个人是否告诉过我事发原因，我如实回答，"当时没有"。还没来得及说其他，我就被略过了，不过我还是坐在法庭后排，后来我被传唤至证人席，一个生气的验尸官问我"后来我是否得知事发原因"。当我告诉法官患者所言，法庭就炸了，一个又一个律师想代表患者家庭、工会、雇主、保险公司等进行辩护。那天我又学了一课，医学不是存在于真空里。

温布利医院的儿科有十几张病床，客座顾问是伦敦一位浮夸自大的医生，他觉得实习医生的主要任务就是去医院门口迎接他和帮他拎行李。教学是不存在的。以前不允许患者家属探访，后来有个孩子住院 6 周还没痊愈，获得了特例，还有一次是在风湿热和骨髓炎病例太多的时候。

结核性脑膜炎一直都是致命的，不过试验上已经开始用新药链霉素进行治疗，我们收到的病例也被纳入试验研究。我每天都要往孩子的椎管里注射药剂，这让我们双方都筋疲力尽，我还要帮他填很多一式四份的表格。奇迹般的，这个孩子活了下来，可惜，他的精神状态已经不太正常。

我的薪水相当不错，每年 250 镑。过了最初 6 个月实习期后，我续签了医院另一份工作。原来的职位挂出去后，收到无数申请，因为英国的职缺只有需求的一半。我朋友乔治·古德曼（一位从温哥华退休的放射科医生）也来申请了。选拔委员会的成员却不着急，他们先跟实习医生打完扑克，赢完了他们微薄的工资❶，才开始讨论候选人。最后，大家决定，让所有人都参加面试，但最后录用"约翰·马克斯（我）的朋友"。当时这种情况很常见，也没人会反对。

实习医生每周休假一个下午，每月休一个周末。不

---

❶ 这不是幻想，而是绝对真理。小型家庭医院的工作生活与著名的教学医院或等级森严的市政医院截然不同。

过休息的时候，电话也要保持畅通，显然我们都被剥削了，不过说实在的，我们也乐意参与到医疗服务体系的改革中。我们的儿科顾问也出诊行医，应大众的要求，需时常佩戴假发。大众不能接受秃头也不难理解，毕竟，在国家医疗概念中，秃头是需要治疗的疾病，幸好后来医生和政府都放弃这种观点了。不过，每次看到我领导戴假发都很好玩，因为他的头发基本掉光了。

温布利医院另一位医生是年轻的约翰·理查德森，他最近被双聘到圣托马斯医院。此前，因为在北非给乔治六世国王治疗胸部感染，他荣获皇家维多利亚勋章。相比其他人，理查德森对实习医生比较友善和专业，也愿意花时间教他们❶。几年后他荣获骑士勋章，后来担任全国医学委员会和英国医学会主席的时候，我们也一直有联络。他妻子是著名的艺术家西尔维娅·特里斯特，1976 年 3 月 25 日，我和理查德森在圣卢克学会开会的时候遇到她，当时我是演讲人，理查德森是特邀嘉宾，她

---

❶ 引自 Richardson, John Samuel, later Lord Richardson of Lee in the County of Devon (1910–2004). Kt 1960; LVO 1943; MRCS 1935; Hon FRCS 1980; MB BCh Cambridge 1936; MD 1940; MRCP 1937; FRCP 1948; Hon FRPharms 1974; FRCP Edinburgh 1975; Hon FRCP Ireland 1975; Hon FFCM 1977; Hon FRCPsych 1979; Hon FRCPSG 1980.

教我画了一小幅铅笔画。

　　我合作过的首席外科医官们性格各异。格兰特·巴特勒就是典型的西区医生，穿全黑夹克和条纹西裤，细致而挑剔。他要求疝气患者一定平躺 2 周，避免复发，因为他亲证有效。可他是否想过疝气去了别的地方呢？约翰·夏利·柯卡特在温布利工作多年，是一位的全科医师，在社区医生和患者中声望很高。新医疗体系推行后，上级认定柯卡特顾问资格不达标，只因为他不是皇家外科医师学会会员。其实，他也曾是会员，后来有次审核没通过，他便不愿再花时间迎合这群人。医院管理层把他列为高级医生，他的专业成熟度众所周知，也是方圆几里出诊量最大的顾问医师。

　　实习医生有三类额外收入：火葬监管费、个人执照补贴，以及为首席医官做私人手术助手而获得的小费。火葬监管执照补贴是一金币（一镑一先令，等于现在的 1.05 英镑），医生一般会留下整钱，把先令给护工做小费。个人执照补贴是对全科医师的津贴，不过几乎不存在。在温布利做私人手术顾问医生，多数会给实习医生助手一些现金作为回报。

　　我很享受在温布利工作的日子，在其中学到了很多专业的医学知识。然而也会担心，像我这样没有资深医生指导，也没有完整医学训练的医生，会不会对患者造成什么危害。多年后，当我参与到医学训练和管理中时，才明白单单接受过医学训练是不足以成为好医生的，经过指导的医生也不都是好苗子。

第二份实习工作末期，我收到了应征入伍的消息。1949 年 10 月，我如约去皇家陆军医疗队克鲁克姆补给站报到。英国陆军会授予有资质的医师两星全中尉军衔，也会通过集训，用 6 周时间把这批缺乏激情的 23 岁知识分子变为军官。首先是队列训练，一如在高级培训团的时候那样，教官是来自苏格兰军团的军士长，他们不太喜欢中产阶级大学生。然而，我们是军官，他们却不是，所以，他们唯一能虐待我们的方式就是大吼，如"把你该死的脚抬起来，先生"，或"把你该死的头发剪短，先生"。集训内容包括军事法以及长官和绅士行为规范。

之后，我们搬去位于米歇特的皇家陆军医疗队公共卫生训练学校继续培训。培训结束后，我们有 2 周的假期，离校前，所有人都注射了伤寒及副伤寒疫苗，但没人告诉我们不能饮酒，我却喝了。于是，到灰谷站时，我感到非常恶心，到家的时候，已经发热了，以至于不得不卧床几天。

送去部队前，我们可以"选择"派驻地。我直接表达不想去中东，据我所知，中东是第二差的地方，最差的是西非，因为那里有战事。结果，我就恰好被派去中东，登上"帝国风驰号"❶轮船，驶向塞得港（图 2-4）。我的军官身份可以乘坐一等舱，有个私人隔间和起居室。其他人睡"部队甲板"，像沙丁鱼那样排列开来睡在吊床上。

到达塞得港后，我们马上被送去位于伊斯梅利亚南部、苏伊士运河边的法伊德的中东野战总司令部。当再次面临派驻地选择的时候，我说什么地方都可以，就是别去埃及。结果就是，我马上就被派往伊斯梅里亚附近的莫斯卡，那里是英军驻埃及指挥部。在那，我第三次面临目的地选择，我请求去埃及的任何地方，只要不是运河区。不出所料，我被派去运河区指挥部。在那，我见到军医署长助理克罗尼尔·马维尼，他的医疗水平我不了解，但是作为纪律执行人，他相当残暴。当时没有适合我的职位，所以我在他办公室待了一两周，代理军医署长助理，期间学到不少部队医疗管理知识。

❶ 这艘最初被称为"蒙特罗莎"号的船是在德国建造的。在第二次世界大战期间，它曾被用作军舰，后来又被用作医院船。1947 年，它在基尔被扣押，改装成英国的一艘运兵舰，并更名为"帝国风车"。它最著名的旅程发生在第二年，当时它将第一批来自牙买加的移民带到了英国。完整的故事可以登录 www. icons.org.uk/theicons/collection/ss-windrush/biography 查阅。

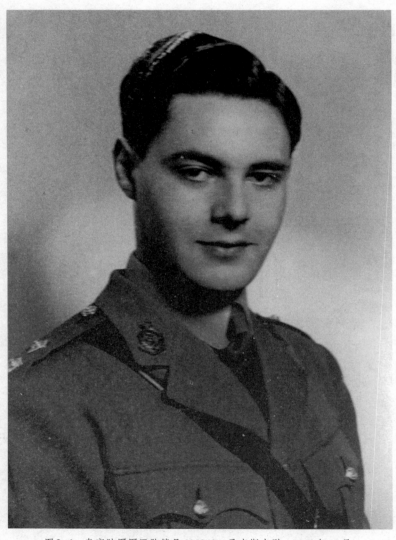

图2-4　皇家陆军军医队编号405940，马克斯中尉，1949年10月，乘船出发

　　后来我被派往厄尔·基尔什供应储备库，该地距离运河西岸有几英里，距离伊斯梅里亚有 7 英里（1 英里 ≈ 1.61 千米）。这个基地比较特殊，有很多飞机棚，里面满是食物和供应物资，足以供一支部队野外作战几个月，听令于一位皇家后勤部队中校。除了我之外，其他一两个专家和战争办公室的平民专家都来自于皇家后勤部队（图 2-5）。

　　厄尔·基尔什的生活非常愉快，在繁杂的军务中，我逐渐适应了当地生活。作为全科医师和卫生专员，我的服务对象包括军官、他们的家属和所有卫戍士兵。到那不久，就有位上校来找我问诊，他前一天醉的不省人事，我随便给他调了个合剂，居然药到病除，这让我的职业地位得到极大提升。

　　卫戍官兵中有一群毛里求斯"守卫军"，主要派去看守卫戍区边界地。这些人的医疗资料与实际大不相符，资料上是一群完美的人类样本，站在我面前的却是一群瘦弱不堪的个体，这个发现让我卷入到一个大秘密中。毛里求斯糖料作物收成不好的时候，当地人很难找到工作，而英国陆军在那有一个招聘中心，总是积极招人，我看到的这些孱弱之人便签约受聘，正式录用前，还要进行医学检查，确定能否服役。瘦人通常找身材魁梧的人冒名替检，一个拿钱，一个入伍，部队也招到了人，皆大欢喜。

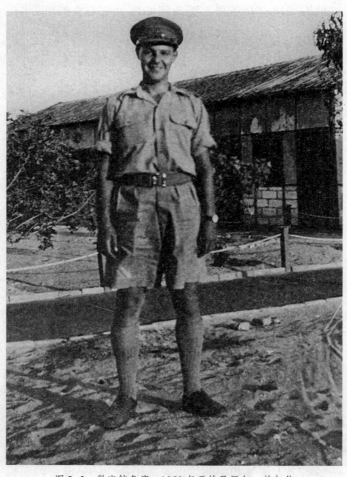

图 2-5　供应储备库，1950 年于埃及厄尔·基尔什

在厄尔·基尔什，我有一个副业，每周都被带去伊斯梅里亚视察居民房产情况，主要确定是否适合英军家属租住，因为当地住房不能满足大量莫斯卡驻防部队家属的需求。视察的重点是厨房状况，因为英国妻子们需要和房东共享这一空间。伊斯梅里亚人来源混杂，有阿拉伯人、希腊人、法国人等，卫生状况差别极大。作为视察员，当地人并不欢迎我，因为，如果我否定了他们的厨房，就断了他们的收入。到后来，我过去都要有武装警卫陪同。

那位平民专家后来在老家找到工作，但是战争部找不到接替的人。有一天，上校请我过去，说他们组建了一个专门委员会，我要接替此前并不存在的分析员。他带我去了一个飞机棚，里面有成千上万罐过期多年的浓缩牛奶。长官们拿上一两罐，戳开看了眼，然后宣布，可以延长一两年再过期。于是，有人拿了张纸，要我签名。仔细阅读后，我注意到，这是要我给专业意见，来支持延长牛奶的保质期。我绝不会在这张纸上签名，并且详细解释道，我没有任何食物科学的相关训练和经验，如果有人质疑我，很好，我会像个傻瓜一样无法应对。上校非常不高兴，但我很坚决，结果，所有那批货都被认定为不适合人类食用。他们在沙漠里挖了个坑，把所有的罐头都深埋进去。可是，第 2 天牛奶便出现在伊斯梅里亚集市上，以极低价格出售。

在厄尔·基尔什的生活非常愉快，但9个月后，我被派去莫斯卡卫戍区，担任医疗接待站长，手下有1名班长和9名士兵。这个站很小，只有20张床，也就只能看看那种在家躺几天就能好的小病。它设在军属医院的院内，军属医院负责人是一位中校，受过妇科训练。实际上，多数时候，妇产科都是由一位来自利兹的中尉负责，这个人是亨利·夏皮洛，两三年前取得行医执照。更复杂一点的是，作为医疗接待站长，我还要替他们规训下属。

就像所有陆军指挥官一样，我有一间连部办公室，用来关犯错士兵的禁闭，大错要提交到莫斯卡指挥部处理。戍区乱糟糟的，满是通讯官，他们很多人都与巴勒斯坦乱局有关，可能在塞浦路斯逮捕掩埋过从欧洲逃往巴勒斯坦的犹太人，这是我在部队唯一一次遇到公开排犹的情况。对于想参加周五晚宗教活动的犹太军官和平民，部队也准许正常通行，活动通常在伊斯梅里亚、塞得港、苏伊士或者特尔·厄尔·卡比尔等地举办，由犹太牧师阿里克·金斯伯格上校主持。我非常钦佩他，虽然埃及秘密警察到处找他，但是对我们来说，他是一位英雄。最讽刺的是，在一个逾越节活动上，我们纪念以色列人逃出埃及的奴役，服务员却是满腔不快的埃及人。

1950 年 6 月 25 日，朝鲜战争爆发。不久，所有官兵都奉命集合收听首相克莱门特·艾德礼的广播讲话，他说，我们的服役期要从 8 个月延长至 2 年，所有人，包括我的部下和医院职工，都非常生气失望，而我还要安抚他们。但是，令他们吃惊的是，我的怒火、脏话和诅咒远超他们。

在埃及，偷药店是一项成熟老练的技术。医疗接待站储藏室有一个不到 2 平方英尺的天窗，一天晚上，有个小偷从那爬进去，搬走了我们所有存货。于是，我遭到纪律委员会的审问，委员们都是我的患者，因此，他们一致认为：我没有玩忽职守，相反，让一位年轻医务官遭受这样的公开质疑非常不体面。这件事，让我好好学习了部队的"匠心独运"。后来，司令部给我派了一名皇家陆军医疗队的军需主任帮忙解决问题，他的军龄可以追溯到我出生前。这位"副指挥官"成立了一个新委员会，成员都是在役医官。军需主任弄了块布，撕成小碎片，对其他人说，"50 张表的货物已经报废"，于是一批货真的被报废。那天，所有的"贵重医疗储备"都用这种方式报废了，就这样，部队摆脱了困境，我也得以继续担任站长。

然而，继续留在莫斯卡的话，我的身份略微有点尴尬。有人提了个"绝妙"的建议，把我派往特尔·厄尔·卡比尔担任高级医务官，这个职位拿少校薪水，不过没有少校军衔。特尔·厄尔·卡比尔是埃及最差的站点，因为要储存大量的武器装备，这个站设在去开罗的半路上，地处偏远且孤立，时常遭遇土匪和游击队的袭击，除了想把我们赶走，他们还偷货物，甚至专门为此设立了一个交易市场。

到特尔·厄尔·卡比尔后，我去了杂乱的长官餐厅，坐在另一位医务官旁边，他问我去特尔·厄尔·卡比尔做什么，我说当新的高级医务官，他看着我说，"垃圾，我才是新的医务官。"他又问谁派我过去，我答英军驻埃及司令部，他假笑道，"我是中东司令部派来的"。中东司令部要更高一级，因此，一顿午饭后，我又被赶回莫斯卡。

回去后，我自己帮部队解决了我这个尴尬，我发了高热，需要去法伊德的英国军医院住院。上级调查病情时，某些天才人物决定让我得疟疾，先给我口服奎宁水，情况恶化后，又给我注射奎宁水。第 2 天，我得了重黄疸，驻部的一半军官得了传染性肝炎。这样，我被送去法伊德，住院 6 周，还有 3 周的康复假期 ❶。

❶ 我住院期间恰逢伊朗（Iran）的一场危机，当时穆罕默德·摩萨德克政府（Government of Muhammad Mossadeq）威胁要将益格鲁–伊朗石油国有化（nationalise Anglo-Iranian Oil）。有人建议，驻埃及的英国军队将被派往波斯湾（Persian Gulf），探访我的军官至少有一次积极准备采取这种行动。

为了弥补我去特尔·厄尔·卡比尔白跑一趟，他们给我在运河区找了一个非专业性的医务官职位，负责照顾伊斯梅利亚中转难民营的军属，我们的工作和英国本地的全科医生没有区别。我和另一位皇家陆军医疗队的医生，坎贝尔上校，共用设在营帐里的观察室，不用多说，肯定会出现医疗事故。

有个高大强势的德国女人来问诊，她是一位资深准尉的妻子，她出现了点皮肤问题，我本人能治好，但是她要求送她去看专业的皮肤科医生，我依然认为没有必要。后来，她丈夫向他的上级抱怨了此事，于是，我再次被拖到长官面前接受惩罚。当时，准尉官走进来，潇洒地敬了个礼，开始叙述事情原委。接着，长官问我的看法，我依然说，从临床经验看，她不需要专业治疗，并且，我打算咨询伦敦的医学辩护组织（Medical Defence Organisation），所有人都不说话了。长官让我和准尉离开一会儿，然后我又被叫进去，准尉也跟进来，潇洒地敬了个礼，撤回了他的投诉，还马上退役了。我特别想知道离开期间发生了什么，如果可以，我宁愿做一只苍蝇趴在墙上偷听。现在想来，非正规服役医务官制度让部队非常头疼，一方面，部队非常需要我们，另一方面，我们却并不害怕上级权威。

这件事反映了皇家空军医疗队和皇家陆军医疗队对

047

军官的不同处理态度。巧合的是，我好朋友大卫·阿特金森在伊斯梅利亚做的工作和我一样，我现在是上尉，他是空军少校（跟陆军少校相当）。兴趣使然，几年后，大卫升职成空军副元帅，主管皇家空军医疗队。另一个同僚，阿伦·雷，成了陆军中将，主管陆军医疗队，只比大卫的升迁晚 2 周。

休假期间严格禁止离开战区，但是几个犹太军官却成功地去新成立的以色列国度假了。具体计划是：先去塞浦路斯度假，在那换上平民着装，取出事先留在邮局待领的护照，然后以平民身份去以色列。有一位来自格拉斯哥的医生，我叫他伯纳德，此时该他出场了。出于某种原因，部队需要召回他，但是在塞浦路斯找不到叫他名字的中尉，机场却有一个和他同名的平民飞去以色列的记录。

回到塞浦路斯的时候，伯纳德立刻被逮捕送回埃及，接着遭到总司令属下的审问。他为自己辩称无罪，那位将军接受了他的借口，但是下不为例。卫兵守则也将重新强调：离开战区——也就是英国的中东战场——是严重违纪行为。后来我也去塞浦路斯休假，在一个标有"耶路撒冷 200 英里"的路标附近探索了 2 周。

1951 年春的一天，我为一个脸上和嘴里长满疮的小孩做检查，期间他咳嗽起来，我能感到有东西喷进我的左眼。几天后，我的左眼开始流泪、泛红、疼痛。我去看了眼科顾问医师，被诊断为疱疹性角膜溃疡，他让我住进法伊德的部队医院。治疗其实非常简单，先用阿托品滴眼液放大瞳孔，然后休息眼睛，仅此而已。1 周后，我就痊愈并返回工作岗位。不过，1954 年我在清福德镇做助手时，这个毛病再次复发，最终导致我左眼失明。

　　埃及服役结束后，我便复员回家，当时以为我的部队生涯就此结束了。然而，1953 年，我又以 Z 级预备役的身份被召回，去萨福克郡塞特福德报到服役 2 周。我们安排一辆战地救护车模拟接收夜间训练可能造成的伤亡人员。事实证明，这完全是浪费时间，期间唯一的伤员是一个断腿的小伙，他得到的医疗护理糟糕透顶。

*From lorry driver to principal in*
*general practice*

# 第3章 从卡车司机到全科诊疗负责人

当我回到英国时，医生已经供过于求。我在艾德蒙顿的北密德塞斯医院做了短期的代班医生，这个工作结束后，我找不到别的工作。有3周，我靠给表哥工作过活，每天开着装满裙子的卡车，往返于大北方之路。

当时，我想做一个妇科医师，一直在找合适的实习。我申请了很多，但都没有收到面试通知。我朋友吉米·哈克斯（Jimmy Harkess）刚好结束在巴斯圣马丁医院（St Martin's Hospital）的外科手术室工作，那边有一个产科空缺。我不太想申请，因为它不被认可为产科文凭或其他更高的资历认证。然而，当时没有其他工作可选，吉米在那里的关系能帮我拿到工作，就像我在温布利帮乔治·古德曼一样。

圣马丁医院是一家古老的市立医院，拥有一个大型产科部门，由3名顾问、2名实习医生和1名住院外科主任组成。它与著名的前志愿医院皇家联合医院有合作关系，3 位顾问都在 2 家医院兼任。此外，圣马丁医院的实习医生也会在皇家联合医院进行妇科门诊培训。在我值班的第一个晚上，一名妇女因第 4 次非婚怀孕而入院。我给她检查，认为是臀先露位。另一个更有经验的实习外科医生却认为，是正常的头先露位。结果是，那晚我们接生了双胞胎！借由这个机会，我设法说服 3 位产科医生和院领导改变安排，使我的职位能获得产科文凭。然后，我说服了皇家妇产科学院认可我的实习为产科培训。

在一次手术过程中，一位护士非常激动地进来，告诉我们国王已经去世，我们现在有了一位女王。在另一个手术上，主任利奇·威尔金森（Leach Wilkinson）先生透过他的牛角边眼镜看着我，问道："马克，你觉得你有多少个拇指？"我回答说："2 个，先生"。他说："我觉得你至少有 10 个。重新考虑你的职业前景，可能不失为一个好主意？"其实他说的我都知道，我手术能力差，不可能成为外科医生，也永远不可能成为妇科医生。

去巴斯工作之前，我遇到过一个住在布莱顿的女孩，名叫西尔维娅·施特罗（Sylvia Stroh），我无可救药地爱上了她。我们偶尔会在伦敦会面，有一次是在乔治六世国王的葬礼当天，伦敦几乎空无一人。我计划带西尔维亚去 Soho 的时尚餐厅 QuoVadis，到那儿后才惊恐地发现，我所有的钱都落在了巴斯。然而我运气非凡，坐在我旁边的是托特纳姆一个汽修厂的老板，我曾经在他那修过车。他和一个女人坐在一起，我知道那不是他妻子。我溜过去问他能不能暂时借我点钱，他几乎是毫不犹豫地就给了。

在巴斯6个月的工作结束后，我再次失业。那个年代，医生没有失业金，基本只能啃老。最后，我在特丁顿（Teddington）的哈罗德·布鲁姆（Harold Bloom）博士那里找到了一份实习助理的工作。学员助学金计划声称是为了提升综合医疗的水准，但我相信的真正动机是让那群心怀不满的医生有工作可做。我这辈人至少1/3已经移民，我的好友吉米·哈克斯去了肯塔基州的路易斯维尔，比尔·格雷厄姆去了南非，乔治·古德曼去了加拿大。

哈罗德·布鲁姆是一位敏锐、体贴、独立的全科医生，诊所就在他家边上。对于情绪冲突对身体的影响，他的看法很前卫，也教我多加注意情绪问题。不同工作中，实习生的手术任务各不相同，但这份工作中，我与布鲁姆一家住在一起，因此随时有机会参与手术。最初几周，布鲁姆医生做手术的时候，我就在旁边坐着，陪他出诊，开车送他的孩子上学。渐渐地，我能独立在诊所看病，也能出诊了。每周，我有半天休息时间，隔周六手术后的周末也能休息，其余时间都得值班。

那年冬天伦敦出现超级雾霾，出诊成了噩梦，有一次我把车开到人行道上，还以为是上了路。即便在那个时候，"不能出诊"很容易被投诉，国家医疗服务的处罚也很严厉，天气恶劣根本不能当作理由！其实患者们也都清楚，这些被认为是"他们的权利"，不一定是现实情况。

实习期间，我曾和文森特一起去布卢姆斯伯里的邦宁顿酒店跳舞，这是由伦敦犹太毕业生学会组织的。在那里，我遇到了一位来自利兹的年轻女子菲莉丝，但没有后续发展。后来我又去了学会在布赖顿的周末聚会，在那我第一次见到雪莉·内森（Shirley Nathan），一个身穿绿裙的漂亮女孩，随后便开始约会。当我在特丁顿完成学业时，布鲁姆博士还想要一个实习助理，我建议雪莉申请这份工作，她也被录用了，但不知道为什么，布鲁姆不喜欢她。但他的妻子，讨厌我的贝拉，却觉得雪莉很好。

实习结束后，我在清福德找到一份工作，跟一流的全科医生亨利·布莱尔（Henry Blair）共事。这就是一个助理性质的工作，没有晋升"合伙关系"的可能。亨利和我相处得很好，也教会了我很多东西。除了为国家医疗服务体系工作之外，他还有一个蓬勃发展的私人诊

053

所，仍然需要 2 名医生，来照顾众多患者。我知道埃塞克斯执行理事会给亨利很大压力，想让他找一个主事的合作伙伴，而不是短期助手。

雪莉的父母都生在东伦敦。她父亲亚历克·内森 14 岁就进入公务员系统，慢慢晋升，他职业生涯大部分都在国税局，在那里，他开始负责人事。我们见面的时候，他已经是军需部的负责人，退休时，还被授予大英帝国官佐勋章。他是一个典型的英国绅士，有那种经典短切口音。雪莉的母亲埃丝特在学校是孩子王，为婚姻放弃工作后，成了一个溺爱孩子的母亲，她跟许多慈善机构都关系颇深。她也有一口"标准发音"，对于女儿男朋友的伦敦口音并不感冒。

历经波折后，我们于 1935 年 11 月订婚了。当我把这个消息告诉布鲁姆时，他说我疯了，贝拉对雪莉的看法也差不多。但是，他们都错了。多年来，我和岳父变得非常亲密。他在 75 岁时因癌症切除了部分肺，戒烟后仍活了 16 年。尽管初期我们有很多差异，不过慢慢地我也很喜欢我的岳母，她也活到 89 岁高龄。

订婚的时候，我们都在准备英国皇家学院产科医生和妇科医生的妇产科文凭考试。事实上，订婚时的日子在我们的卷面考试和口头考试之间。出乎意料的是，兴奋的情绪让我们感觉面试很容易，最后我们都通过了。

皇家学院的妇科资格证的巨大的价值（现在已经不存在了）在于，国家医疗服务当局必须把持有人加入"产科列表"，这就意味着，该医生能在孕妇家里看诊和接生，也能比其他不上列表的医生挣更多钱。

婚礼定在第二年的 6 月，之后我们去意大利的科莫湖度蜜月。我们很清楚在国外的同龄人都过得非常好，但我们俩家庭关系都很紧密，也并不想去打破这种关系。我们决定，如果在结婚 3 个月内都没有找到想要的实习，我们要么"去维冈"（go to Wigan），要么"赶船"（catch the boat）。在那个阶段，我仍然幻想亨利·布莱尔会让我成为合作伙伴。

055

每周，我们都会看《英国医学杂志》（*BMJ*）的广告栏，找伦敦或周围各郡的执行理事会刊登的医疗工作或合伙人广告。1954 年 1 月，我们发现一个在赫特福德郡的博勒姆伍德的助理机会。这个医院是由菲利普·萨丁（Philip Sattin）在 3 年前开设的，位于一个由旧伦敦郡议会（LCC）建造的巨大住宅区内。萨丁来自一个富裕的家庭，在时尚行业挣了不少钱。几年后，他与年轻的格拉斯哥人卡尔·霍兹（Carl Hodes，业内称为查尔斯·霍兹）合伙，在博勒姆伍德村北部开了一家分院。2 家医院分别被称为"曼拿路"和"西奥博尔德街"医院。很明显，这对我来说是一个跨越很大、有前瞻性的工作，是基于斯蒂芬·泰勒爵士的想法发展出来的"联合行医"（group practice），在新城的哈洛实施❶。与哈洛的公有制房产不同，博勒姆伍德的房屋属于私人房东。

这份工作有 120 名申请者，我被选中参加面试。面试地点是萨丁的家，时间约在我们婚礼 6 周前。我收到了正式的合伙人邀请，但需要先做短期助手，以了解我们是否可以一起工作。我有小比例的利润分红，就是政府规定的最低的 1/3 的比例，7 年后，我会像其他合伙人一样，升为对等比例。买卖商誉是违法的，然而，还有其他的方式，使新合作伙伴得以补贴老伙伴。在我这个例子中，2 个医院是从房主手上租的，每年 750 镑的租金，签了 30 年。由于这两座房子都可以很容易以每栋不到 5000 镑的价格购买，因此投资回报是巨大的。房主是两位合伙人的妻子。

拿到合伙人邀请后，我拜访了亨利，提醒他早晚都要吸纳合伙人，并且我们之前的合作非常愉快。我说，他的问题之一是私人执业，执行委员会肯定会纳入"执业收入"，且合伙人都必须拥有 1/3 份额。他给我一个惯常的微笑说："我这周末就要结婚了，约翰。"他娶了一

---

❶ 引自 Taylor S. *Good General Practice: a report of a survey*. London: Nuffield Provincial Hospitals Trust/Oxford University Press; 1954.

个女医生，给她一半份额，解决了他自己的麻烦，也让我没了选择，只能接受萨丁的合作伙伴邀请。

我非常想去伯翰姆伍德诊所，钱从来都不是我生活中非常重要的因素，但是当我与家人讨论这个问题时，他们告诉我不要接受。然而，我没有采纳，告诉菲利普和卡尔我准备接受他们的条件，然后提醒他们我将于6月结婚，且预订了蜜月旅行。他们有些吃惊，直接说到，如果我想加入合伙，就没办法度蜜月了，但作为让步，我能有一个长周末休息。那时候我太天真，没有和他们争论，也没有意识到我的立场的力量。我回到雪莉的家和她讨论这件事。她知道我多么想加入这个医院，但对放弃蜜月的想法感到非常失望。最后，我们达成一致，但她一直无法原谅这两位合作伙伴。

1954年6月17日，我们在亨登犹太教堂结婚（图3-1）。当地的牧师，尊敬的莱斯利·哈德曼，第一个进入贝尔森的英军随军牧师，为我们主持了婚礼。酒会在布伦特桥大酒店举行，第2天早上，我们去诺斯霍特机场飞到泽西岛过周末蜜月。诺斯霍特阳光极好，泽西岛却浓雾笼罩，所以，直到午后我们才起飞。我们下榻的在地平线酒店，这个酒店非常豪华，很多年后我们才有钱再去消费。周日，我们回到了我们的新家，在埃奇韦尔的一栋半独立式房子的上层，距离医院4英里，是在伯翰姆

057

伍德找房时租下的全装房。

我于第2天（1954年4月19日周一）的早上开始工作。每位医生都在相距2英里的2座大楼里进行早晚手术，每天最多出20次诊。西奥博尔德街的医院在一个巨大的建筑工地边，没有街道指示牌，也没有照明，因此，我们在汽车上装上了探照灯。曼拿路医院的主要竞争对手是鲍曼医生，他为人很好，曾在肯辛顿执业，被执行委员会安排到博勒姆伍德，有点格格不入。我能理解这些被从伦敦或伦敦郡议会的房产转移到此处的工薪阶层，因为他们在议会住房上享有优先权。他们中许多人有一个或多个问题，如肺结核、哮喘、有很多小孩，或者精神疾病。

被妥善安置的妇女很快就会怀孕，常常是第3、第4或更多个孩子。我一度每周接收100多名新患者，在第1年，我参与了100多次家庭接生。国家医疗服务官僚下令要求我们把产科设施设在埃奇韦尔总医院，但孕妇要在1英里外、由木屋改建的布希妇产医院生产，而我们其他的医疗设施，包括妇科和流产的治疗，都在巴内特。

床位非常短缺，本应在医院接生的妇女，我们不得不在家中接生。埃奇韦尔有一个产科飞行小队，幸运的是我只用过一次，比起专业判断更多的是运气。我们从来没有失去一个母亲，但遗憾的是博勒姆伍德另一家医院出现过这种情况，她是一位耶和华见证会的教徒，强烈拒绝输血。

我们的工作量非常高，当告诉同行我们每天有多少患者、晚上出诊多少次时，他们都不相信。值夜班不起床几乎不可能，我的最少纪录是一晚 4 次。很幸运，我们有杰佛瑞·奈特医生，他是一位非常进步的县医疗官员，他支持全科诊疗。很快，我们就有了一名护士，然后是助产士，最后我们得到了一位家访护士（health visitor）。我们变成了联合行医，虽然这个词还没有被普遍使用。卡尔对计算机科学产生了兴趣，县里允许他使用装满整间房的计算机。结果，我们医院的免疫接种程序电脑化，在方圆数英里取得最高的接种率，这在轻微程度上提高了我们相对较低的收入。

雪莉和我需要医院附近的住所，但一直没找到合适的。有一天，房产中介问我们是否对好莱坞法院附近的无装修房子感兴趣，埃尔斯特里站后面有一批公寓房，建于 20 世纪 30 年代，当时博勒姆伍德正在争取发展成"英国的好莱坞"。我们欣然接受了它。

不到 1 年，医院就明显需要再聘医生。不幸的是，我们工作量至少需要 4 个医生，但却没有足够养活 4 个家庭的收入。雪莉断断续续地负责伤员和担任计划生育诊所的医助。很明显，她对医院大有裨益，但我的合伙

059

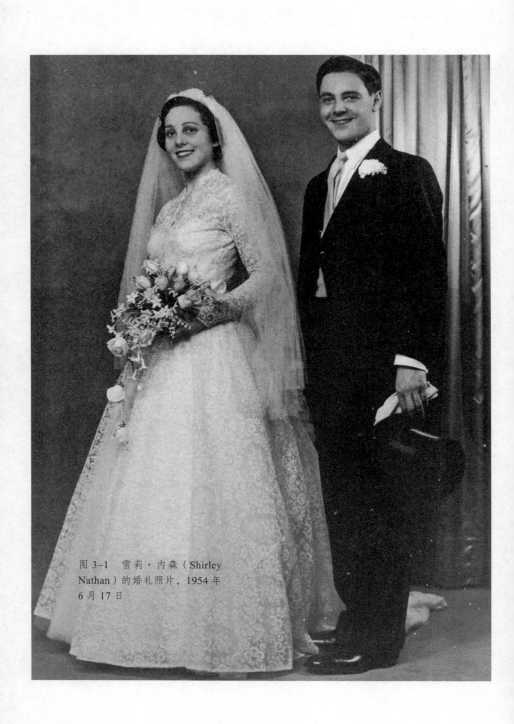

图 3-1　雪莉·内森（Shirley Nathan）的婚礼照片，1954 年 6 月 17 日

人坚持要我们打广告招人,因为卡尔不想要女医生。然而,由于我们医院收入低,工作量异常高,无人想来工作,因此我们不得不为雪莉协商入职条件。

最终,我们达成一致,让她成为全薪合伙人,年薪500 英镑。她跟 3 位男性合伙人工作量一样,包括周末和晚上加班,如果她怀孕了,可以休产假,到时候可以回来拿相同的薪水做兼职。她于 1955 年 6 月成为合伙人,我们的儿子理查德于 1956 年 3 月提前 1 个月出生。因为他重 6 磅 2 盎司(1 磅 ≈ 453.59 克,1 盎司 ≈ 28.35 克),有人取笑我们不会算日子,但他确实表现得像个早产儿,没几天就染上了严重的黄疸。儿科顾问医生乔治·纽恩斯博士告诉我,他需要换血。我问他如果不换会怎样,纽恩斯回答说"他明天早上就会死"。我们给他换了血,理查德也康复了,但在他 2 岁前,我们一直担心黄疸伤到他的大脑。

以我们收入,找到一套像样的房子很难。我们最多能借到 3600 英镑,这在当时是个不小的数字,但埃尔斯特里是一个非常理想的地区,房价也相应地很高。一位私人开发商出售一个 4500 英镑的角落地块,我们勉强凑够押金定下它。一天晚上,萨丁的朋友泰迪和玛戈·戈德曼邀请我们出去吃饭,还有一位客人是威尔金森先生,他是布茨药妆(Boots the Chemist)的董事。他正准备搬到诺丁汉，想卖掉在埃尔斯特里的房子。房子叫科茨沃尔德，是一个大的、半独立式、爱德华时代的三层楼房，位于巴内特道南边，在伦敦盆地隆起的边缘。

尽管房产中介有房，但还没给我们详细信息，因此我们可以直接与威尔金森先生谈判。我们开了能力范围的最高价位4500英镑，他接受了。当时正值信贷紧缩，筹集资金确实非常困难，但是苏格兰公平保险学会给我提供了养老按揭，这是一种非营利性政策，30年贷款利息固定在3.5%。我们接受了，虽然很多人觉得我们很蠢。多年后，由于通货膨胀和高利率，我们每年仍需支付350英镑贷款，不过其他买更小房子的人，月供都比这个多。

在为亨利·布莱尔（Henry Blair）工作期间，我的左眼疱疹第一次复发。亨利建议我咨询一位名叫约瑟夫·明顿（Joseph Minton）的眼科医生，他给我开了类固醇眼药水，但效果却是灾难性的。我不想详谈，但多年来一直遭受眼疾复发的痛苦，很长一段时间我都戴眼罩，看着像海盗。明顿先生曾让我找许多著名专家复诊，其中包括英国眼科元老斯图尔特·杜克·埃尔德爵士（Sir Stewart Duke Elder）。他们大多数人对待我的方式都很可耻：看我一眼，告诉我停止使用类固醇，然后把我推回给明顿。我在米德尔塞克斯医院试了X射线疗法，随后我被推荐给另一位放射治疗师，这个人不准我妻子进入检查室，因为他反对女医生。疫苗疗法也失败了。最后，明顿先生给我做了眼睑手术，包括眼睑缝合，可他也搞砸了。

我在一个社交场合遇到了摩尔菲尔德眼科医院的一位住院外科医生，他安排我去他的主任斯蒂芬·米勒先生那儿看病。当我见到他时，我第一次感到有人真的关心我。我进行了一系列角膜移植手术，将无用的疼痛眼变成了无用的无痛眼。斯蒂芬·米勒是女王的眼科医生，后来被封为爵士，但直到退休，他对待像我一样的普通患者，都很有礼貌也极具善意。

许多年后，在佛罗里达度假时，我的眼睛再次出现问题，我的伙伴劳伦斯·巴克曼（Laurence Buckman）打电话安排我去看另一位眼科医生，国王学院医院的保罗·亨特先生❶。我再次幸运地选对了专家，从那以后我一直找他看病。

朋友们都知道我的眼疾是服兵役造成的，建议我申请养老金。我当时认为，作为一个退休老人可能是一个累赘，随着年龄渐长，我改变了想法。1971 年 1 月，我写了一封信给社会保障部，告知他们我有资格领取退休金❷，因为视力丧失是我被送往法伊德军事医院的疾病的

---

❶ 保罗·亨特（Paul Hunter）后来成为皇家眼科学院院长。

❷ 引自 1971 年 1 月 7 日致社会保障部的信。

长期后果。几周后，我提交了一份正式申请❶并将决定告知斯蒂芬·米勒❷。他写了一份报告，证实我的左眼因角膜疱疹而失明，令人惊讶的是，我在法伊德逗留的记录被找到，也就证实了病史。一个医学委员会找我谈话后，批准了 30% 的残疾抚恤金，又经过几个讨论，期限延长至终身。这笔钱不多，但免征所得税❸。

我们的业务稳步增长，合作伙伴发展了其他事业。萨丁在我加入之前就参与了医疗电影的制作，他从那个生意赚到的任何钱都不算执业收入。霍兹对业务管理以及计算机在医学中的应用感兴趣。不同的工作哲学使我们参与到医学以外的其他活动中，也得到同事们的支持。雪莉参与到地方裁判庭的事务中，这使我不知不觉对医疗政治产生了兴趣。

---

❶ 伤残抚恤金，参考 O/M2/57709，1971 年 4 月 7 日。

❷ 引自 1971 年 4 月 7 日致斯蒂芬·米勒（Stephen Miller）的信。

❸ 卫生和社会保障部（战争养老金），表格 MPB 19，参考 0/M2/57709，1971 年 7 月 26 日。

# My involvement in abortion law reform
# 第 4 章　参与堕胎法改革

我进入医疗行业的时候，堕胎在英国已经禁止了。自 1861 年《侵害人身法》通过以来，这是唯一例外的"保护母亲的生命"的法案 ❶。1938 年，一位著名的妇科医生亚历克·伯恩（Alec Bourne）在伦敦圣玛丽医院给一位不满 15 岁的女孩做了人流，也因此被捕。女孩被一群警卫轮奸了，亚历克和一系列专家证人在法庭上一致争辩说，继续怀孕会让女孩精神崩溃。结果他被无罪释放 ❷。"伯恩案"也为堕胎引入了一定的灵活性，但每一个参与堕胎的医生都将自己置于危险之中，需要面对刑事法庭和全国医学总会职业操守委员会的审议。

1968 年初，一位叫贝蒂的年轻女患者找到我，她有妇科问题。我将她转诊给当地妇科医生，但在等待咨询期间，贝蒂第 4 次怀孕了。医生让贝蒂带给我一

---

❶　引自 Offences Against the Person Act, 1861 24 & 25 Vict. c 100, s.58.

❷　引自 *The King v. Bourne* [1938] CCC. July 18, 19.

封信，她在家里先打开了。信里提醒我，没有任何理由终止妊娠，而我根本没提过堕胎的问题。尽管贝蒂求我做点什么，看到那封信后，我不可能在国家医疗服务下"合法"堕胎，她也付不起私人医院的"医药"人流。

贝蒂离开后，去到当地药店，买了一个希金森注射器，用于灌肠和灌洗，想要自己引产。她死在婆婆家的浴室，她和家人挤在一间房里。我是从手术上被叫去的，看到这个年轻女人躺在浴室的地板上，手里拿着注射器，衣服撩在腰间。她丈夫悲痛欲绝，3 个年幼的孩子也失去了母亲。

那件事使我成为堕胎法改革的坚定支持者。我也见过无数贫穷妇女为了打胎徒然地伤害自己。由于患者、"朋友"，流氓医生或装作专业的"背街堕胎人"的助产士打胎，后果相当可怕，所谓的"感染性流产"可能会导致死亡、慢性病或不孕症。

1966 年，大卫·斯蒂尔（David Steel）提出了一项放宽堕胎规则的议会法案，后来演变成为 1967 年的《堕胎法》。不幸的是，该法案直到 1968 年 4 月 28 日才生效 ❶，对贝蒂来说太晚了。在她死后几周，任何 2 名医生

---

❶ 引自 Abortion Act, 1967 15 & 16 Eliz. 2, c. 87.27.

都可以合法终止妊娠。虽然 1967 年的法案只允许在"医疗理由"下堕胎，终究还是允许的，条件是"有可能对任何现有的孩子有身体或心理的伤害"。这是所谓的"社会条款"之一。英国医学会的老一代反动派领导仍然裁定，尽管这样的堕胎是合法的，却是不道德的。1968 年 7 月，他们在伊斯特本的一个剧院举办的年度代表大会上，表达了这样倾向。剧院外墙上挂着一个巨大海报宣传他们的项目——"愚蠢的 1968 年"。但医学会的高层并不在意这样的讽刺！

　　我参加了一项辩论，要求英国医学会重新考虑其反对"社会条款"立场。我讲了贝蒂的故事，以及她如何央求和恳求而我却不能答应。我提醒大家，所谓的"社会性流产"不是什么新鲜事，但是，所谓的"医疗理由"更容易让女人接受，如果她有 100 英镑现金的话。我被嘘了，但我继续说，"我们做的是负责任和人道的职业，疾病和环境之间的边界定义模糊，我们鼓励设置更多社会医学席位。我认为反对这项动议是野蛮、虚伪的，而且不符合医师誓词"。我被嘘声赶下台了。

　　下一位支持我的发言人，是来自温莎和斯劳的年轻妇科医生斯坦利·西蒙斯先生，他说堕胎法已列入法规，这反映了社会态度的变化，而且他最近做了一次堕胎手

*067*

术，单纯为了其他孩子的利益。嘘他的声音比我的还大，我们的提议被绝大多数人否决（1990年斯坦利·西蒙斯爵士成为皇家学院的妇产科院长）。我们两个人的演讲和贝蒂的故事得到了国家和地方媒体的广泛报道。另一方面，西蒙斯先生或志同道合的医生，理论上有可能被道德委员会以不道德行医开除学会。全科医学委员会采取了较为理智的观点，即医生如果依法行医，他们对纪律处分程序并不感兴趣❶。

议会对堕胎法的第一次严重攻击是在1975年的詹姆斯·怀特法案上。当我在地方医学委员会会议上反对这个法案时，我说，"用'严峻的'（grave）和'严重的'（serious）这样的词来限制堕胎法案，将使社会倒退十年"。会议压倒性的反对比尔法案，这也反映了全科医生对于进步思想的接受程度❷。我向审查比尔法案的特别委员会汇报，英国医学会认为，修改几项规定就足以遏制非法堕胎泛滥，因此，无须出台新法案。皇家精神病学

---

❶ 引自 Women who take pills like sweets. *Evening Argus*. 1968 Jun 27; Prince J. Warning on unethical abortions. *Daily Telegraph*. 1968 Jun 28; Shearer A. *Guardian*. 1968 Jun 28; Barnet doctor in abortion debate. *Barnet Press*. 1968 Jul 5.

❷ 引自 Bill will put abortion back ten years – Doctor. *Evening Echo*. 1975 Jun 12.

院、皇家病理学院和麻醉师学会都给出了类似的证据 **❶**。
伦敦医院的一位妇产科教授在伦敦最贫穷的地区行医，
他告诉委员会，他找不到"感染性流产"的例子来教学
生，但是，在大卫·斯蒂尔法案（1967 年）之前，他应
该已经遇到很多案例了。

　　下一次年度代表团体会议上，代表们听说，在常委
会上为英国医学会发言的人，已经逐条废除比尔法案
了。在辩论中支持医学会立场的，有代表巴内特分组的
雪莉·内森博士。来自伯明翰的精神病学家梅尔·西姆
（Myer Sim）教授领导的"支持生命"队伍，经常遭到辱
骂。他指责英国医学会通过与马克思主义者、托洛茨基
主义者和女同性恋者联合而变得过于自由，而大卫·斯
蒂尔法案只是"赚钱的球拍"。会议压倒性地支持英国医
学会废除比尔法案的行动 **❷**。随后，我参加了几次电视节
目，讲堕胎法案问题，并获得了一些报酬——这是一种
全新的体验 **❸**。

　　1977 年 1 月，威廉·贝尼恩又推出一个修改堕胎法
的草案。年度代表大会得知，虽然法案未能提交到议会，

**❶** 引自 Doctors join to fight abortion change. *Guardian*. 1975 Jun
24.

**❷** 引自 Parry M. Abortion law 'unworkable'. *Yorkshire Post*. 1975 Jul
11.

**❸** 引自 *Calendar*. Yorkshire Television. 1975 Jul 14.

还是有可能在稍后重新提交，这又引发生了争论。一如既往，我反对该法案，支持生命派则支持它，但他们落败了❶。我决定在下次年度代表大会前采取攻势，因此提出了一个议案："本次会议结束了对《1967 堕胎法案》的持续攻击，并重申一个信念，那就是该法规是实用且人性的。"我的提议被绝大多数人通过。次年，国家的前任卫生事务大臣大卫·恩纳尔斯（David Ennals），以年度代表大会的决议为例，反对另一个由约翰·科里倡议的堕胎法修订案❷。

1980 年 1 月，雪莉和我写信给《犹太纪事报》，因为我们震惊地看到自封的未出生儿童保护学会（SPUC）极具煽动性和误导性的广告，他们要求支持《科里法案》（Corrie's Bill）。我们注意到这样的话，"有许多犹太编年史的读者自己已经安全地终止了妊娠；其他人的妻子、姐妹或女儿都有过类似经历。如果《科里法案》获得通过，这些人可能就不会这么幸运了"❸。

---

❶ 引自 Herbert H. Doctors back present law on abortion. *Guardian*. 1977 Jul 22.

❷ 引自 Hansard. House of Commons. 1979 Jul 13: 906.

❸ 引自 Marks J, Nathan S. Abortion bill. *Jewish Chronicle*. 1980 Jan.

　　这激起了一个"有修行的犹太人"❶的回应，他对马克斯和内森的做法感到震惊，因为他们如此傲慢地炫耀对犹太法律和感受的轻蔑无知，让这样的人成为领导太过鲁莽，应该成为意见领袖的是我们的拉比，而不是医生。他接着说，"良家妇女将被逼去背街堕胎"这种说法不可信，然后断言，这些犹太女性可能"普通"，但肯定不"体面"。这封信展示了 20 世纪后半叶反堕胎者对于女性面临的真实问题的典型态度。

　　几周后，我加入了大卫·斯蒂尔在威斯敏斯特的全国集会，《每日邮报》称，约 12 000 人出席集会，还有成千上万的人在国会广场排队，以游说国会议员。斯蒂尔先生问，"反堕胎运动人士真的想回到残忍的、致死的和绝望昂贵的人工流产的黑暗日子吗？……少数叫器着反对人工流产的人，是在号令大多数认可他们的法律概念"❷。我指出，过去 13 年，医生对堕胎的看法已经完全改变，因为专业人士看到堕胎法案带来了很多益处❸。

---

❶ 引自 Garfield A. The abortion debate. *Jewish Chronicle*. 1980 Feb 8.

❷ 引自 Dover C. Doctors–scrap this baby bill. *Daily Express*. 1980 Feb 6.

❸ 引自 Ferriman A. Minority dictating on abortion, MPs say. *The Times*. 1980 Feb 6.

### 吉利克案

维多利亚·吉利克（Victoria Gillick）于 1983 年 7 月出现在高等法院，为了求一份公告，以保证她的 5 个女儿（年龄在 1—13 岁）在 16 岁之前都不能服用药物或接受节育。她的法律顾问称，提供避孕建议或治疗"几近于"协助和教唆非法性交的刑事犯罪。后来成为首席大法官的伍尔夫法官驳回了她的申请，并拒绝阻止卫生和社会保障部（DHSS）分发"医生可以在没有父母同意的情况下为 16 岁以下儿童提供避孕措施"的通知。他告诉法庭："我会认为给女性开避孕药不是犯罪或任何助长犯罪的手段，而是对犯罪后果的缓和治疗。"据 BBC 报道，听到判决后，吉利克夫人泪流满面地瘫倒丈夫的怀里喊，"全能的神，太荒谬了"❶。

她对该决定提出上诉，再次败诉，并于 1985 年前告到上议院，在那里她也败诉了。弗雷泽爵士认为，家长控制的程度应随孩子的理解力和智力而改变，斯卡曼爵士说，父母权存在的条件是，他们被需要来保护财产和孩子。他总结道："在法律上，如果、当孩子有足够的理解力和智力来完全理解建议的内容，那么父母决定

---

❶ 引自 *BBC News*. 1983 Jul 26.

其 16 岁以下的未成年子女是否接受治疗的权利就会终
止。**❶**" "吉利克能力"案件的后续发展表明，保密性与特
定儿童或疗法相关，有时候，17 岁孩子也无能力做出是
否接受治疗的判断，有时候，更年轻的孩子都可以做这
种决定 **❷**。

　　全国医学总会和英国医学会的最大分歧在于 16 岁以
下女孩避孕的保密问题。伊恩·肯尼迪教授建议全国医学
总会，无须再跟医生强调保密，如果医生认为女孩太不成
熟，可以告知她们的父母。尼古拉斯·蒂明斯（Nicholas
Timmins）分析后指出，英国医学会坚持的法律建议是：
全国医学总会可以继续使用正常的保密规则。英国医学会
理事会也鼓励全国医学总会遵照旧例，如果医生违背了女
孩的信任，他必须要证明自己的行为是合理的 **❸**。

### 反堕胎者持续攻击

　　1987 年,《堕胎法》再次受到攻击，这次是由大

---

**❶** 引自 *Law Reports* [1985] ALL ER 402.

**❷** 2002 年，已有 10 个孩子的母亲吉利克（Gillick）女士败
　　诉了一桩诽谤案，她对布鲁克咨询中心（Brook Advisory
　　Centre）提起诉讼，布鲁克咨询中心是一家长期享有盛誉的
　　计划生育组织。本案的法官是格雷（Gray）法官。

**❸** 引自 Timmins N. Pill: the doctors dilemma. *The Times*. 1986
　　Mar 8.

卫·奥尔顿（David Alton）推动的，他提议将堕胎的上限降低到 18 周。6 个一流医疗机构公开联手反对这项法案，警告说这可能会导致每年约 500 个残疾婴儿出生，背街流产的新时代也将来临❶。著名的支持生命会员拉塞尔·布雷恩爵士的提案，几乎没有造成任何影响。

### 拉比的干预

我收到了一封标注 1988 年 1 月 21 日的信，来自联合犹太教堂首席拉比伊曼纽尔·雅各波维奇爵士（Sir Immanuel Jacobovitch），他给许多被他的办公室认定为"犹太人"医生都发了信。一些非犹太医生也收到了，他们非常开心。信中说，96% 的人工流产是社会原因，恳求我无论如何都不要做，以免助长"一个严重罪行"的延续。

我很生气，回复如下。

我收到您 1988 年 1 月 21 日来信，想就您的那句"一个严重罪行"聊聊。我碰巧相信堕胎修正法案是一种严重的犯罪行为，这在我看来是一种人性化立法。人的记忆是短暂的。我无法忘记大卫·斯蒂尔法案通过之前发生的种种恐怖事情，我目睹了不止一位年轻绝望的母亲

❶ 引自 Dover C. Doctors slam bid to limit abortions. *Daily Express*. 1987 Dec 3.

死于自我堕胎。我还记得，当病房满是感染性流产患者，使她们或致残，或不育。

我们国家的法律不承认"社会性堕胎"，需要 2 名医生真诚地证明患者满足"医学堕胎"的四个标准之一，幸好我们还可以顾及患者的整体生存环境。

作为一名犹太人，我感到特别自豪，但我完全反对用宗教观点影响患者治疗。我会竭尽所能，确保奥尔顿·比尔惨案之后，最早改变的是把堕胎年龄降到 24 周。

我认为每个人的生命同样宝贵，不过，我认为母亲的生命和健康已经被忽略了太久，尤其是那些自诩"支持生命"主义者。

075

我还寄了封副本给了《犹太纪事报》，出版标题"医生与首席的冲突"，编辑引述我的话说，如果以马内利爵士的想法被执行，犹太妇女也要去背街堕胎。英国犹太人代表委员会主席兼国家医学委员会成员莱昂内尔·科帕伍兹（Lionel Kopelowitz）博士则关心他们是如何获得犹太医生的姓名和地址的。《犹太纪事报》给他做了解答，超级正统的卢巴维特奇基金"猜"他们是通过医学目录获取的，然后以首席拉比的名义发出信件 ❶。可喜的是，

---

❶ 引自 Levitt L. Doctors clash with Chief. *Jewish Chronicle*. 1988 Feb 5.

奥尔顿·比尔也加入了堕胎修正法案反对行列。

　　1990 年的《人类受精与胚胎学法案》❶部分修改了 1967 年《堕胎法》，遵从大多数医学专家的意见，把堕胎的年龄限制在 24 周。这是政府第一次讨论堕胎问题，之前堕胎总是被认为是良心问题，而非政治问题。然而，那时候我已经不参与医疗政治了。

----

❶　引自 The Human Fertilisation and Embryology Act 1990 s.37.

# *I get further involved in medical politics*
# 第 5 章　进一步参与医疗政治

博勒姆伍德和埃尔斯特地区最资深的医生是永利·埃弗里特博士，她是珀西·埃弗雷特爵士的女儿，在我 4 岁的时候就拿到医师证了。1960 年的一天，我被传唤到她在肖普威克医院（Schopwick House）的手术室，就是字面意思的手术室。永利说，"马克斯（称呼下级不用名字而是姓氏），我参与地方医疗委员会、英国医学会和圣约翰救伤队很多年，是时候离开了，你来做"。

接手圣约翰救伤队的工作很容易——埃弗雷特医生只需要告诉当地主管，我是新的分区外科医生。我的职责包括志愿者培训、开办大众急救课程以及参加急救队的公共活动。我被地方议员一致推选为赫特福德郡地方医务委员会委员，仍然是巴内特分部的普通成员。

医院变化也很大。菲利普·萨丁放弃了医学，专心制作医学电影。当时英国很缺医生，但我们设法说服戈弗雷·里普利（Godfrey Ripley）从牙买加回国，承诺给他大部分执业收入。马克斯家庭再次选错了边。

那个时候，普通医生仅按人头从叫"全球总和"（global sum）的资金池进行支付，钱是按人均分配的。这种付款方式自 1913 年就已经存在于国民保险体系了，1948 年，这种付款方式被医疗体系采用，受到专业医生的认可。制定和确定全科医生工资的 1946 年斯本思报告（Spens Report）❶，就是在这种支付方式的基础上发展起来的。斯本思的调查是基于内陆税收数据，而后者又依赖于全科医生的回报。许多患者用现金支付全科医生，有些医生没有申报。我认为，与其他国家相比，英国全科医生的低报酬就是因为这些操作人为压低了基准线。人头费包含行医开销，与实际的花费没有任何关系。

1951 年，丹克瓦茨（Danckwerts）法官被任命仲裁全科医生讨薪案件。1952 年 3 月 24 日他发表仲裁报告，使全科医师工资大幅增加。《泰晤士报》也承认，裁定额度显示，自卫生服务启动以来，国家支付家庭医生的工资一直过少。顾问医师们并不开心，因为他们没有涨薪❷。政府也不高兴，作为回应，他们于 1957 年 3 月任命

---

❶ 引自 Parliament. *Report of the Inter-departmental Committee on Remuneration of General Practitioners*. (Cm. 6810.). London: HMSO; 1946.

❷ 引自 *The Times*. 1952 Mar 26: p. 5.

了一个皇家委员会，负责医生和牙医薪酬事宜，3 年后
委员会给出报告❶，最重要的内容是成立独立的审查机构，
其第一任主席是金德斯利爵士。

　　到 1964 年，全科医生已经彻底失望了。审查机构❷
的第三、四次和第五次报告建议，资金池应增加 550 万
英镑，其中大部分会用来直接补偿部分辅助工作和医院
运营。不合逻辑的是，审查机构在承认全科医生人数下
降的同时，拒绝增加全科医生的工资来招聘新人，并拒
绝承认由于人口年龄的增长，全科医师的工作量也在增
加。此外，它忽略了众所周知的医生移民问题，我团队
1/3 的医生已移民到美国、澳大利亚、新西兰、南非和其
他报酬更高的国家。

　　直接报销方案对那些租用体面房产或者雇佣高工资
辅助人员的医生有利。在资金池支付体系下，这样的医
生，包括在我们医院，报酬都严重过低，反而那些小型
医院和低价员工都有大量补贴。

　　行业领导人对这些报告反应强烈，英国医学会秘书
史蒂文森博士写信给每位医生，告诉他们英国医学会理

---

❶　引自 Royal Commission on Doctors and Dentists Remuneration,
1957–1960. *Report*. (Cm. 939.). London: HMSO; 1960.

❷　引自 Review Body of Doctors and Dentists Remuneration:
*Reports*. (Cm. 2595). London: HMSO; 1965.

事会和全科医疗服务委员会（GMSC）会讨论如何应对。全科医疗服务委员会向每位全科医生发送了一份审查机构报告，还有《全科医疗服务委员会之声》（*GMS Voice*）的宣传册❶。那个时候，医生的政治抗议低效且繁复，医生行业整体上由英国医学会和理事会代为发声。然而，全科医生也有一个基于地方医学委员会的独立并行系统，它们实际上制定了全科医疗服务委员会的政策（关于这些不正常现象更全面的解释见第 9 章）。

全科医疗服务委员会主席詹姆斯·卡梅伦（James Cameron）博士说，关于以上资金裁定，全科医生都需要认真思考，继续在国家医疗服务体系内提供专业服务是否符合患者的最佳利益。意识到全科医生面临的主要问题不是金钱，而是服务条款和条件后，全科医疗服务委员会任命了一个小型组委会，其报告出版为《家庭医生服务章程》❷，也要求全科医生向英国医学会提交不注日期的国家医疗服务辞呈，以便在必要时使用。2 周内我们和合作伙伴都收到了 14 000 英镑，地方医学委员会也在 1956 年 6 月 25 日召开了一次"特别会议"。

经常有人问，为什么像我这样全心致力于医疗服务

❶ 引自 *GMS Voice* 1965 Feb 4; 4.

❷ 引自 British Medical Association. *A Charter for the Family Doctor Service*. 1965. 7.

的医生，敢于冒险提交辞呈。我们这样做是因为我们相信，如果没有一支合理组织和恰当收入的工作力量，英国国家医疗服务最终会崩溃。全科医生合同是基于《议会条例》的，如果政府不妥协，我们除了辞职别无选择。

现如今，我已经成为赫特福德郡地方医学委员会的副主席。间接补偿方案对赫特福德郡的年轻医生是很大的助力，我们决定，若要我们支持"特别会议"的议案，补偿方案应当立即推进。之前的代表反对我们的决定，拒绝代为发言，因此，我被任命为代表，替他前往英国医学会。我当时没有意识到，那是我在英国国家医疗政治职业生涯的开始。

会上，卡梅伦博士提议，直接报销计划应从 1965 年 10 月 1 日开始实施，但是，一位年老的保守人士提出一个反对性的修正方案，坚持要求在所有章程走完之前，什么都不做。我有样学样——也去反对他，但不用说，厅里那些年长、富有、老牌的医生都支持修正案，所以没有进一步的行动❶。

对于某些不知所起的决定，英国医学会代表机构和地方医学会会议都单独讨论过，这些决定有时会互相矛

---

❶ 引自 *BMJ*. 1965 Jun 26 (Suppl. 1): 287.

盾。英国医学会理事会召集了一次特别代表大会，巴内特区享有一个特别代表名额。这种角色一直属于一个老人，梅尔文·斯科特（Melvyn Scott）博士，他又被称为"大胡子斯科特"。尽管已经搬到德文郡，他也宣布自己计划作为巴内特的代表参会。他的本意是阻止我在医疗政治上晋升，因为他非常不喜欢我。他是极右翼人士，并且坚信我是一名共产党员，就因为我强烈支持英国国家医疗服务体系及其背后的理念。

巴内特区的成员并没有好心接受他，6 月 18 日召集的特别代表大会❶上，我被任命为斯科特博士的临时代理人。到达英国医学会时，我的证件被斯科特博士质疑了，但得到了该学会有影响力且平易近人的秘书德里克·史蒂文森（Derek Stevenson）博士的支持。史蒂文森看起来像著名演员雷克斯·哈里森（Rex Harrison），但被公众称为"搬运工史蒂文森"（Docker Stephenson），因为在大众印象中，他只与医生的薪酬索赔相关。我没有被轻易吓住，马上威胁要大闹一场，这让德里克相信我应该就职。

那年春天，我第一次参选了英国医学会地方选区代

---

❶ 引自 *Notice of Meeting*. Issued by Dr John Muende, Honorary Secretary, Barnet Division of the BMA.

表，在民意调查中远居末尾 **❶**。

　　渐渐的，我开始得到当地民众的认可。我在圣约翰的救护大队地方分队晚宴舞会上的讲话，被《博勒姆伍德邮报》和《赫特福德郡广告报》整篇发表了 **❷❸**，两篇文章都附有我和雪莉的照片，我把它们贴在了新剪贴簿的第一页（图 5-1）。埃尔斯特里农村理事公共事务委员会提名我为英国国家医疗服务两项代理人，在我没被聘用后还表示反对 **❹**。作为地方医学委员会的副主席，我很正常地收到了卫生部长肯尼斯·罗宾逊（Kenneth Robinson）招待会的邀请，同时，《博勒姆伍德邮报》的编辑邀请我出席博勒姆伍德和埃尔斯特里市民节女王比赛。

　　那时候我意识到，如果我要影响全科医生的未来，将它和英国医学会推向我认为正确的方向，我需要同时加入全科医疗服务委员会和英国医学会理事会。我认真思量，作为学院院务会（Faculty Board）的一员，我是否应该充分参与到皇家学院而非英国医学会的活动，以便参选理事会。我的结论是，英国医学会是更重要的组织，我从来没有后悔过这个决定，想法也没变过。

---

**❶** 引自 *BMJ*. 1965 May 22 (Suppl.).

**❷** 外科医生说，急救是有价值的。引自 *Borehamwood Post*. 1965 Apr 15.

**❸** 引自 *Herts Advertiser*. 1965 Apr 17.

**❹** 医生被提名。引自 *Herts Advertiser*. 1965 Nov 5: 4.

084

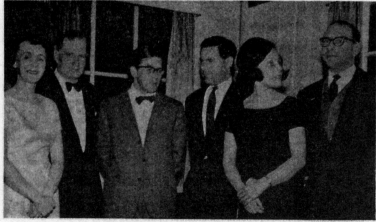

The District Post. Thursday, April 15, 1965

## PUFFING AWAY

IT'S still "twenty, please" at Boreham Wood.

Cigarette sales have only been slightly affected by the Budget. Sixpence on cigarettes.

Mr. G. Jones, the manager of "Candies," said "The sales are usually affected the first couple of days, but never for long."

Mrs. E. Ives, the manageress of "Rolands," who put their prices up on Friday, said: They did drop off at first, but now they are beginning to rise.

## First aid knowledge can be so valuable, says surgeon

DIVISIONAL surgeon Dr. J. Marks stressed how valuable a knowledge of first aid was when he spoke at the fourth annual dinner and dance of Elstree and Boreham Wood Division of the St. John Ambulance Brigade at the Plough public house, Elstree, on Saturday.

Dr. Marks also stated how pleased he was that the St. John Ambulance Brigade had such an enthusiastic following in the district.

About 58 members and friends attended the event.

Mr. J. Borman, chairman of the social committee, mentioned the many successful outings and events that had been organised by the committee in 1964, and gave details of forthcoming events.

He thanked the committee and member for their help at the children's Christmas party and said how successful this event, the first of its kind to be organised by the committee, had been.

A Christmas party for children would continue to be held every year, he added.

Mr. C. Sansom, superintendent of the ambulance division, spoke on the full programme of duties carried out by the brigade in the district and appealed for help in the brigade's annual flag day collections to be held from May 17-22.

POST PICTURE—73,361

Here are some of the principal guests: Mrs. M. Borman, Mr. C. Sansom, Dr. I. Campbell, Dr. J. Marks, Dr. S. Nathan and Dr. D. Goddard.

图 5-1　马克斯的第一次新闻报道剪报。在埃尔斯特里的圣约翰的救护大队晚宴上发表讲话。《博勒姆伍德邮报》，1965 年 4 月 15 日。

我知道，如果我要向上走，就需要做演讲。由于毫无演讲技巧，我在亨登学院（现在是米德尔塞克斯大学的一部分）报名了公共演讲晚间课程。在那里我学会了如何发声，如何对付或控制观众。那次培训对我很有帮助。

## 试图在赫特福德郡禁用安非他明

尽管英国医学会被许多人仅仅视为医生的谈判机构，但它在维持医疗标准和公众健康教育方面也发挥了重要作用。我一直完全相信学会这方面工作的重要性，尽管许多医生认为这是浪费学会的时间和金钱。后来很多情况都证明我是正确的，学会承诺在最广泛的意义上维护公开健康，改善了我们在普通市民中的形象，在 80 年代的重大政治危机时也极大地帮助了我们。

60 年代后期，吸毒成为一个日益严重的问题，特别是滥用安非他明类兴奋剂的问题。在 1970 年的年度代表大会上，当时是伊普斯维奇一个普通医生的弗兰克·维尔斯（Frank Wells）博士建议，医生应该在安非他明和类似处方上使用自愿禁令。他描述了他所在的地区，如何在全科医生和当地药剂师的充分合作下，引入这样的禁令。该议案获得通过，成为英国医学会的政策❶。此后不久，弗兰

---

❶ 引自 Prince J. Doctors vote to ban pep pill prescriptions. *Daily Telegraph*. 1970 Jul 7.

克成为英国医学会工作人员，后来负责伦理和科学部门，也是英国医学会和皇家药学会的合作项目《英国国家处方集》的编辑。后来他离开了学会，成为英国制药业学会（ABPI）的医学主任。他的观点和意见在国内和国际上都颇受尊重，尤其是在欺诈医学研究领域[1]。

在赫特福德郡，滥用苯丙胺的问题非常严重。这些药物是在韦林制造的，很容易在利润丰厚的黑市上买到。在英国医学会的建议下，赫特福德郡地方医务委员会于1971年3月开始施行自愿禁令。当地医药委员会规定，药房售空后不能囤积药品，但是，在有处方和提前48小时通知的情况下，他们还是可以拿到药品。在前一年的审查机构危机期间，我们已经和当地媒体建立了良好的关系，因此，我与当地药品委员会主席联合召开的新闻发布会的上座率非常好。像"医生跟毒品的新战争"[2]和"医生的禁令打击了毒品供应商"[3]这样的标题，也出现在当地报纸上。尽管做了如此多宣传，医生们也很努力推行，但我们没有意识到县内有很多"消遣性吸毒"。

---

[1] 引自 Wells F. Fraud and misconduct in biomedical research. *Newsletter of the Chief Scientist Office*. 2003; 22.

[2] 引自 Currell R. Doctors in new war on drugs. *Watford Evening Echo*. 1971 Mar 24.

[3] 引自 Doctors' ban hits out at drug pushers. *Borehamwood Post*. 1971 Mar 24.

*I get started in medical politics at the national level*

# 第 6 章 开始国家层面的医学政治活动

　　虽然我每年都在英国医学会地方选区做候选人，但我清楚自己不可能当选。因为现任代表们很受尊重和喜欢。事实上，等他们在 1973 年退休，我才有可能竞选成功。多年后，我写道，"如果当初有人说我会任理事会主席，我会推荐他去精神科治疗。伦敦腔，犹太人，文法学校全科医师们并非'好材料'" **❶**。

　　代表机构的选举展示了民主最糟糕的地方。伯明翰和北部所有代表效忠于来自莫佩斯（Morpeth）的乔治·科马克（George Cormack）博士控制的"北部街区"，他们派代表参加了在主要会议前一天晚上举行的半秘密会议，制作了一份"候选人名单"。讨价还价后，名单会分发给街区成员。当有人因为我系着爱丁堡大学的领带

---

**❶** 引自 McPherson G, editor. *Our NHS: a celebration of fifty years*. Oxford: Wiley-Blackwell; 1998.

而给我投票指示时，我对这个街区的任何怀疑都消失了，当然，附属机构和英国医学会并不承认这个组织。像我这样的南方人，不可能通过那种途径进入英国医学会或全科医疗服务委员会，我相信地方医疗委员会也有类似的操作。

1965—1967 年，我未能成功竞选科医疗服务委员会地方席位，不过我于 1967 年 5 月 **❶** 当选赫特福德郡地方医疗委员会主席，这让我有种达到医政生涯顶峰的感觉。然而，赫特福德郡地方医疗委员会又提名我竞选 1968年的主席。我们"S 组"选区能选 2 名全科医疗服务委员会代表，候选人是 5 名地方医疗委员会的成员，包括赫特福德郡、贝德福德郡、滨海绍森德、埃塞克斯郡和伦敦东北部。投票人数根据所代表的全科医师数量而定，候选人可以写竞选演讲，英国医学会秘书处会帮其分发。

在 1964 年伦敦地方政府重组之前，埃塞克斯和伦敦东北部一直是一个选区。在当地全科医疗服务委员会选举之前，我参加了皇家全科医师学院（RCGP）在埃塞克斯举办的会议。去厕所的时候，我站在 2 个陌生男人之间，从他们的谈话我很快意识到，他们分别是来自埃塞

---

**❶** 引自 Hertfordshire Local Medical Committee. Minutes. 10 May 1967.

克斯的韦勒博士，一个 S 组代表，以及来自北东伦敦的
阿诺德·埃利奥特（Arnold Elliot）博士，他占着全科医
疗服务委员会为医疗从业者联盟（MPU）保留的席位之
一。1968 年，他才第一次参加组区选举。谈话的其中一
个建议是，他们应该像以往一样支持对方的候选人，以
保证双方都能拿到席位。听完他们的话，我透露了自己
的身份，这令他们尴尬且惊愕。当时我就意识到，我唯
一能入选的方法是去说服其他选民只投一票。

　　我自费给其他 3 个地方选区代表另写了一份竞选演
讲，给他们计算，如果他们用完 2 票，我是不可能当选
的。他们也厌恶这种欺骗方式，都只用了 1 票。最后，
埃塞克斯人吃惊地发现，不是韦勒和埃利奥特，而是韦
勒和我成功当选。

　　第一次参加全科医疗服务委员会会议时，我发现还
有另外 4 名新成员：布莱恩·豪威尔（Brian Whowell）、
约翰·鲍尔（John Ball）、本尼·亚历山大（Benny
Alexander）和盖尔斯·里德尔（Gyels Riddle），他们后
来都在英国医学会担任高级职务。在一次更无聊的会议
上，才华横溢的漫画家约翰·鲍尔为委员会画了几个徽
标，选定 2 只脖子缠绕的公鸡图案，以显示委员会正反
话都扯的知名能力。

　　往回倒一两年，1966 年，我作为赫特福德郡地方医

089

学委员会代表，参加了伦敦地方医疗委员会的联合年检和特别会议。我注意到议程委员会为主席准备了一份演讲者列表，名字按照演讲稿提交顺序排列，委员会或该主席没有为实现心平气和地讨论而做调整。

我的第一次演讲，与审查机构奖的裁定额有关。会上我说，尽管我个人准备根据英国医学会的政策在该问题上辞职，但派我参加会议的选民却没有。更具争议的是，我建议修订全科医疗服务委员会的章程，增加直接选举的代表人数，减少其他机构的任命的其他机构，包括此次会议和代表大会的任命。由于许多在场的老会员都通过这些途径当选，他们和他们的朋友都坚决否定了我的提议 ❶。

几周后，我参加了在埃克塞特大学举行的第一次年度代表大会。我发现，辩论和发言者的安排和我第一次参会的情况相同，议程委员会权力巨大，他们可以将自己的名字放在其他发言者前边，也是这样做的。没几年，我也进入了大会和代表机构的议程委员会。

一个更加愚蠢的议案是，"在外围意见确定之前，理事会不应发表声明"。我反对道，"想象一下，如果卫生部关于私人执业的声明（恰好在会前发布）是在下周而

---

❶ 引自 *BMJ*. 1966 Jun 18 (Suppl.): 257.

不是今天发表的，而英国医学会已经告诉媒体六周后回来，因为要等每个部门开会提交审议结果"❶。我赢了，也学到了一些东西。

来自西伦敦的卡恩博士提议，英国医学会理事会应抽选一名女代表，这事儿不能不做❷。我对这个话题感兴趣，因为我娶了一位女医生，但我反对斯图尔特的想法，因为我希望看到女性"成群结队"入选委员会，如果她们自认是最佳人选，可以和男医生竞争。

去埃克塞特给雪莉买礼物的时候，我在一家商店遇到了另外 2 个新代表，来自曼彻斯特的本尼·亚历山大和来自盖茨黑德的盖尔斯·里德尔。后来，我们 3 人成了密友。我给雪莉买了个梳妆盒，我们 3 人都认为这个礼物极好，但我给她的时候，她哭了，因为她厌恶这种东西。她不再让我买礼物，此后每次出差，我都给孩子们买桌游，她们经常玩，女儿劳拉现在还把它们保存在阁楼上。

几周后，我作为"地方医疗委员会和代表机构的一

---

❶ 引自 BMJ. 1966 Jul 16 (Suppl.): 17.

❷ 斯图尔特·卡恩（Stuart Carne）和他的妻子尤兰达（Yolanda）成了我们的亲密朋友，他在 20 世纪 80 年代担任皇家全科医生学院（Royal College of General Practitioners）院长。他还是常设医疗咨询委员会（Standing Medical Advisory Committee）主席。

名年轻成员"，给医学新闻界写了第一封信。利物浦的约翰麦·克斯韦博士曾写信给药物广告资助的免费报纸《脉搏》，称地方医疗委员会和年度代表大会不民主，他暗示，为特别体验而额外收费是一种贿赂，这些钱会进入医药政客的口袋。我写信是为了尽我所能教育他和其他读者，内容如下。

最后，对于麦克斯韦博士建议在英国医学会或全科医疗服务委员会的高层应自动排除特别体验付费（一个在业内造成很多摩擦的话题）纯粹是无礼。他可能只希望选平庸和缺乏经验的人当领导吧，我不想这样❶。

1年后我成为的赫特福德郡分会会长❷，得以公开致谢大会主席，恩菲尔德的本·里奇博士。6年后，我和他竞选全科医疗服务委员会主席席位。

## 全科医疗委员会的改革

19世纪中叶，在与议会协商成立医疗行业规范体系上，英国医学学会发挥领导作用，市民也因此得以辨别专业医生和庸医。1858年，由于既得利益集团的反对，首个《医疗法案》在18次失败后终得通过，并为医学教育和注册成立全国医学总会，通常称为全国医学总会，

---

❶ 引自 Marks J. Committee. *Pulse*. 1966 Jul 30.

❷ 引自 Anonymous. *Hertfordshire Branch News*. 1968 Dec 20.

负责医学注册和公众咨询❶。前面提到过，1948 年我注册的时候，费用是 2 几尼，终身不变。1953 年，引进了预注册制度，当时法律上不要求医生进行任何形式的研究生教育。

1968 年 4 月 4 日，皇家医学教育委员会的"托德报告"（The Todd Report）出版❷。报告提出，英国医生的专业训练应当包括 1 年实习、3 年全科专业培训和医生常规职责入职培训。7 月 4 日，国务大臣宣布接受皇家委员会的建议，并有意于通过立法来确保全国医学总会执行命令。几个月后，首席医疗官乔治·葛伯（George Godber）爵士写信给英国医学会，提议该行业应支付多项"即将产生的实质性管理费用"❸。

1969 年的《医疗法案》完成了这些变更，英国医学会理事会在没有咨询行业意见的情况下，同意每年收取 2 英镑的"扣留费"，这激怒了全国的医生。情况变得糟糕，理事会不得不于 1970 年 2 月 12 日召开特别代表大会商讨此事。当时我并不知道，那次会议将是我医政生涯的另一个转折点。

---

❶　引自 *BMJ*. 1858 Aug 7.

❷　引自 Royal Commission on Medical Education, 1965–68. *Report* (Cm. 3569.). London: HMSO; 1968.

❸　引自 *BMJ*. 1969 (Suppl.): 4, 5.

英国医学会很多部门反对这项收费，也要求全国医学总会修改章程，使其大多数成员由同事直接选举。特别代表大会举行之前，英国医学会还就特别代表大会的主题，开会起草了联合提议。约70名代表参会，选定来自西米德兰郡的口才很好的全科医生摩根·威廉姆斯（Morgan Williams）博士作为代表来推进议案。负责给主席汇报情况的、特立独行的议程委员会成员雷·奥特维（Ray Outwin）博士却持不同意见，他向主席和议程委员会报告说，会议已经选择了我，巴内特分部的代表，来推进联合提议 ❶。

这时我已经是一名相当有经验的辩论者，我知道，最重要的是在投票之前回复争论。我被允许进行3分钟公开演讲，接着我做了一件不可思议的事——走下讲台，坐在大厅的前排做笔记。学会的财务、来自格拉斯哥的好人缘全科医师杰克·米勒（Jack Miller）博士，就"负责任"的行动做了演讲。辩论持续了1个多小时，却只给我3分钟时间回应。我告诉代表机构主席约翰·诺贝尔（John Noble）博士，我不可能在如此短的时间内就

---

❶ 该综合动议称，"代表机构不反对引入每年2英镑的保留费……只要……这个全国医学总会应包含由专业人士直接选举产生的过半数成员……（和代表机构）应同意全国医学总会及政府对全国医学总会在立即审查之后……"

这样的讨论做出回应，因此获得更长的发言时间。我依次回应了委员会主席和其他人提出的观点，然后回到杰克·米勒。我说，我和杰克·米勒一样，是一个注册医师，也是位负责任的人。我对自己的专业负责，若要践行这种专业性，就要支持我。他们投出 214∶85 的票型，远高于更改该学会政策所需的 2/3 多数票。那一小时，我是个英雄。

另一个获得通过的提议是，在违背行业愿望的"滞留费"事件上，建议会员拒绝付款。当时群情沸腾，宣布休会，理事会在休会期间召开紧急会议。也谈到辞职问题，在我和很多代表看来，理事会主席或整个理事会，都应该辞职。复会后，他们悄悄通过了另一个决议，建议医生一次性"无差别的"支付全国医学总会 2 镑。

《卫报》发表了一篇由福利通讯员安妮·希勒（Anne Shearer）撰写的推理文章，标题为"医生对 2 镑征税提条件"，解释了这些决定的重要性，并指出它们绝对合法❶。《泰晤士报》则刊登了一名医务工作人员的报道，标题是"激进分子在英国医学会投票中的胜利"❷。我认为，

❶　引自 Shearer A. Doctors tie strings to £2 levy. *Guardian*. 1970 Feb 13.

❷　引自 Victory for militants in BMA vote. *The Times*. 1970 Feb 13.

这是我第一次在公众场合被称为激进分子，但肯定不是最后一次。

## 1970 年访问托基和年度会议

出于一些不可理解的原因，我被邀请来托基参加医院管理者公会南西地区的年度会议，其中一个发言者是副卫生大臣约翰·邓伍迪（John Dunwoody）议员。当时我在宣传联合行医，来应付医生短缺和提升医疗服务水平。我当时叛逆地认为，重要的是患者被送进医生诊室而不是医生到患者家中出诊[1]。我也被邀请做餐后义务演讲，我提议为"医院管理者公会"干杯。那次到托基的访问，本身不太重要，但它表明，我作为一位称职的公众发言人，已经被他人认可。

## 全国医学总会的改革冲突与审查机构危机

征收年度扣留费的条例于 1970 年 3 月推出，同月成立了一个由布林莫·琼斯（Brynmor Jones）爵士担任主席的工作组来审查全国医学总会的组织构成，包括来自英国医学会、全国医学总会和皇家学院和大学的成员。

---

[1] 引自 Group practice 'answer to GP shortage'. *Daily Telegraph*. 1970 Apr 11; Minister discounts fears over NHS. [Torbay] *Herald Express*. 1970 Apr 10; *Western Morning News*. 1970 Apr 11.

这个机构对我进行了报复，他们让我当英国医学会的代表。这个任命也意外地加速了我的医疗政治生涯，因为有个会议在春季银行假期前的周五举行。

在返回英国医学会大楼的出租车上，史蒂文森博士告诉在场的超资深英国医学会成员们，包括理事会主席，他已经接到通知，一封来自首相的信正在英国医学会大楼等着他们。里面说，在换届选举时期，政府已经决定不再考虑审查机构的第十二期报告。医学政治家们马上开始讨论这个问题和解决方案。突然，他们意识到还有我这个彻头彻尾的局外人在场，但已经来不及采取任何措施了。他们相信我可以保守秘密，也让我知道了他们迫使政府发布报告的计划。这封信也被透露给媒体❶，即便政府当时发布了不受欢迎的消息或采取了不受欢迎的行动，公众很可能注意不到，因为他们只关注银行假期。政府希望，假期之后，大众会忘记这些问题。幸运的是，史蒂文森博士曾在英国医学会大楼安排了一个小基干员工值班，在政府发布新闻声明后，立即采取了行动❷。

5 月 28 日，英国医学会和英国牙科学会的领导人会见了首相哈罗德·威尔逊和国务大臣理查德·克罗斯曼。

---

❶ 引自 *The Times*. 1970 May 23.

❷ 引自 *The Times*. 1970 May 25.

*097*

会后，唐宁街发布声明，"考虑到医疗行业人员的强烈感受，政府将在 6 月 4 日发布报告"，也就是他们收到报告 7 周后。报告其实非常简单，建议为所有的医生和牙医加薪30% ❶。这种增长与政府极力隐瞒的高通胀有关，这也是发布延迟的原因。首相代表政府接受了报告中与青年医生相关的部分，其余部分推给了国家局物价与收入委员会。业内人士对此表示无法容忍，但更重要的是，整个审查机构都辞职了。那天晚上，我在 BBC 的《金钱节目》上表达了行业的观点，也因此拿到了 20 几尼的高额报酬 ❷。那晚，我学到了非常重要的一课——尽可能让所有采访者都站在你这边，尤其是在广播或电视节目上。

通过前线组织英国医学学会（见第 9 章的商会报告和劳资关系法案），英国医学会建议所有医生停止与国家医疗服务合作，要求全科医生停止签署丧失工作能力的证书。医生们本来就讨厌做这些，停签也对患者无害，

---

❶ 引自 Review Body on Doctors and Dentists Remuneration. *12th Report*. (Cm. 4352). London: HMSO; 1970.

❷ 引自 BBC contract dated 15 June 1970 [*sic*] and letter from BBC Lime Grove Studios dated 8 June 1970.

这是种非常流行的罢工形式 ❶。

6 月 8 日周一晚上，我召集赫特福德郡医生开会讨论审查机构危机。医生们像躲避瘟疫一样避开周一开会，因为周一最忙，但该县的 360 名医生中，有 170 名都出席了，每个诊所都有代表，因为他们都想知道发生了什么以及要如何做。我也知道，报社也极可能开展全国性罢工，罢工很是威胁到了弗利特街（全国性大报社所在地）。会后我马上安排了一个新闻发布会，所有的赫特福德郡报纸都被邀请，也都出席了。

第 2 天，发行量很大的《沃特福德晚间回声报》头条报道了 2 件大事 ❷。第一篇是"弗利特街：威尔逊的最后一搏"，报道称，英国的全国性报纸将在几小时后彻底关闭，第 2 天街上将找不到全国性报纸，地方和地区报纸会继续印刷销售。第二篇是"医生：我们不会签字"，报道了我们追随的英国医学会的决定，还公布了我在新闻发布会上提供的赫特福德郡医生不足地区详单，提醒公众他们的医疗服务是多么脆弱。下一个周五，这个故

---

❶ 引自 British Medical Guild. *Review Body Report: Message 4.* British Medical Association; 1970 Jun 6.

❷ 引自 Jackson G. *Watford Evening Echo.* 1970 Jun 9: 1.

事出现在了该县所有的地方周报上 ❶。

工党政府在选举中落败，新任国务大臣基思·约瑟夫（Keith Joseph）爵士邀请英国医学会的领导人会面。领导们是从在哈罗盖特举行的年会上离开的。我也走了，因为我的眼睛又出了问题，斯蒂芬·米勒给我做了第二次眼睑手术，暂时让我摆脱了痛苦。不用说，新政府没有全部支付审查机构裁定的金额，但做了充分的让步，在无损尊严的情况下使行业回归正常。

### 回到布林莫·琼斯

布林莫·琼斯工作组于 1971 年 3 月就全国医学总会的章程做了汇报。因为所提的委员会没有绝对多数直选议员，我们有所妥协，但报告也建议，直选议员人数应该总是比学术机构代表多一个。全国医学总会改革运动的主要推动者迈克尔·奥多内尔（Michael O'Donnell）

---

❶ 引自 Doctors in Herts join pay war. *Borehamwood Post*. 1970 Jun 12: 8; Herts doctors are 'very upset' over broken pay deal. *Barnet Press Series*. 1970 Jun; Under–doctored Hertfordshire. *Watford Observer*. 1970 Jun 12: 3; County's doctors vote to join ban. *Hitchin Gazette*. 1970 Jun 12; Doctors could resign warning. *Herts Observer*. 1970 Jun 19.

博士，将其描述为"政治双重考量"❶。后来，在他的年度代表大会的文章中，他慷慨地把我描述为一个在英国医学会政治上有前途的后起之秀，也汇报了我如何说服大家接受妥协，如何让英国医学会接受布林莫·琼斯❷。在1989—1990年国家医疗服务拟议改革的危机中，政府及其支持者声称我无法妥协。布林莫·琼斯证明我可以，并且我也做到了。

随后，政府宣布，有意于推行一个重建的全国医学总会法案。同时，约5000医生拒绝支付年度税，全国医学总会决定以消除会籍作为反击。为了避免全国医学总会的愚蠢操作给国家医疗服务造成严重危机，基思爵士宣布，由亚历克·麦理森（Alec Merrison）博士领导对全国医学总会的结构和功能进行公开调查。1973年，年度代表大会同意由约翰·哈佩尔（John Happel）和我主持的英国医学会理事会准备相关证据。

麦理森委员会在1975年4月汇报工作，建议医疗行业由独立机构负责，进行自我管制，新机构中，全国医学总会成员当选的数量比其他所有成员还多出10位。对英国医学会来说，这是一个巨大的胜利，但没有实质性

---

❶ 引自 O'Donnell M. The mountain gives birth. *World Medicine*. 1971 Mar 24: 9.

❷ 引自 O'Donnell M. *World Medicine*. 1971 Aug 25: 31.

后续。在英国医学会长达 2 年的不断催促下，1977 年 7 月，大卫·恩纳尔斯（David Ennals）宣布采用新医疗法案，这个法案只用来交涉与全国医学总会章程相关事宜，和建立医疗委员会讨论身体状况不佳的医生是否适宜行医。

法案虽然于 1977 年 11 月 10 日提交给上议院，但是对所有争取改革的人来说是一种无力的和令人沮丧的打击❶。我参加了许多上议院会议，听取发言人简报，特别是皇家全科医师学院的创始人之一亨特爵士的。他提出了一系列的修正案，其中包括所谓的"亨特第 5 条例"，认为"总理事会的权力应包括以理事会认为合适的方式，为成员提供职业操守或医学伦理方面的指导"。全国医学总会的部分问题在于它无法为试图避免不专业行为的医生提供此类指导。政府不喜欢亨特修订条例。为了节省争论时间，法案被提交到下议院，并提议由下议院组织委员会负责草案汇报。保守党反对这样做，卫生发言人据格里·沃恩（Gerry Vaughan）博士将之描述为"史无前例"。后来，修正案以最初的版式被接受。

约翰·亨特如此大的程度改变了法案，以至于政府发言人韦斯（Wess-Pessel）爵士说，"进入议会以来，我

---

❶ 引自 Editorial in *World Medicine* (presumably written by Michael O'Donnell). 22 Feb 1978.

不记得有其他类似的情形，反对派得到他们要求的一切，这是第一次"。法案很快通过下议院，并于 1978 年 5 月 5 日 ❶ 以《医疗法案》的名称获得了皇家批准。几周后，我给《脉搏》写了一篇题为"老鼠像狮子一样咆哮"的文章，我追溯了 1970 年以来的故事发展，提醒读者，他们应该庆幸，除了英国医学会，其他机构没有资源处理如此重大项目 ❷。

《英国医疗机构历史》卷二 ❸ 在解释这个危机时，着重强调了约翰·亨特在全国医学总会的重组中的作用，书里没有提到我在学会的这一重大成就中的作用，虽然不少书提到过 ❹❺。该书的作者之一，埃尔斯顿·格雷特纳（Elston Grey-Turner）博士于 1976 年成为该学会的

---

❶ 引自 Parliament. *The Times*. 1978 May 6.

❷ 引自 Marks J. The mouse that roared as a lion. *Pulse*. 1978 May 20.

❸ 引自 Grey-Turner E, Sutherland FM. *History of the British Medical Association (Vol II)*. London: British Medical Association; 1982.

❹ 引自 Ministers seek change in Medical Bill's Hunt clause. *Pulse*. 1978 Apr 15.

❺ 亨特勋爵（Lord Hunt）根据 1978 年 5 月 24 日在 GMC 晚宴上发表的演讲，于 1978 年 9 月在《英国医学杂志》上发表了一篇文章《1978 年医疗法案：议会通过》。他特别提到了埃尔斯顿·格雷·特纳（Elston Grey-Turner）、约翰·哈佩尔（John Happel）博士、多琳·华纳（Doreen Warner）和我给他的帮助。

秘书，他是一个完美的老派绅士，一个老牌医学的杰出例子，在新的医学政治气候下，他从来没有真正开心过。3 年后，他卸任了，取而代之的是约翰·哈佛（John Havard）博士，一个非常不同的人。约翰以前是剑桥保守派人士，在英国医学会一路攀升，多年来展示了非凡的坚韧和智慧。

生活和政治中的事情不会孤立发生。1978 年 6 月，年度代表大会前夕，医学媒体开始猜测谁将成为下一任英国医学会代表机构的副会长[1]。那年初期，我已经告诉朋友本尼·亚历山大（Benny Alexander），如果他想继任，我不会反对。当我告诉托尼·基布尔－埃利奥特（Tony Keable-Elliott）和基思·戴维森（Keith Davidson）我的所做时，他们非常生气，说我无权做这样的假设，因为他们认为我会做好这份工作，并说我有义务参选。我接受了他们的建议，然后十分为难地向本尼解释，说我即将成为他的对手。他宽容地接受了新形势。

尽管我大概率会当选，在全国医学总会审查机构主持讨论的经历又提高了胜算，这被《英国医学杂志》描述为"英国医学会的重要性胜利"[2]。副主席有 3 名

---

[1] 引自 The contenders. *Pulse*. 1973 Jun 17.

[2] 引自 General Medical Council: major triumph for BMA. *BMJ*. 1978 Jul 29: 366.

候选人，一个是组织委员会主席拉尔夫·劳伦斯（Ralph Lawrence）博士，一个是本尼·亚历山大（Benny Alexander），他曾是地方医学委员会非常成功的主席，在审查机构成员中也非常受欢迎，还有一个是我。我的选票比他们 2 位加起来还要多。在一篇社论中，《全科医生》杂志表示，"选举过程非常愉快，约翰·马克斯博士当选审查机构副主席"，并指出该职位在英国医学会委员会管理层也有一席之地，未来肯定会成为审查机构的主席，这将是"一个重要和有影响力的职位"❶。

　　我已经描述了本尼·亚历山大、盖尔斯·里德尔和我是如何在 1966 年成为朋友的。我们 3 个人很快就被选入了审查机构的议程委员会，并决心改变办事方法。提交给主席的发言人名单，与议案的实质无关。希望前 10 名发言的成员基本都支持这种做法，唯一持反对意见人是第 11 位。结果显示，许多所谓的"辩论"完全是一边倒的，是显而易见的陈述，令人难以置信的无聊。他们一直讲，直到主席忍无可忍。

　　渐渐地，我们开始为主席制作两张名单——赞成和反对动议的名单。当我成为副主席时，我已经能够将非争议性的讨论减少到每方的一两个发言人，留出充足的

---

❶ 引自 A new chairman takes his seat. *General Practitioner*. 1978 Jul 21.

时间进行真正的辩论。这是我的长期愿望，想看英国医学会从一个老人的谈话室转变为有效的医疗政治机器的一部分。作为额外收获，一些报刊、广播和电视对学会的活动越来越感兴趣，并且给予越来越多地宣传。

## 金融插曲——我成为一家上市公司的董事长

即使当我深入参与医学政治事务时，也会抽出时间做其他事情。1971 年秋，我妹夫斯坦利发现了一个叫咬橡胶庄园的公司，这是一个倒闭的种植公司，其唯一资产是向印尼政府索赔 £17 000 的声明。斯坦利、他的律师、他的会计师、他的经纪人和我都买了一些股票。由 3 名公正的老绅士经营，跟英国医学会的情况很像。我们写信给一些大股东，要求他们提供代理人，我们通知新闻界即将召开一次临时股东大会，我们得到了 30%～40% 的投票支持❶。在临时股东大会上，我成了董事会主席❷。1 年后，据报道，有 50 多家公司与 Biting 接洽，以期"反向接手"❸。然而，这些探索都无疾而终，我

---

❶ 引自 Biting hard. *Evening Standard*. 1972 Jan 24; Biting Rubber. *Financial Times*. 1972 Jan 25.

❷ 引自 *Financial Times*. 1972 Feb 11.

❸ 引自 Biting Shell Suitor Settled in the Summer? *Evening Standard*. 1972 Mar 29.

们丧失了兴趣，另一个投机者接手了该公司。他也没有做成功。

　　在后来的生活中，我很高兴地提醒人们，我曾担任过一家在证券交易所上市的上市公司的董事长，因此我的商业知识不容忽视！他们和我一样，认为整件事是个大笑话。

*A Royal College, an academic approach
and a doctorate*

# 第 7 章　皇家学院、学术取向和博士学位

1950 年，澳大利亚医生约瑟夫·科林斯（Joseph Collins）博士撰写了一份名为"今日英格兰的全科医疗——侦察"的报道，其摘录发表在《柳叶刀》上 ❶。他描述了由过度劳累、精疲力竭和士气低落的医生组成的糟糕队伍，他们提供的护理标准非常差。该报道获得了巨大关注，政府和行业都无法忽视。

1951 年，深入参与英国医学会全科医疗委员会的来自普雷斯顿的弗雷泽·罗斯（Fraser Rose）博士，和伦敦医生约翰·亨特，他曾在皇家医师学院工党负责全科医疗，在伦敦的精英圈人脉很广，2 人一起给英国医学杂志写了一封信，表示有必要建立一所全科医生学院 ❷。随后，他们会见了邓莫的杰弗里·巴伯（Geoffrey Barber）

❶ 引自 *Lancet*. 1950; 1: 555–8.
❷ 引自 *BMJ*. 1951; II: 908.

博士、塔尔伯特·罗杰斯（Talbot Rogers）博士和其他人，并成立了"指导委员会"来规划这样一所学院。亨特博士管理委员会并安排剑桥大学马德林学院的硕士亨利·威林克（Henry Willink）爵士，和一位前卫生部长过去主持。建立新学院的想法遭到了相当大的反对，尤其是那些皇家学院的顾问，尽管如此，在 1952 年 11 月，即第一次会议后不到 9 个月，全科医生学院就依法组成，并成立了基金会。1953 年 1 月，满足标准的全科医生们成为"基金会会员"，6 周内近 1700 名医生加入 ❶。

　　我坚信我们需要一所大学，因为全科医学被视为医学的垃圾箱，主要是因为它没有学术基础，没有准入标准。甚至直到 1958 年，时任皇家内科医学院院长的莫兰（Moran）爵士在向皇家委员会提供证据时，仍将全科医生描述为"晋升失败的人"❷。像很多其他曾做过学员和助手的人一样，雪莉和我不符合金基会会员标准，因为我们已经 5 年没有行医。为了鼓励像我们这样的医生加入，设立了一个新的"准会员"类别，我们成为一小群"基金会准会员"中的 2 个。几年后，我们与我们的 2 个合

109

❶　引自 Tait I. *The History of the College*. Royal College of General Practitioners. Available from: www.rcgp.org.uk/history.

❷　引自 Lord Moran. Evidence to the Royal Commission on Doctors and Dentists Remuneration. *BMJ*. 1958; 27 (Suppl.)

作伙伴一起申请成为会员。其他 3 个人被顺利授予会员资格时，作为一名准会员的我，不得不在伦敦参加面试，由学院的一位杰出成员安尼丝·吉利斯（Annis Gillis）博士主持，她对我非常咄咄逼人，但我被录取了，名字后面也可以加上 MCGP 的字样。该学院在 1962 年被合并，1972 年爱丁堡公爵殿下成为全科医学皇家学院第一任主席。

我于 1976 年成为学院会员。1981 年 4 月，雪莉被授予会员资格，仪式在格拉斯哥举行，她和其他人一样穿上会员袍。2 个医疗记者注意到我也在场，其中一个拍了一张我和雪莉穿长袍的合照❶，另一个更有洞察力，问我为什么不穿在学院聚会上常穿的猩红色医学博士袍。我承认医学博士比学院会员更显威望，但我想和妻子做伴穿黑袍来庆祝她的荣耀❷。不久，雪莉成为西北伦敦学会主席，也曾在理事会待过。我被选入伦敦北郡委员会，也就是后来的西北伦敦学会。

我对学院爱恨交加。我坚信，学院需要提高我们的地位。另外，我又认为它对医学政治的干预正在损害全科医生的代表机制。这种感觉对我以后做出的决定影响很大。

---

❶ 引自 *General Pratitioner*. 1981 Apr 17.
❷ 引自 *Pulse*. 1981 May 2.

### 我的早期出版物

1965 年 4 月 10 日，我手术的一位患者患有急性支气管炎，也有艾迪生（Addison）病。她告诉我她没有药物过敏史，所以我开始给她用氨苄西林，这是一种源自青霉素的新型神奇药物，市场上称 Penbritten。服用第一剂不到 10 分钟，她感到非常不适，手脚发痒，紧接着喉咙发炎，并感觉"身体发膨"。她从本地一个电话亭给我打电话，然后就晕倒了。几分钟后我找到她时，她已经失去知觉。住进巴内特综合医院接受适当治疗后，她完全康复了。随后，医院的调查显示，大家都知道她对青霉素过敏。这件事教会我以后要非常小心，不能依赖患者关于药物敏感性的陈述。我的患者是已知的第一个因口服氨苄西林而导致真正过敏反应的病例，但当我试图发表该病例时，遭到了很多反对。不过最后还是发表在 1966 年 7 月出版的《医生》（*Practitioner*）杂志中，这是我第一次进入学术界 [1]。

我对皮肤病学的兴趣源于十几岁时长痘的经历。我咨询过的所有医生，无论是在托特纳姆还是爱丁堡，都

---

[1] 引自 Marks J, Williams DE. Anaphylactoid shock introduced by oral ampicillin in a woman with Addison's Disease. *Practitioner*. 1966; 197: 85–7.

对我很冷淡，完全无视面部毁容对我心理的严重影响。巴内特综合医院有一个计划，全科医生可以为一些顾问医师无偿做临床助手，幸运的是我成为彼得·博里（Peter Borrie）博士的助理，他是从巴兹来的著名皮肤科医生。在他的指导下，我学到了大量皮肤科知识，同行们都会参考我的案例。

后来，我被聘为弗农山和沃特福德综合医院有偿临床助理。在沃特福德，我了解到国家医疗服务的管理是多么狡猾。那里的皮肤科医生"总是有事"，经常短时间离岗，最后他被替换掉了。但新顾问的任命程序冗长且复杂。我是该地唯一的皮肤科医生，但没错，没有顾问医师的监督，我不能开展工作，即使这种监督充其量只是名义上的。理事找到了一个解决方案——我被任命为代班顾问，受适当条款限制，这种聘用不用告知什么委员会！这份工作适合我，对医院也适合，但这种操作是一种耻辱。这种安排持续了几周，几年后，我可以告诉英国医学会的顾问同事们，我曾经是他们的成员之一，以此取笑他们，可他们没有被逗乐。

我曾着迷于外耳炎，即影响外耳道的皮炎。当时我们知道，使用弱酸，尤其是醋酸铝溶液，可以缓解症状。有一组皮质类固醇的新药物被用于治疗皮炎，我突然意识到它们可能对治疗外耳炎有用，尤其是它们 pH 较低，也就是说它们是"酸性的"。Betnovate 软膏是一种相当强大的类固醇，由葛兰素史克公司制造。我给他们写信，询问药膏的信息，并解释了知道它的 pH 低的原因。后来，临床调查组负责人雷·加勒特（Ray Garrett）医生邀我见面，帮我完成了这个和后面的一系列调查。

1 年时间内，我收集到 29 个相关病例，其中 20 个已经得到治疗，另外 9 个是新增病例，实习护士和我一起用浸有 Betnovate C 的纱布把他们耳朵裹起来。Betnovate C 包含 Betnovate 和一种温和的叫 Chloraquine 的防腐剂，其 pH 是 5。也出现了讨厌的副作用，那些双耳都有问题的患者，在纱布去掉后出现了耳聋的情况。疗效还是好的，跟其他疗法比甚至可能更好。研究结果发表在《英国临床实践杂志》的 1968 年 3 月刊 ❶。

我的下一个项目也是由雷·加勒特医生安排的，联合研究新抗生素头孢氨苄在综合医疗中的使用，试验由 12 名医生在正常国家医疗服务条件下对 10 个不同的病例展开。不幸的是，细菌学控制时有时无，因为它取决于当地细菌学家的善意帮忙，而大多数时候没有这样的工作人员。我们的结果表明，在多中心试验已经显示头孢氨苄在多数感染的情况下是有效的。1970 年 5 月，医学

113

---

❶ 引自 Marks J. A study of otitis externa in general practice. *Br J Clin Pract*. 1968; 22.

研究生学会在布莱顿举办了一场国际会议，邀请我介绍这项试验，试验结果补充发表在《研究生医学杂志》上 ❶。

1973 年,《皇家全科医学院学报》发表了我们另一篇论文，比较了综合医疗中，局部皮质类固醇在治疗湿疹和银屑病的使用情况 ❷。我们解释道，该试验是在综合医疗的日常条件下进行的，结果表明倍他米松 –17– 戊酸酯（Betnovate）比同类产品见效快且持久。现在临床试验的标准确实远高于 30 年前，我们当年的做法现在是完全不能接受的。尽管如此，按照当时的标准看，那些试验是在普通的联合医疗中进行严肃研究工作的真正尝试。

## 一个非常重要的餐后演讲

1970 年 5 月 27 日，我做了一个演讲，没想到这让我的生活产生翻天覆地的变化。在伦敦多切斯特酒店举行的年会晚宴上，我提议为"地方医学委员会会议"举杯 ❸。

---

❶ 引自 Marks J, Garrett RT. Cephalexin in general practice. *Postgrad Med J Suppl.* 1970 Oct.

❷ 引自 Marks JH, Garrett RT. Topical corticosteroids: a comparison in the treatment of eczema and psoriasis in general practice. *J R Coll Gen Pract* 1973; 23: 225–7.

❸ 引自 Menu of the Conference of Local Medical Committee's dinner, April 1970.

　　收到邀请后，我曾问询问英国医学会的同事，是否知道这个会议的缘起，以及其和全科医疗服务委员会的关系，发现没有人知道。我又在英国医学会档案馆和《英国医学杂志》查找，发现：地方医疗委员会是在 1911 年劳埃·乔治《国民保险条例草案》后设立的，受到《国民保险法》认可。2 年后，1913 年 7 月 24 日，地方医疗委员会第一次会议在布莱顿举行，是年度代表大会的一部分。第一项提议就是，"地方医疗委员会尽可能和英国医学会的分支融合"，虽然提案没有通过，但是"融合"这个词换成了"通力合作"。在老式"果冻"复印机单面印刷的日程表上，其他议程还有认证问题、代表性和费用问题。

　　我的演讲很受欢迎。韦林花园城的吉米·罗斯（Jimmy Ross）博士认为，我的讲题可以写成一篇医学博士论文，虽然我没有写，但赞同把它发表出来。医学社会史学会承诺，如果我在他们的会议上讲一篇有关该主题的论文，他们就发表我的文章。我讲了，但对方没有践行诺言。然后我联系了全科医疗服务保护信托机构的委托人，他们同意资助我出版一本小册子。同年晚些时候，《地方医学委员会及其执行委员会会议：60 年回顾》出版，送给地方医学委员会 7000 本向成员分发（图 7–1）。

1979年出版了第2版 **❶**，包含对英国医学会内部体制危机的描述，以及保罗·钱伯斯（Paul Chambers）爵士的报告。稍后再谈这个问题（见第9章）。

此时，我已经成为完全陶醉于这个主题，决心写一篇博士论文。爱丁堡大学告诉我，根据尚未废除的管理办法，我有资格提交一篇博士论文。若想论文被接受，必须符合医学博士教学的某个科目，爱丁堡大学接受了我的论文，并划归为社会医学。在接下来的2年，我在科林代尔的国家报纸图书馆和英国医学会大楼进行这项研究。我仍然全职工作，也是全科医疗服务委员会（General Medical Services Committee，GMSC）的国家谈判代表。我的前秘书辛西娅·哈文（Cynthia Harwen）女士，一遍又一遍敲打11万多字的论文和1000多条引用。那时候，计算机和文字处理器都不成熟，我也没有这些工具。

我在1974年早春提交了论文，但没有收到任何回复。直到毕业典礼前1周，我收到一条消息，说我的论文已被接收，请我在合适的时候，于上午10点去麦克尤恩大礼堂。

---

**❶** 引自 Marks J. *The Conference of Local Medical Committees and its Executive: an historical review*. Trustees of the General Medical Services Defence Trust; 1979.

# THE CONFERENCE OF LOCAL MEDICAL COMMITTEES AND ITS EXECUTIVE:

## *An Historical Review*

by
John Marks
M.D.(Edin), F.R.C.G.P., D(Obst) R.C.O.G.

1979
Published by the Trustees of the
General Medical Services Defence Trust

图 7-1 《地方医学委员会及其执行委员会会议》，1979 年。© 英国医学会

*118*

　　雪莉和我妈妈匆忙跟我一起去了爱丁堡。还要想办法找到一件医学博士礼服，我去了大学服饰用品店，有两个选择，租一件或以3倍价钱买一件二手的，我选择了购买。这个选择性价比很高，因为之后40年，我每年至少要穿一次这件袍子。

　　学位授予仪式由毕业生游行开场，第一个是科学博士荣誉学位，授予国际知名的科学家，马莎·路易丝·沃格特（Marthe Louise Vogt）博士。第二优先的是医学博士学位，颁发给我的论文，《地方医疗委员会历史和发展、会议和执行委员会》❶。我穿着猩红色荣耀长袍走到副校长面前，加盖，接受证书和祝贺语，然后回到自己的座位。我妈妈感到非常自豪。至于我，我已经成功地把医疗政治研究变成一个受人尊敬的学科。

　　3月，我做了皇家全科医学院西北伦敦学会辉瑞讲座，讲座写成文章发表在《英国医学杂志》，题为"全科医生和国家——不平等斗争？❷"我也在伦敦医疗政治在医学学会做了声誉很高的年度演说，选题为《医疗政

---

❶ 引自 Programme of Graduation Ceremonial, McEwen Hall, University of Edinburgh, 26 June 1974.

❷ 引自 Marks J. General practitioners and the state: an unequal struggle. *BMJ*. 1975; 2: 97–9.

治——神秘和现实》❶。演讲一开始，我就说，"医疗政治"对很多医生来说是个脏词，然后回顾了从 1388 年《卫生法案》（Sanitary Act）以来，医疗界和英国政府的关系。

---

❶ 引自 Marks J. *Transactions of the Medical Society of London*. 1987: 81–90.

*Early attempts at NHS reform*
*and heart transplants*

# 第8章　英国国家医疗服务改革的
# 早期尝试和心脏移植

英国的国家医疗服务建立在三个系统之上——医院服务，负责全科医生、牙医、药剂师和配镜师的行政委员会服务，以及地方当局提供的公共卫生服务，没有关于协调决策或服务提供方面的规定。第一个整合动作来自于医疗行业。1962年，英国医学会和英国皇家学院成立了一个由瑟·波利特（Arthur Porritt）爵士主持的委员会，讨论结论是，卫生服务的三分法不利于正常发展，应该改为综合管理单位，也就是地区卫生委员会（Area Health Boards）[1]。这一原则在1965年的地方医学委员会（LMC）和全科医疗服务委员会大会上获得支持[2]。

---

[1] 引自 British Medical Association. Annual Representative Meeting: minutes. 1963.

[2] 引自 British Medical Association. Conference of Local Medical Committees: minutes. 1965.

1967 年 11 月，卫生部长肯尼斯·罗宾逊（Kenneth Robinson）先生宣布，他正在仔细研究医疗服务的行政结构。1968 年 6 月 23 日，他提案大纲以《绿皮书》形式发行，供大众讨论和磋商❶。这是绿皮书第一次被用作工具，在正式《白皮书》发布之前，政府提案可以通过该工具进行公开讨论。英国医学会成立工作组，提出了一个明智的建议，应该有一个试点计划，在全国实施之前评估改革成效。政府不赞同这一明智想法，设定了一个任何政治派别都适用的模式。

代表全科医生的全科医疗服务委员会坚持保留现有结构，直到行业接受了合适的商定替代方案，并将该观点提交特别会议。赫特福德郡的年轻进步医生对此并不满意，地方医疗委员会提议，"统一管理国家医疗服务是可取的"。我做了成为全科医疗服务委员会会员后的第一次演讲，我忠诚地接受了委员会的策略，但坚持认为赫特福德郡提议与之不冲突。赫特福德郡以 72 票对 98 票的微弱劣势失败 ❷。

---

❶ 引自 Ministry of Health, National Health Service. *Administrative Structure of Medical and Related Services in England and Wales*. London: HMSO; 1968.

❷ 引自 *BMJ*. 1969 Jun 1.

## 移植政策

在临床医学上，肾移植在 60 年代的英国已成为常见之事。克里斯蒂安·巴纳德（Christiaan Barnard）教授于 1967 年在南非行了世界上第一例心脏移植手术，全球医学界和公众都反响热烈。1969 年在阿伯丁举行的英国医学会会议上讨论了这个主题，我也参加了。但我决定反对这项提议，主要是考虑成本效益。一个心脏移植手术的费用，大约 15 000 英镑，等同于五六名常规手术患者的费用。我写了一篇演讲稿，在周日午餐时试讲给孩子听，13 岁的儿子理查德认真听过后说，"爸爸，你是愚蠢的，移植当然要继续。当我到你这个年龄，情况会变成一个大脑移植的费用等同于 5 个心脏移植"。我突然意识到他讲得有道理，重写了讲稿，并直接引用了理查德的话。这篇演讲被全国媒体广泛报道，一些严肃论文也有逐字引用❶。学会决定支持继续在国家医疗服务内开展心脏移植手术，政府最终同意资助此类计划。当我撰写这本书的时候，理查德比我当年演讲时的年龄还大。我们还没有看到脑移植手术，但我们已经看到脸部移植和心脏手术变成常规，所以至少他的一部分预言已经应验。

---

❶ 引自 Prince J. Doctor clash over cost of transplants. *Daily Telegraph*. 1969 Jul 4.

## 整合的尝试

继在 1970 年保守党大选中获胜，基思·约瑟夫（Keith Joseph）爵士成为国务大臣。这时候，大家强烈地感觉到，安奈林·贝文（Aneurin Bevin）设计的三方系统已经失效，效率低下，成本高昂，而且三方需要整合 ❶。由美国大型管理咨询集团麦肯锡公司的团队领导的专家研究小组成立，基思又任命全科医疗服务委员会的 2 名成员为指导委员会协助研究组工作。一位是非常有声望的资深成员，来自谢菲尔德的克里斯·威尔斯（Chris Wells）博士，另一个是我。我坚定地认为，有必要开展综合服务，我的全科医疗经验证明这种方式非常有用。政府为重组制定了一些标准，其中一个是，新国家医疗服务的范围要与 1974 年 4 月 1 日生效的改组后的地方当局边界"一致"。事实证明，这绝非易事。

一天晚上，团队带我到大象城堡里的 DHSS 大楼顶楼，带了一张博勒姆伍德和周边地区地图。他们让我指出我门诊的位置，我指出博勒姆伍德和赫特福德郡 2 个位置。他们又问我把病患送到哪里，我指出伦敦巴内特区的巴内特综合医院和埃奇韦尔总医院。我们的产科患

❶ 引自 National Health Service. *Reorganisation Consultative Document*. London: HMSO; 1971.

者会去埃奇韦尔总医院的门诊看病，这些女性随后会被送到赫特福德郡的布希妇产中心。当我告诉他们，我的大部分手术患者会送往伦敦市中心的威斯敏斯特医院，他们变得更加迷惑。我解释到，患者在威斯敏斯特医院等待时间短，我跟做手术的教授关系非常好，我的患者会由资深顾问医生来接手和进行手术，这点比巴内特综合医院要好。

然后我透露，我曾是伦敦哈罗自治市的弗农山医院和赫特福德郡沃特福德总医院的皮肤科临床助理。在解释覆盖博勒姆伍德和埃尔斯特里的公共卫生服务时，情况变得更加复杂。我们绝大多数的患者住在博勒姆伍德，按理是赫特福德郡郡议会的责任，但约有 400 名地址是博勒姆伍德的患者，实际上住在巴内特区，还有 100 名左右的患者住在哈罗。我向团队讲述了一起疑似伤寒的案例，发生在一家当时被称为茅草屋的酒店。这家酒店位于赫特福德郡和巴内特区的边界线上，我很难说服巴内特的卫生医疗官（MOH），应该是他，而不是圣奥尔本斯的小伙子，应该负责这个患者。地方当局与其卫生部门的共同性（coterminosity），听起来是一个好概念，但几乎不能完全实施，很多地方需要妥协。在我以赫特福德郡执行委员会主席的身份进行审查期间，我遇到了基思爵士，当时他在霍德斯登开了一家健康中心❶。考虑到理解和修养问题，我才打住想与他远程讨论重组议题的冲动。

　　政府的本意是，最低层医疗服务管理机构是地区卫生局（AHA），但指导委员会说服研究组，有必要设立更低层机构。受限于政府对共同性的坚持以及麦肯锡对共识管理概念的依恋，我们最终提出地区管理团队（DMT）的想法，该团队由两个独立部分组成。由同事选出 3 名成员，分别是全科医生，医院顾问和护士。另外 3 名成员，社区医生、行政人员和财务主任将由国家医疗服务当局委任。团队没有主席，也没有正式的投票权。他们通过协商作决定。

　　该研究报告发表在一份被称为"灰皮书"的文件中❷。封面是灰色的，内容是灰色的，做工糟糕，稍微动一下就要散架，跟医疗服务改革内容一样脆弱。《星期日泰晤士报》以"医生再次获胜"为标题抱怨，虽然基思·约瑟夫爵士为国家医疗服务制定了一个理智而合乎逻辑的行政结构，但这让顾问医生们称王了❸。在英国医

❶ 引自 Secretary of State visits East Herts. *Mercury*. 1971 Sep 17.

❷ 引自 *Management Arrangements for the Reorganised NHS (The Grey Book)*. London: HMSO; 1972.

❸ 引自 Doctors win again. *Sunday Times*. 1972 Aug 6.

学会的史官❶如实记载，后来，英国医学会接受了创建的分区管理团队的决定，这大概是 1974 年最成功的创新之一。现实有些不同——我和克里斯·威尔斯在学会大会和年度代表大会中促成了这件事，虽然有相当多的反对意见和公然的敌意。

在基思·约瑟夫爵士为纪念研究小组❷的前成员而举行的招待会上，他告诉我，他担心我们可能"为不良医生做了嫁衣"，这点我后来一直在试图纠正。组织成员恳请他，将该系统强推于全国之前，先做试点，但他拒绝了，理由是需要在 1974 年 4 月 1 日之前启动并运行该系统。这是第一次强制推行没有任何试点研究的"改革"措施。事实上，我也想不出哪个政府做出了经过科学测试才推向全国的医疗"改革"。虽然大部分地区管理团队做得很好，但有些地方却超级失败——在东北地区的一个港口，团队成员拒绝坐到一起，只因为 2 个成员发生了一些小冲突。整个协商管理（consensus management）的概念也于几年后名誉扫地，不管是在医疗服务还是其他地方。

---

❶ 引自 Grey-Turner E, Sutherland FM. *History of the British Medical Association (Vol II)*. London: British Medical Association; 1982: 127.

❷ 1972 年 9 月 6 日，政府接待部长向"Mr[*sic*]JH Marks"发出邀请，邀请他参加"前 NHS 重组管理研究和 DHSS 审查研究"成员的招待会。

## *An outdated constitution and Sir Paul Chambers' report*

# 第9章 过时的章程和保罗·钱伯斯 爵士的报告

我很清楚，大多数读者对英国医学会的章程并不感兴趣，但我必须解释一下英国医学会如何被公认为唯一可以代表所有医生发言的机构，无论他们是否是会员。由于考虑不周就修改章程，导致了所谓的"商会危机"（Chambers Crisis），该危机在20世纪70年代初几乎摧毁了学会。我在化解这场危机方面发挥了重要作用，这有助于我的医学政治生涯发展。

1832年7月19日，查尔斯·黑斯廷斯（Charles Hastings）博士和另外50名医生在伍斯特医院的董事会会议室，成立了省医学和外科学会，该学会后来演变成了英国医学学会。1874年，学会成为一家拥有章程（article）和细则（bylaw）的有限公司，规定之一是禁止发展成工会或作为工会行事。学会的全体"公司"会议将其大部分权力下放给由全体会员选举产生的"代表机构"（Representative Body）。还有一个由代表机构选举产生的理事会 **❶**。

在英格兰，贫穷患者的治疗问题很大。医药费或者直接由患者支付，或由"互助会"等患者俱乐部支付。俱乐部向捐款人筹集款项，然后跟地方全科医师签订服务合同。该系统被称为"合同医疗实践"，或者更通俗地称为"俱乐部"。俱乐部按照人均花费支付给医生。

大量生病的穷人不是俱乐部的成员，当然负不起费用，他们只能接受不确定存在的慈善性治疗。1910 年 2 月，英国医学会发布了一份报告批评这种方法，制订了三项原则，这些原则在之后与政府的关系中发挥了重要作用。具体原则如下。

1. 代表国家提供的医疗服务，应当由国家支付。

2. 付款应充足，并符合专业服务要求。

3. 为管理医疗援助，所有委员会都应有足够的医疗代表 **❷**。

1911 年 5 月，当时的财政大臣大卫·劳合·乔治（David Lloyd George）向议会提出国家保险法案。目标

---

**❶** 引自 Muirehead Little E. *History of the British Medical Association*. London: British Medical Association; 1932: 24.

**❷** 引自 *BMJ*. 1910; 1 (Suppl.): 41.

之一是用互助会作为国家代理人，为低薪工人提供全科医疗和配药服务。

2 个月后，英国医学会的特别代表大会（Special Representative Meeting，SRM）审议了该法案并确定了 6 个基本点。在建立国家资助服务方面，这些点是进行合作的基本条件。其中一个要点是，卫生委员会（Health Committee）所在地区的地方医疗委员会，应得到法定认可，后来，根据该法案成立了相应的地方医疗委员会❶。英国医学会成立了一个"州疾病保险委员会"，该委员会认识到有必要召开一次地方医疗委员会大会（LMC），建议在布莱顿年度代表大会期间举行。

## 地方医疗委员会第一次会议

令人难以置信的是，政治上缺乏经验的英国医学会理事会（Council of the Association）拒绝资助该会议，并且只有布莱顿当地分部同意的情况下，才能为其提供资金。1913 年 7 月 24 日，资金才获得审批。英国医学会把国家疾病保险委员会（State Sickness Insurance Committee）名称改变为保险行动委员会（Insurance Act Committee），年度代表大会要求该委员做管理层。保险

❶ 引自 *BMJ*. 1911; 1 (Suppl.): 406.

行动委员会于 1948 年 7 月 8 日，即国家医疗服务成立的第 3 天，会面，把名字变为全科医疗服务委员会（General Medical Services Committee，GMSC）❶。

这个代表系统，也即众所周知的地方医疗委员会、大会（Conference）和全科医疗服务委员会，很好地服务于全科医生，虽然很多人认为这种安排并不常规。医院服务系统也做了类似安排，所有顾问医生，无论是不是英国医学会成员，都得由某个英国医学会委员会做代表。在与受雇的国家医疗服务机构处理问题时，由中央委员会医院医务科（CCHMS）做代表。在专业事务中，他们由联合顾问医生委员会（JCC）代表，包括皇家学院的代表。

## 英国医疗学会（British Medical Guild）

20 世纪 40 年代与工党政府的争端，暴露了英国医学会作为谈判机构的弱点。越来越多人要求变成工会，但生性遵循个人主义者的医生并不热衷于这个想法。1949年 2 月，律师告诉理事会，把学会转换成工会并不可行，因为学会已经是一个有限公司，并且，在现有的《工会

❶ 引自 Marks J. *The History and Development of Local Medical Committees, Their Conference and Its Executive* 2nd ed. Trustees of the General Medical Services Defence Trust; 1978: 10.

法案》中，医生不属于"工人"。律师建议，英国医学
会可以设立独立的"医疗协会"（Medical Guild）来争取
权力。公会的受托人是英国医学会理事会的成员，在与
雇主发生争议时，受托人可以合法邀请医生采取集体行
动！此外，如果由医生因效忠集体决定而遭受经济困难，
工会可以给医生补偿。几周后，特别代表大会接受了这
个聪明的想法 ❶。

## 1971 年工会和劳资关系法

　　1970 年 10 月 5 日，新当选的保守党政府发布了劳资
关系法案（Industrial Relations Bill）的征询文件 ❷。就业
部解释道，该法案也将涵盖医学行业。并且，由于法案
将工会规定为唯一的注册形式，作为有限公司的英国医
学会，是不合格的。这些影响力巨大的会议，包括与基
思·约瑟夫爵士参与的，并没有得出什么结论。12 月，
劳资关系法案被提交给议会。

　　全科医疗服务委员会也考虑过让自治委员会单独注

131

---

❶ 引自 Grey-Turner E, Sutherland EM. *History of the British Medical Association (Vol II)*. London: British Medical Association; 1982: 295.

❷ 引自 Department of Employment and Productivity. *Industrial Relations Bill: consultative document*. London: D.E.P; 1970.

册，但不符合法案要求 ❶。当时的学会副秘书长埃尔斯
顿·格雷－特纳（Elston Grey-Turner）博士向就业部提
议在法案中加入一项规定，承认专业谈判机构的地位和
章程，因为它们成立于政府征询，即 1970 年 10 月 5 日，
之前。他的提议被采纳，专业谈判机构登记为工会类目
下的"员工组织"一栏。英国医学会，英国牙科学会和
英国皇家护理学院都注册了。学会理事会，而非代表机
构，成为新法案下工会的执委会，从此，理事会所有投
票成员都必须直接由会员选举。

　　1971 年法案于 1974 年被工党政府废除 ❷，但是，特
别登记在册的机构得以保留。从那时起，英国医学会
就拥有了独特的地位——在法律上，它既是一家有限公
司又是一个工会，并且被普遍认为代表了医学界的多数
观点。

### 一个国家医疗服务机构的主席

　　与此同时，在地方层面，我被地方医疗委员会任命
为赫特福德郡执行委员会成员，该委员会负责为大约 100

---

❶ 引自 British Medical Association. *Minutes of Special Meeting of General Medical Services Committee 24 July 1971*. London: British Medical Association; 1971.

❷ 引自 *Trade Union and Labour Relations Act 1974*. C52.

万人提供全科医生、普通牙科、配药和眼科服务。1971
年，我成为主席并在任 3 年。我学到很多卫生服务管理
知识和其中存在的问题，特别是当赫特福德郡人口的快
速增长导致医生、医院和各种专科服务短缺的情况下。

## 商会报告

1970 年，代表机构决定由一个独立机构审查和报告
学会的章程修订 ❶。保罗·钱伯斯（Paul Chambers）爵
士，皇家保险集团董事长，受邀来做这份工作，并要求
他特别咨询学会的主要官员和委员会主席等人，还要考
虑到备受期待的国家医疗服务重组《白皮书》的内容。
委婉些说，他的咨询过程是敷衍的。他没有咨询地方医
学委员会的大会主席阿利斯泰尔·克拉克博士，让对方
感觉是故意怠慢。

保罗的报告于 1972 年 3 月发表 ❷。他建议只设一个民
主选举的中央机构，即代表机构，来决定政策，下设一
个小型的中央执行机构。然后，爆炸性的事件来了，自

*133*

---

❶ 引自 *BMJ*. 1970; 3(Suppl.): p. 41.

❷ 引自 British Medical Association. *Report of an Inquiry into the
Association's Constitution and Organisation* (Chairman: Sir Paul
Chambers; the 'Chambers Report'). London: British Medical
Association; 1972.

治委员会将消失，取而代之的是 4 个新委员会，2 个负责处理全科医生和医院医生的服务条款，另外 2 个处理薪酬和条件。每个委员会的高级成员和初级成员的数量相同。保罗爵士强调，只有学会成员才能担任这些委员会的职务，并且"英国医学会没有义务为地方医疗委员会的工作进行中央协调"。

新闻界极其关注这次报告，《格拉斯哥先驱报》把它恰当的描述为激进的❶，《泰晤士报》表示欢迎，理由是会增加初级医生在学会的参与性，更重要的是可以毁掉 2 个自治委员会❷。报纸质疑了英国医学会领导和成员的毅力，不知是否能做出满足今后和学会需求的重大必要调整。《英国医学杂志》也支持该报告，但承认，由一个秘书处支持的专业委员会进行管理会对学会造成风险❸。但是，医学报纸的记者们承认，摧毁该学会的自治委员会的建议将减少领导的效力❹❺。

保罗爵士向理事会和全科医疗服务委员会发表了讲话。全科医疗服务委员会建议理事会不支持报告，在 11 月的特别代表大会报告草案中，理事会也列出了执行

---

❶ 引自 *Glasgow Herald*. 1972 May 5: 6.

❷ 引自 *The Times*. 1972 May: 4.

❸ 引自 *BMJ*. 1952; 2: 305.

❹ 引自 *Medical News Tribune*. 1972 May 15: 11.

❺ 引自 *World Medicine*. 1972 Jul 26: 5.

保罗爵士的提案可能带来的问题。保罗爵士为特别代表大会做了 40 分钟演讲。作为一个全科医疗服务委员会成员，我要替全科医疗服务委员会说话，随后的讨论中我表示，希望尝试和保持党的路线。我做得相当好，直到听到保罗爵士说，重组的国家医疗服务只认可英国医学会地方委员会。我说，好，我比这个房间里的人更了解新的国家医疗服务，因为我曾参与它的起草。这错大了！我能看到和感受到观众的眼神从我身上溜走，接下来的投票，钱伯斯以 153∶149 的票型微弱胜出。幸运的是，这个支持率，起比更改学会策略所要求的 2/3 多数票，要少很多。但据德高望重的医学记者劳伦斯·多布森（Lawrence Dobson）描述，那种气氛"类似一个复兴者会议"❶，钱伯斯的报告也大体被接受，票型是 217∶82。

接下来的几个月，举行了无数次会议。但是，有 2 个小型会议我必须特别提及，因为它们对我的医学政治生涯很重要。钱伯斯的最大拥护者是来自穆塞尔堡的全科医生克利福德·卢顿（Clifford Lutton）博士，当时他是组织委员会的主席，也曾是一名冠军拳击手。我们俩安排了一次全国游行来辩论以上问题。第一站就是我的辖区赫特福德

---

❶ 引自 *Pulse*. 1972 Nov 25: 1.

郡。我发了高热，感觉很糟糕，引用大量的细节发表了冗长的漫无边际的演讲，克里夫以压倒性优势赢得了投票。在回家的路上雪莉给我讲，说我的观点太复杂，过于冗长，用简单词汇过多。下一站是托基，是一个支持钱伯斯的温床。我都做好了被克利福德·卢顿和地方秘书夹击的准备，但我的辩论赢得了大多数人支持，因为我用雪莉的技术向普通会员解释问题。我又学到了宝贵的一课，这个模式也应用到后面的所有辩论中。

1973 年，在福克斯通举办的年度代表大会上，我花了一整天时间辩论钱伯斯提案，因为各分支就此事提交了 126 份议案。会议的前一天晚上，盖尔斯·里德尔（Gyels Riddle）和我举办了一场被公开描述为"生日派对"的会议，顾问委员会主席和学会所有谈判委员会高级成员都参加了会议，我们仔细计划了接下来几天的战术。

英国医学会的官方历史显示，在代表大会上，理事会主席建议各部门单独考虑钱伯斯的建议，这种做法很有效，也促进了钱伯斯大体上被接受的结果。第 2 天早上，我提出了解决自治问题的决议❶。经过长时间的激烈

---

❶ "如果不考虑 LMC/ 会议 /GMSC 结构和医院医务人员区域委员会 / 医院医务人员会议 /CCHMS 的并行机制，GMC 的任何重组都不会有效，不向 GMSC 和 CCHMS 及任何其他类似结构的委员会授予授权。"

辩论，决议以 246∶86 获得通过，在此期间，初级医院
职员委员会首次获得了自治权，进行了我记忆中唯一一
次的代表点名 ❶。钱伯斯去世了。我被视为职业委员会
（craft committees）的坚定支持者，但我对英国医学会的
忠诚是从来不用质疑的。这个组合之后对我很有助益。

*137*

---

❶ 引自 British Medical Association. Annual Representative Meeting:
minutes. 1973.

# *I become involved in national negotiations*
# 第 10 章　我参与了国家谈判

　　被选入全科医疗服务委员会之后，我的职位慢慢升起来。我被推选到一些小组委员会，最终成为代表全科医生和政府及其他机构处理问题的 5 个"谈判"代表之一。其他 4 个成员是主席，分别为詹姆斯·卡梅隆（James Cameron）博士、本·里奇（Ben Ridge）博士、托尼·基布尔－埃利奥特（Tony Keable-Elliott）和苏格兰全科医疗服务委员会主席基思·戴维森（Keith Davidson）博士。里奇博士参与政治许多年，是公认的全科医生合同基础条款方面的权威，很受尊重和喜欢，是事实上的委员会常务副主席，也被称为"强硬里奇"。

　　在英国医学会外部，我被公认为国家医疗服务的全科医疗专家。1972 年 4 月，我应邀参加第 79 届英国皇家卫生学会的健康代表大会，在"家庭医生服务——未来的可能性"场次发言。我的结论是，给予足够的善意，远见和想象力；社区要愿意接受改进所涉经费问题；家庭医生服务的未来和可能，特别是全科医疗服务，是令人兴奋的和无限可能的 **❶**。但我的愿望不可能完全实现。

1973 年，我在医学政治领域比较平静。除了去坎特伯雷的研究生医学中心做了一次"全科医生的重组"为主题的谈话外，只有一件主要事情——英国医学会理事会晚宴。晚宴在英国医学会大楼举行，是要求戴白领结的重要活动，主宾是爱德华·希思（Edward Heath）总理。不幸的是，当时煤炭行业在罢工，政府限制每周供电 3 天。宴会厅用烛光照明，麦克风无法正常工作，作为理事会的新成员，我和我的妻子坐在"J 桌"的底端，尽可能靠近出口。

第 2 年，詹姆斯·卡梅隆在年度代表大会后宣布卸任全科医疗服务委员会主席一职。不幸的是，就在年会之前，詹姆斯因肠道出血入院，本·里奇成了代理主席，也是理事会在大会的发言人。本显得有些顽固，更糟糕的是，他在向成员讲话时直接摇晃手指拒绝，大会成员和理事会成员都不满意他的表现。

会前几周，《英国医学会新闻》公布我获得医学博士的消息 **❷**，当时，行业又与政府发生了薪酬纠纷。在谈判

139

---

**❶** 引自 Royal Society of Health. 79th Health Congress: General Medical Services. *Executive Council Journal of the Society of Clerks of National Health Service Executive Councils*. 1972 Jun; 23: 109.

**❷** 引自 History of LMCs. *BMA News*. 1974 Jun.

人员的指导下，大会拒绝了国家医疗服务集体辞职计划，但是，大多数人决定给政府发出最后通牒，从 1976 年 1 月 1 日开始，全科医生将不再签发国家保险凭证。以 2 票优势通过的决议还有，从 1977 年起，所有全科医生校长必须通过职业培训课程，"伦敦额外津贴"（London weighting）的概念，以 3 票之差落败 ❶。

大家都知道本·里奇和我将成为主席候选人，我们都有支持者和批评者，不过，一股支持托尼·基布尔－埃利奥特的力量也悄悄出现。我在第一轮就被淘汰，本止步第二轮。托尼当选，结果证明他是一位出色的主席 ❷。本很受伤，代表机构经常发生这种事情。前一年，全科医疗服务委员会就已决定设立一位副主席，但担心会成为"主席挑选人"，这事经常在该代表机构出现。因此，委员会决定，由主席任命 2 名副委员长，消除"主席挑选人"的可能。托尼任命我和基思·戴维森为他的副手 ❸。

---

❶ 引自 Milmo S, Turner C. At the Conference of Local Medical Committees. *Medical Week*. 1974; Jun 21.

❷ 事后看来，我可以看出委员会做出了正确的选择。托尼（Tony）对全科医学感兴趣，也了解金钱——我对更广泛的医学和医疗政治问题感兴趣。许多年后，托尼成为英国金融管理局有史以来最好的财务主管之一。我们当时合作得和我当他的副手时一样好。

❸ 引自 Heir is not apparent. *Pulse*. 1974 Sep 28.

9 月，在马恩岛道格拉斯举行的学会年度研究生会上，我就全科医疗组织工作做了讲话。讨论中，我的朋友、威斯敏斯特医院的哈罗德·埃利斯教授声称，许多全科医生对代理服务的依赖正在削弱全科医生的高声望。我说，如果没有代理服务，大都市中心的全科医疗就会崩溃。我们需要确保提供高质量和监督良好的服务 ❶。

全科医生对合同不满意已经不是第一次了，想要一个新的摆脱困境的灵丹妙药。托尼让我主持新合同工作组，这是吃力不讨好的任务，我们开始从地方医疗委员会和其他人那里收集证据。很快发现，提出的许多建议互不兼容，到 1975 年 1 月中旬，我可以肯定，地方医疗委员会大会，会"将示范合同撕成碎片，让工作组重做" ❷。

## 顾问插曲

虽然我当时不知道，但其他行业因素，对我几年后入选英国医学会委员会主席作用很大。1966 年 9 月，英国医学会的中央顾问和专家委员会（CCHMS）接手联合

---

❶ 引自 Eagle R. Deputies 'undermining GPs high standing'. *General Practitioner*. 1974 Sep 27.

❷ 引自 Griffiths H. New contract is the top target for GPs to aim at in 1975. *Pulse*. 1975 Jan 18.

顾问委员会（JCC）就会员的薪资和工作条件与卫生部谈判。经过部门和行业之间的长期讨论，1972年出版了一份顾问合同范本草案。此后谈判几乎没有取得任何进展，直到1974年，新任国务大臣芭芭拉·卡斯尔（Barbara Castle）夫人在国务大臣大卫·欧文（David Owen）博士的主持下成立了一个联合工作组。根据工党的政策，其职权范围包括考虑从国家医疗服务逐步取消付费床位。大约在同一时间，查令十字医院的NUPE成员在他们的工会谈判代表布鲁克斯通"奶奶"的带领下，开始罢工，反对在私人部门工作，并拒绝为患者提供食物。当地卫生局妥协，英国医学会直接向国务大臣提出此事，使其成为一个原则问题，并将其视为破坏个人行医的开端。与此同时，初级医院的医生也威胁道，要为工作时间过长罢工❶。

CCHMS建议顾问医生怠工，暂停所有非临床活动。这种情况一直持续到1975年4月，在通宵谈判之后，卡斯尔夫人"澄清了误解"。然而，政府在8月发布了一份关于将私人执业与国家医疗服务分离的咨询文件，英国医学会描述到，"自30年前引入国家医疗服务引发争议以来，这可能是对医疗行业独立性的最大威胁"。9月，英

---

❶ 引自 Owen D. Politics and the NHS. In: MacPherson, G, editor. *Our NHS: a celebration of 50 years*. London: BMJ Books; 1998.

国医学会和其他 15 个医疗和牙科机构给卡斯尔夫人发了
一份针对政府计划的详细评论。一个月后，当首相宣布
给国家医疗服务任命皇家委员会时，CCHMS 要求参考
以上的情形，但被断然拒绝。英国医学会随后要求所有
高级医院医生停掉国家医疗服务的工作，紧急情况除外。
在之前与政府的纠纷中，初级医生已经在采取行动，陈
此次机会把行动"官方化"了 ❶。

　　内阁出现分歧，威尔逊先生手足无措。他请他的朋
友兼律师古德曼爵士（Lord Goodman）主持一个工作小
组来调查这个问题，而我，私人执业可以忽略不计的人，
被全科医疗服务委员会任命代表全科医生的利益。我与
顾问领导人有长期的密切接触，与大卫·博尔特（David
Bolt）和莫里斯·伯罗斯（Maurice Burrows）交好，特
别是与主席托尼·格雷厄姆（Tony Grabham）（后来成为
爵士）。在 1975 年 12 月 5 日的日记中，卡斯尔夫人针对
协商问题写道，"格雷厄姆负责所有的运营：他是他们中
最能干的谈判家" ❷。我想不到任何其他人能配得上这种
夸赞。

❶　引自 Grey–Turner E, Sutherland FM. *History of the British Medical Association (Vol II)*. London: British Medical Association; 1982.

❷　引自 Castle, B. *The Castle Diaries 1974–76*. London: Weidenfield & Nicholson; 1980.

143

行业要求所有英国人都可以有私人医生，大卫·博尔特把它命名为"卡伦普顿原则"（Cullompton principle）❶。工作组建议做出后来被称为"好人建议"的妥协，接受私人执业的从国家医疗服务医院最终分离，但坚持认为，需要一个独立委员会，而非国务大臣来控制改革，大家都接受了这一妥协。

### 收集不注日期的辞呈

选举后几周内，全科医疗服务委员会新主席和他的谈判团队都遇到一个重大的政治危机。搜集证据提给审查机构时，谈判者们从卡斯尔夫人拿到一个保证，政府接受评审机构给出的评定额。她说，她不能完全保证，但坚持认为政府"有义务"接受任何额度。颇受尊重的医疗记者约翰·史蒂文森在《脉搏》的文章里写道，"任何对基布尔－埃利奥特良心的疑虑，都被全科医疗服务委员会的强烈怀疑消灭了"❷。

就谈判小组而言，他们不相信卡斯尔夫人或任何政客，会发表一份可能表明该国正处于严重通货膨胀的报告。他们认为容易受到缺乏经验和经验薄弱的指控，更

❶ 卡伦普顿（Cullompton）是德文郡（Devon）的一个小镇，距离最近的医院私人诊所也有很多英里。

❷ 引自 Stevenson J. How the Hawks won. *Pulse*. 1975 Jan 18.

复杂的是，大家都知道托尼·基布尔–埃利奥特和芭芭拉·卡斯尔在白金汉郡的伊布斯通村是邻居。全科医疗服务委员会决定，英国医学会应该再次向全科医生收集不注日期辞呈，以备政府背弃承诺时使用。

学会写信给每位医生，解释为什么需要他们的不注日期辞呈 ❶。皇家学院领军人约翰·弗莱( John Fry )博士写信给《英国医学杂志》，批评我们"过度激进的姿态"，并指责我们"过度情绪化和领导粗糙"。我写了答复，提醒他和《英国医学杂志》的读者，想想过去的绥靖政策已经导致了什么 ❷。学院领导在与政府发生争执时，试图削弱英国医学会谈判人员权威，这种情况也不多见，我与学院本就爱恨交加的关系因此更差了。

全国的地方医疗委员会都开了会，赫特福德郡的医生们非常支持领导们。地方报纸进行了相关报道，题为"我们将退出医生的威胁"和"赫特福德郡人们，全科医生可能会辞职"❸。芬奇利、巴内特和埃奇韦尔的医生也同

---

❶ 引自 British Medical Association. *Why We Must Have Your Undated Resignation*. London: British Medical Association; 1975.

❷ 引自 Marks J. Interim pay award [letter]. *BMJ*. 1975; Feb: 175.

❸ 引自 National health pay award: Herts GPs may resign. *Borehamwood Post*. 1975 Mar 13.

样好战 ❶。约60%的英格兰全科医生对国家医疗服务提交了辞呈，以便全科医疗服务委员会在必要时使用。

然而，由于我过去参与了赫特福德郡家庭医生委员会（FPC），与高级医生的接触中，我了解到，许多医生打电话给FPC办公室，警告说他们已经提交辞职，但也坚持说，如果出现紧急情况，他们将撤回辞呈。我对医生在这种情况下的行为的研究可以追溯到1912年，我相信不止赫特福德郡的医生如此做 ❷。辞职没有提交，因为政府完全兑现了审查机构的裁定额度，这令所有人，尤其是全科医疗服务委员会谈判代表，感到惊讶。

在这一切发生的同时，我再次冒险进入医学新闻界，写医学从业者联盟（MPU）的简短历史，它是一个公认的工会，代表最多5000名全科医生，支持全职的国家受薪的全科医生服务。阿奈林·贝文（Aneuran Bevan）对全科医疗服务委员会施加了巨大的压力，要求允许工会代表参加委员会，这个愿望在1950年得到了批准 ❸。在大约60名委员会成员中，工会只有2名成员，尽管我前面

❶ 引自 Doctors set to resign. *Edgware Times*. 1975 Mar 14.

❷ 引自 *Daily Telegraph*. 1913 Jan 1: 13.

❸ 引自 Marks J. Past and present tensions of the MPU. *General Practitioner*. 1975 Mar 28: 18.

提到的阿诺德·埃利奥特曾备受尊敬和有影响力，工会
的权力还是逐年消退。

## 有趣的 2 年

在我的一点帮助下，地方医学会 1975 年大会以压倒
性优势否决了新提议的全科医生合同，这个合同还是我
的工作组制定的。我警告代表们，他们要求的不向公众
开放的合同，会让他们变成被雇佣者，而不是具有自雇
优势的独立立约人。我还告诉他们，"我亲耳听到卡斯尔
夫人说，从内心深处，她想要的是全职付薪的服务"[1]。等
下一个全科医生新合同拟定的时候，我已经在做别的了。

学会秘书德里克·史蒂文森（Derek Stevenson）博
士要于 1976 年初退休，英国医学会理事会决定照例不
做招聘广告，格雷·特纳博士会悄悄接任。代表机构收
到提议，要求公开该职位。有传闻说我是候选人的，并
且获得大量宣传和评论。给我造成最大麻烦的，是约
翰·史蒂文森（John Stevenson）的说法，说我"拒绝卷入"
这种话题[2]。我本就没有任何做秘书的想法，这个工作要

147

----

[1] 引自 Langdon NR, Griffiths H. 'About face' euphoria at LMC Conference. *Pulse*. 1975 Jun 21: 2.

[2] 引自 Stevenson J. Decision on top BMA post put off. *Pulse*. 1975 May 31.

管理委员会和数百名员工，我完全未受过相关训练。秘书职位实际上是一个医疗公务员。诚然，因为个性和外貌俱佳，德里克·史蒂文森很有话语权，并且，当时入选的官员不愿也不能充当学会和行业的"公众形象"。为了他的信用，约翰·史蒂文森后来写道，以我的名义建立起来的支持力量让我已经非常惊讶了，我并不认为自己是正确人选 ❶。当我在 15 年后成为理事会主席的时候，角色才发生变化，成了会见记者、进行广播和电视做宣传的代言人。埃尔斯顿被任命为秘书，服务了 3 年，他退休后，职缺进行了公开招聘。

秋天，我应邀在英国科学促进会生物医学分会的年度会议上发言，那年的会议在萨里大学举行。那是唯一一次我和兄弟文森特在同一个会议上发言。文森特是该大学的临床生物化学教授，他的主题是"国家医疗服务资源被无用的临床测试浪费了" ❷。我的论文是分析仿制药的好处和风险，政府提出该方案是为了解决处方药成本不断上涨的问题。我说，"大体上，政府对处方药的责备应该考虑以下观点，再一厢情愿的想法或行政命令，

❶ 引自 The top BMA post may be fully advertised. *Pulse*. 1975 Jun 7.

❷ 引自 NHS resources are wasted by useless clinical tests. *The Times*. 1975 Sep 2.

也不能改变这一事实：生物利用度——药物以不变的形式进入人体循环系统的比例——变化相当普遍"。接着，我引用了受质疑的 42 种药物，继续说道，"有证据表明，全科医生愿意并且能够在这些对立的理念之间做出价值判断" ❶。我的演讲几乎被《泰晤士报》逐字引用 ❷。对科学家科学的讲话这件事，在 1980 年我当理事会主席后第一次职业危机时，对我很有帮助。

　　政府决定的全科医生将不得不遵守有限的处方药清单，这与其之前关于该主题的陈述直接矛盾。

　　1975 年 12 月，我收到了第一次出国演讲的邀请。位于兰斯的法国制药公司勃林格殷格翰邀请了我、皇家全科医师学院秘书唐纳德·尔湾（Donald Irvine）博士、来自埃克塞特的全科医生简·理查兹（Jane Richards）博士、来自纽卡斯尔的极端右翼的急诊外科医生保罗·维克斯（Paul Vickers）博士和其他人谈论英国国家医疗服务体系。久负盛名的医学记者彼得·海德（Peter Head）对周六晚上有 100 多名法国医生参加会议表示惊讶，并指出他们对我们的系统非常感兴趣，也担心欧洲的左倾趋势

---

❶ 引自 Generic prescribing is too risky, says BMA official. *Doctor*. 1975 Sep 4.

❷ 引自 Ally against prescription criticism. *The Times*. 1975 Sep 3.

会把法国医学"社会化"❶。一开始，我和其他几位英国人就明显感觉到，我们的角色是要诋毁英国国有化的医疗服务，这是我们拒绝的角色。法国观众惊讶地发现我们在国家医疗服务工作非常愉快，尽管我们对政客操纵它的方式表示怀疑（图 10-1）。几年后，未能成为欧洲高级医学政治家的维克斯博士因毒死妻子而入狱。他使用了一种罕见的"仅限处方"的药物，导致很快被确定为凶手！

会议结束后的第 2 天早上，我们参观了兰斯的一个联合行医点。他们的联合行医的整个概念与我们的非常不同。该小组有 17 名医生和 2 名牙医以及一些全科医生。令我们惊讶的是，我们看到墙上挂着 3 个胃镜，当时巴内特综合医院只有 1 个胃镜。

几周后，我收到了将于 1976 年 6 月在巴黎举行的第三届国际团体医学大会上发言的邀请。那次会议由法国卫生部长西蒙娜·维尔（Simone Veil）宣布开幕，他没有采取任何措施来减轻法国医生对于政府干预而导致自由不断侵蚀的恐惧。我指出，英国大众有欧洲最"物超所值"的医疗服务，但原因是，我们医生的报酬过低 ❷。

---

❶ 引自 Head P. *Pulse*. 1975 Dec 20.
❷ 引自 Head P. Concern at loss of freedom. *Pulse*. 1976 Jul 10.

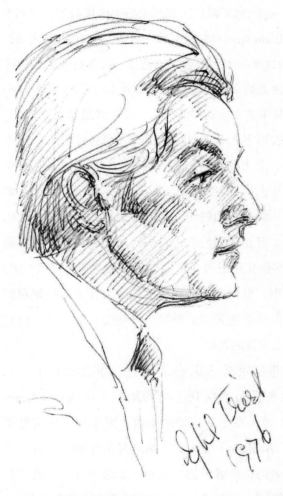

图 10-1　素描由理查德森夫人完成（西比尔特里斯特）。我在圣路加会议学会（Guild of St Luke Meeting）讲话，皇家医学会，1976年 3 月 25 日

151

6月，我收到了时任《泰晤士报》编辑威廉·里斯－莫格（William Rees-Mogg）的一封信（图 10-2）。他说："有时我们这会举办午餐会，邀请某一特定行业的成员进行非正式的谈话。我们正计划于 7 月 14 日为医疗界一小批杰出成员举办一次这样的聚会，希望你能加入。❶"

当我收到客人名单时，里面有 5 名医疗骑士，其中一名是我的前主任约翰·理查森爵士，以及 5 名《泰晤士报》工作人员，包括医疗记者。我们吃了一顿非常愉快的午餐，然后开始讨论。我清楚记得，我的角色是成为替罪羊，行业老人们攻击英国医学会或者我，抱怨我们支持年轻医生通过改变培训计划和减少其长时间工作，来反抗组织。直到今天，我都不知道为什么那些相对初级的英国医学会领导层会被挑出来接受这种对待，但它肯定是扩大了我的视野。

在当年年度代表大会之后的理事会会议上，全科医疗服务委员会前任主席詹姆斯·卡梅隆（James Cameron）博士在主席选举中击败了安东尼·格雷厄姆（Anthony Grabham）先生。卡梅隆是由托尼·基布尔埃利奥特提名的，后者告诉理事会，如果当选，托尼"只能服务 3 年"❷。3 年后，这 6 个字会变得非常意义重大，

❶ 引自 Letter from William Rees-Mogg. 1976 Jun 7.
❷ 引自 Handley S. Cameron the Conqueror. *Pulse*. 1976 Jul 24: 1.

# THE TIMES

Times Newspapers Limited, P.O. Box no. 7, New Printing House Square,
Gray's Inn Road, London WC1X 8EZ (registered office)
*Telephone 01-837 1234 Telex 264971 Registered no. 894646 England*

*From the Editor*　　　　　　　7th June, 1976

Dear Dr. Marks,

　　From time to time we hold lunches
here and invite members of one particular
profession for an off-the-record
conversation. We are planning to hold
a lunch on July 14 for a small group of
distinguished members of the medical
profession and I hope that you would be
able to join us. It would be a great
pleasure if you can.

　　We lunch at 12.45 for 1.00 p.m.

　　　　Yours sincerely,

William Rees-Mogg

Dr. John Marks, MD, MBChB, RCOG, MRCGP,
121 Theobald Street,
Boreham Wood,
Herts.

153

图 10-2　邀请与《泰晤士报》编辑威廉·里斯－莫格（William
Rees-Mogg）共进午餐。突然间，我成为"杰出"人士了。1976
年 6 月 7 日

在学会内造成动荡，并导致我的一份长期友谊破裂。

## 更多关于私人执业

1976 年，卫生服务条例草案提交议会，开始逐步把私家病床从国家医疗服务医院撤掉，引进共同等候名单制度。该法案还讨论了全科医生和医疗中心。最后的议案我和托尼·基布尔–埃利奥特给地方医学委员会大会写信，认为该法案将极大地改变 1967 年以后成立的医疗中心的私人行医权[1]。然而，在专业人员的压力下，国务大臣把修正案加入草案中，保证了全科医生在医疗中心私下行医的权力[2]。我收到一封来自影子国务大臣帕特里克·詹金（Patrick Jenkin）的信，表达了他的感激之情，因为在草案在下议院的理事会环节，我曾给予他和他的同僚帮助和指导，也说，反对派队在上议院获得了相同的支持有多么重要[3]。

1976 年《卫生服务法》设立了一个委员会来推进改革。我被邀请参加医疗新闻工作者学会（MJA）的午餐会，与议员劳里·帕维特（Laurie Pavitt）讨论"付费床

---

[1] 引自 Threat over health centres. *Doctor*. 1976 Jul 22.

[2] 引自 GPs right to prescribe privately safeguarded? *Medical News*. 1976 Jul 22.

[3] 引自 Letter from Patrick Jenkin MP. 1976 Aug.

位及相关问题"他是工党议会卫生组主席。在他看来，逐步淘汰付费床位的 2 名董事会成员将是"强硬的英国医学会类型"，并补充说"马克斯博士可能是其中之一"。引用《医学新闻》的话，"该建议让医疗记者们开怀……尽管有记录健康相关的议会问题，帕维特先生愉快地忽略了，在塔维斯托克广场，至少马克斯博士被视为医疗政治积极的改革派" ❶。

155

---

❶ 引自 First, find a chairman. *Medical News*. 1976 Dec 2.

*I appear before a disciplinary*
*body and I lose some friends*

# 第 11 章　约见纪律机构，失去了
# 一些朋友

　　虽然我偶尔给新闻界写稿，但我没有进行过严肃的
"专业"写作。然而，由于我对法规和全科医生合同的广
泛了解，我受委托为《全科医生》（General Practitioners）
杂志撰写一系列题为"了解服务条款"的文章❶。第一篇
刊于 1977 年 1 月，出版商一定对它很满意，因为那年晚
些时候，又让我写了一篇文章解释了产科清单，它是什
么、如何使用它❷，以及一系列其他理解英国国家医疗服
务表格的文章❸。

　　研究地方医疗委员会的起源的时候，我越来越意识

---

❶ 引自 Marks J. Know the Terms of Service. *General Practitioner*.
　　1977; Jan 7: 31.

❷ 引自 Marks J. The obstetric list: getting your name down. *General
　　Practitioner*. 1977; Sep 23: 33.

❸ 引自 Marks J. Making sense of NHS forms. *General Practitioner*.
　　1977; Dec 9: 17–32.

到，自从劳合·乔治（Lloyd George）在 1911 年引进了他的国家保险法案，国家曾残酷的利用医生的职业精神。公务员和政界人士欣赏医学政治的历史，并且知道医生不愿意采取任何会危及患者的行动，并且在压力下，他们会将自己的麻烦归咎于英国医学会并形成分裂团体。在我看来，这些团体损害了这个行业并帮助了政府或其代理人。研究过程中我碰到数不胜数的这样的人：小组委员会学会，国家医学学会和执业医生全国学会等，但所有这些都失去踪迹。

　　立于 1963 年地全科医生学会，是骨干小组的最佳例子——他们在 4 年内吸收了 7000 名成员，向议会提出了一份请愿，一个领导成员选入全科医疗服务委员会，然后便默默无闻。在付费床位危机期间，我看到 CCHMS、医院顾问和专家学会（HCSA）之间的相互反感对顾问造成的损害，我给《世界医学》（*World Medicine*）写了一篇"我的医政木马——分裂团体"❶。文章开始解释为什么我对他们感受如此强烈，然后特别提到欧文工作党地分裂，以及芭芭拉·卡斯尔对待 CCHMS 和 HCSA 领导地方式。我将这点与她同时期与全科医疗服务委员会谈判人员打交道的礼貌方式进行了比较。这激起 HCSA 一个

---

❶　引自 Marks J. My medico-political hobby-horse: splinter groups. *World Medicine*. 1977; Oct 19: 42.

非常高级成员，医生诺曼·西蒙斯（Norman Simmons）
的响应，他论证充分的捍卫自己的立场❶。这篇文章激起
了英国医学会、HCSA 高级官员的大量来信❷❸，以及我的
长篇回复❹。我也收到一封来自住在拉德利特，皇家外科
学院主席雷金纳德·莫利（Reginald Murley）私人信件。
他的观点在我看来是反动的，我们已经在赫特福德郡和
其他地方的许多医政治会议交战过。但这一次，他同意
我的看法，强调在设计有效的谈判机制上，顾问医生们
比全科医生要晚 37 年❺。

　　英国医学会的特征之一是成员经常忽视其在地方部
门级别的活动。然而，在某些秘书比较活跃的分部，它
可以对医学政治做出很大贡献。在 1978 年，罗瑟勒姆
就是这样一个分部，其秘书哈米德·侯赛因（Hamid
Hussein）博士是一名积极进取的全科医生和代表机构
（Representative Body）的积极成员。1978 年 10 月，我
应邀在分部晚宴上讲话。我指出，政治家都鼓励患者抱
怨医生，防止在卫生服务中犯错而被指责。我说这个行

---

❶ 引自 Simmons N. Splinter, sharp reply. *World Medicine*. 1977;
Nov 16: 15.

❷ 引自 Goldman M. Letter. *World Medicine*. 1977; Nov 2: 14.

❸ 引自 Shrank A. Letter. *World Medicine*. 1978; Jan 11: 16.

❹ 引自 Marks J. Letter. *World Medicine*. 1978; Jan 11: 17.

❺ 引自 Letter from Mr Reginald Murley. 1977 Oct 24.

业应该将公众的愤怒和沮丧转向它所属的地方——政治家。我不知道哈米德是怎么做到的，但令我惊讶的是，这个故事第2天早上出现在《泰晤士报》❶、曼彻斯特版《每日电讯报》❷、《约克郡邮报》❸、《晨间电讯报》❹，以及毫不奇怪的《罗瑟勒姆之星》❺。这是一个精彩的例子，证明与当地媒体建立强有力的联系的价值，不像我在赫特福德郡遇到的那些。

假期在我们家的生活中一直很重要，1978 年 3 月，雪莉和我去了以色列。在那次访问期间，我与以色列海外医学奖学金主席埃利安（Elian）博士共进了工作午餐。我突然意识到，如果我写文介绍这个奖学金和以色列的医疗保健组织，可能有助于支付假期费用。我为《全科医生》（General Practitioner）撰文，描述了这样一个系统，其中大部分医疗保健是通过保险计划提供的，其中最大的是卡浦特·霍利姆（Kaput Holim），这是劳工总

159

---

❶ 引自 Politicians 'trying to escape blame' for NHS faults. *The Times*. 1978 Oct 6.

❷ 引自 Doctors NHS 'scapegoat', BMA told. *Daily Telegraph*. 1978 Oct 6.

❸ 引自 Health service faults 'hidden by politician'. *Yorkshire Post*. 1978 Oct 6.

❹ 引自 *Morning Telegraph*. 1978 Oct 6.

❺ 引自 Lloyd T. Public 'conned' on NHS funds. *Rotherham Star*. 1978 Oct 6.

联合会的健康保险计划。我描述了一次医生罢工和随后发生的法庭案件，当时，卡浦特·霍利姆因未能强迫其医生工作而被患者起诉，以及该组织的负责人如何因欺诈罪被判入狱❶。

1978 年 7 月，我给希腊使馆写信，咨询访问科孚岛（Corfu）的卫生机构的事情，1 个月后，我收到了回信，邀请我跟岛内卫生科科长会面。次年 5 月，我们去了科孚岛，遇到了塔里克（Tselik）博士，他告诉我第二次世界大战后年轻医生如何被要求做一段时间乡村医生。在军事独裁期间，上校严格执行法律，但到 1979 年，情况变得松懈。希腊医生和英国医生挣得差不多，但他们的生活水平更好，因为他们为自己工作和替自己收费。

1978 年 11 月，我有一次最不寻常的经历——我主持了由英国联合公积金学会（BUPA）安排的一个周末课程，私人顾问实践活动。我主持的部分是关于运行全科医疗。另外一个演讲者是杰瑞米·利－波特（Jeremy Lee-Potter）博士。12 年后，他接替我担任英国医学会委员会主席。

### 约见纪律小组

在行医 24 年后，一位患者的投诉导致我收到服务

❶ 引自 Marks J. A poor state of health. *General Pracitioner*. 1978; Nov 3.

委员会的约见。假如暴露国家医疗服务纪律程序十足愚蠢的整个事件没有如此不愉快，这事就是一个不成功的闹剧❶。

1978 年 6 月，布兰克先生预约我看诊，此前，他安排在当地的骨科医院为背痛做进一步物理治疗，但医院坚持要他的全科医生出一封诊断信。在过去的 20 年里，布兰克先生因抑郁症、疑病症、耳鸣和背痛接受了我、其他全科医生和无数专家的治疗。就在 2 年前，他被诊断出患有"长期轻微的胸腰椎后凸畸形"，为此接受了物理治疗。我给他做了彻底检查，然后悄悄告诉他国家医疗服务资源稀缺，并且他的状况也没必要做进一步物理治疗。这让他很不愉快，并开始辱骂，因此，我告诉他去其他地方寻求医学建议。

1 个月后，1974 年后取代执行委员会的家庭医生委员会（FPC）邀请我参加对布兰克先生投诉的非正式听证会。在与我的辩护机构协商后，我拒绝了。不久之后，正式投诉来了，指责我违反了以下服务条款，"医生应为患者提供所有必要和适当的医疗服务"。

事情随后发生了奇怪的转变。FPC 写信说，虽然我有布兰克先生非常厚的看诊记录，但自从 1968 年他去

<hr>

❶ 引自 This account is based on an anonymous article I wrote in *Pulse*, 19 May 1979 under their heading 'Rough justice'.

另一个县的康复中心后，就不在我的患者名单上了，也不在我的合作人名单上。"患者"这个词获得了新的意义。毫无疑问，在我心中，布兰克先生是常识和普通法上的"患者"。不过是他一个《服务条款》所定义的"患者"吗？

令人难以置信的是，当行政委员会提醒布兰克先生，他回到赫特福德郡后没有注册任何医生，他立即试图重新注册到我的名单上。我和我的伙伴都拒绝接受他。

1979年1月8日，在赫特福德的听证会上，我证明自己在法律上没有责任为法兰克先生看病，我成功了。这让主席非常恼火。然后我证明，即使我负有法律责任，我也按照我的临床判断，提供了我有权做足够的治疗，我无须受到指控。听证会结束的时候，委员会没有办法，只能回绝这项投诉。

最终的疯狂尚未到来。布兰克先生向FPC抱怨说我拒绝接受他在我的名单上是受害化（victimisation）！他拒绝从我的名单中删除，而且他非常看重我的医疗能力，以至于他不准备注册任何其他医生！FRC的副局长尽可能温和地纠正他。

直到今天，我可以肯定，只因为一个起诉，我差点遭到迫害，因为我是综合医疗委员会副主席，服务委员会主席想用我杀一儆百，可他失败了。

## 利物浦年度代表大会和主席选举

年度代表大会之前，伊莎贝尔·沃克（Isabel Walker），一个非常有经验的医学记者，写下文章"谁将成为理事会主席？ **❶**"尽管吉姆·卡梅隆（Jim Cameron）曾向托尼·基布尔埃利奥特承诺他只服务 3 年，但他开始重新考虑，据称这与埃尔斯顿·格雷 – 特纳（Elston Grey-Turner）的过早退休有关。伊莎贝尔建议，主要行政官员和理事会许多成员（由主席、理事会主席、代表机构主席和财务官组成的非正式组织）均试图说服吉姆至少再留任 1 年。就我而言，这真是荒谬透顶了。我相信英国医学会遭遇的困难，是因为它的代表是 2 名年长男性——其中一名在重要会议上睡着了。我认为，它需要一个新的形象和活跃的领导者，这个人应该是托尼·格雷厄姆，他年轻，聪明，个性好，形象佳。沃克小姐推荐大卫·博尔特，约翰·诺贝尔或杰克·米勒也可以考虑。其中大部分都近乎幻想。她确实提到了我，"代表机构的副主席约翰·马克斯，有人说，如果他成为主席会做得很好，这站不住脚"。

这是首席官员和高级官员严密保守的秘密。官员们表示，学会在行业内的声誉和地位迄今已一落千丈，以

❶ 引自 Walker I. Who will sit in Council chair? *General Practitioner*. 1979; Jun 30.

至于当时只有 49% 的医生是会员。代表机构要求任命 10 多个行业联络员和超过 2 个省区医疗秘书，被主席和财务官拒绝了。这只证明了，领导是多么脱离现实。专家型的工作人员需要适当培训，以便给付费的会员们提供服务，尤其是工会型的服务。

年度代表大会在利物浦举行，这绝对是我参加过的最不愉快的英国医学会会议。虽然我几乎是崇拜吉姆·卡梅隆，自从我加入全科医疗服务委员会以来他一直是我的导师，但我知道，为了医学和学会的未来，他必须离开。因此，在顾问阵营之外，我成了托尼·格雷厄姆的主要支持者。我的密友盖尔斯·里德尔领导卡梅隆阵营，公开指责我是叛徒！另一方面，本尼·亚历山大同意我的观点，而许多初级医生不信任托尼·格雷厄姆。

理事会会议前，雪莉和一些朋友带帕姆·格雷厄姆（Pam Grabham）去利物浦走了一趟，通过默西隧道，到沃拉西，帮她释放压力和不愉快。托尼得到少数选票，而盖尔斯·里德尔除了必要公务再也没跟我说过话。

## 全国医学总会的选举

全国医学总会的选举在夏天已经完成，用的是单转让票系统（single transferable vote system）。秋天宣布结果的时候，有很多惊喜。在 50 名成功入选的人中，只有 12 名是全科医生。更令人惊讶的是，有且只有一个初级医院医生。对于我来说，这意味着，全科医生和初级医生没有给同类医生投票❶。伊莎贝尔·沃克评论说，虽然50名候选人中有22名是由英国医学会赞助的，但情况其实没有看起来那么好，因为英国医学会赞助的候选人参与了所有席位的竞争 ❷。

## 中国香港海外会议

1979 年 10 月，安排了一场与中国香港分支的联席会议。雪莉和我通过英国医学会安排了一次会前中国旅游。出发前几周，我注意到右脚第 4 个趾甲上有一块黑色。我担心它是黑色素瘤，一种很讨厌的恶性肿瘤。不幸的是，哈罗德·埃利斯在度假，所以我见了他的高级讲师，这个人非常重视我的情况，他打电话给在运河船上的哈罗德。他安排我见他的同事，治疗的恶性肿瘤的权威专家杰拉德·韦斯特伯里（Gerald Westbury），我也被安排住进威斯敏斯特医院。手术前，我打电话给托尼·基布尔－埃利奥特说明了情况，我很可能不能去中国了。显然，我的消息让他倍感苦恼。

165

❶ 引自 Landon N. GPs out–voted on reformed the GMC. *Pulse*. 1979 Aug 24.

❷ 引自 Walker I. Representative GMC. *General Practitioner*. 1979; Aug 24.

斯坦利·费尔德曼（Stanley Feldman）医生是我兄弟文森特的终生好友，他给我做了麻醉，醒来时我什么也没有看到，因为在手术准备过程中，黑色的痕迹，那一小块血迹，已经消失了。直到今天，我的妻子雪莉仍然坚持说，她知道我的脚趾被踢伤了，但她无法阻止我想医治的歇斯底里。此外，脚趾甲脱落后，主指甲旁边长了一个小刺甲，会卡袜子，时而会发炎和疼痛。雪莉说这是"上帝的惩罚"。

抵达北京看到许多人都穿着蓝色的中山装，街上几乎没有汽车，但有数千辆自行车。酒店条件不是很好，但食物是可以接受的。虽然我们有打印的行程单，但我们被提醒可能不会严格遵照行程，结果确实没有。我们在北京待了几天，然后出乎意料地去了南京。下一站是桂林，我们在那里登上了一艘长江游船。那里的山跟中国版画里面的一模一样，像倒置的冰淇淋蛋筒指向天空。

有几回，我们参观了医院和其他医疗设施，回到家后，我写了出来 ❶❷。我们在北京癌症研究所的第一个医

---

❶ 引自 Marks J. West meets East in Chinese medicine. *Pulse*. 1980 Feb 16: 17–18.

❷ 引自 Marks J. China's inventive and unorthodox medicine. *Pulse*. 1980 Feb 23: 17–18.

疗联系人是其所长吴博士，他曾在伦敦的马斯登医院接受过培训。那天晚些时候，中英医学会举行了首次会议。在南京，我们参观了中医院，它建于 1956 年，有 350 个床位。除了常见部门，如外科、儿科和妇科，它还有专门的痔疮科，这个部门在中国很常见，虽然我们被告知，结肠癌还是比较罕见的。

在上海龙华第一医院，我们走进了一个手术室，手术台上躺着一个完全清醒的患者。麻醉师扎进 2 根针灸针，一个扎进右手背面，一个扎入右前臂，右臂连着一个 9 伏的电模拟器。20 分钟电磁感应后，外科医生出现并切除了甲状腺腺瘤。我们有位医生非常怀疑这种做法，他说他已经目瞪口呆。我们还参观了 2 个公社，那里的医疗设施都非常简陋，但我们注意到，看中医的队伍远长过西医。

在中国香港的会议相当成功。我们看到了它蓬勃发展的经济和现代化的医疗设施。我们还参观了公寓楼，这不是官方之旅，那种拥挤让我们颇为震惊。每个家庭都分了一个小房间，但与许多其他家庭相比，他们觉得自己已经很幸运了。我们又回到单调的全科医疗生活，等待我们的还有另一个堕胎法案。

*I represent the profession at home and abroad*

# 第 12 章　我在国内外代表行业

　　直到现在，作为代表机构的代理主席，我几乎成为英国医学会的一部分。我那本关于地方医疗委员会会议的小册子的第二版出版后（加入了关于《钱伯斯报告》危机的叙述），《全科医生》杂志的约翰·伊尔曼（John Illman）采访了我（图 12-1）。我们讨论了《钱伯斯报告》之后学会面临的威胁，幸好他不知道最新的威胁——会员迅速减少。我认为，辅助医疗报道里面，讲学会失败的部分超过成功的部分，英国医学会终有一天会不存在，它会被医学漫画毁掉。我们都同意，在专业之外，英国医学会享有最高声誉，并被公众视为代表英国医学。只有英国医学会会员们对此认为理所当然 ❶。

　　这引起了克里夫·卢顿（Cliff Lutton）的激烈反应，他是钱伯斯建议的最大倡导者。他写了一封信，声称保罗·钱伯斯爵士对英国医学会没有威胁——他投出的生

---

❶　引自 Illman J. A new threat to the BMA? *General Practitioner*. 1980 Feb 8.

命线被像我这样的人切断了。卢顿在信末写道，"毫无疑问，等马克斯博士的预言发生时，科学技术和管理人才联盟（ASTMS）的全科医生学会（MPU）在焦急的等待接手"❶。很不幸他错了。

英国医学会巴纳特和芬奇分部的周年晚宴原定于3月举行，雪莉是分部主席。芬奇的议员是玛格丽特·撒切尔夫人。她写信给奇平巴内特的议员，赞助了下议院周年晚宴的西尼·查普曼（Sydney Chapman），要传达给客人"我对他们出色工作的温暖问候和感谢，并特别感谢他们坚持最高的专业标准的方式。他们在这方面的领先是每个人的好榜样"❷。这封信本身变成了新闻，并放在雪莉、西尼·查普曼和英国医学会主席约瑟芬·巴恩斯夫人的照片下进行了报道❸。

晚宴取得了巨大的成功，几天后查普曼先生写信给雪莉说他非常乐在其中，并补充说，"最重要的是，我希望我们未来保持密切联系，如果需要什么帮助的话，请随时与我联系"。他还感谢了我关于地方医疗委员会的小

---

❶ 引自 Lutton CC. BMA decline: new threat from an old problem. *General Practitioner*. 1980 Mar 28.

❷ 1980 年 3 月 13 日，撒切尔（Thatcher）夫人在唐宁街 10 号手写了一封给查普曼（Chapman）先生的信件。

❸ 引自 *Barnet Press*. 1980 Mar 21: 2.

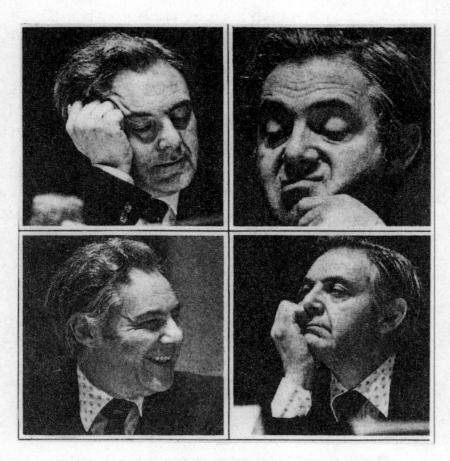

图 12-1 "马克斯主义（Marksism）的多种情绪：代表机构副主席约翰·马克斯博士对大会的变化装作无事"。©《全科医生》1979年 7 月 6 日

册子。我希望他仔细读过 **❶**。

## 我的第一次正式的美国旅行

当托尼·格雷厄姆上任时，他发现在中国香港的会议之后没有安排海外会议。晚秋时候，他请我过去，建议我们在美国安排一次会议，要我去那里安排。我很快了解到，成功的会议有 6 个必备条件，即场地、音箱、旅行安排、代表们的住宿和其他，包括给随行妻子们的安排和成本。社会变化和"政治正确"给英国医学会带来问题，参与者可以携同性或异性陪同。在其他组织中，这些人被称为"伴侣"，但英国医学会不能使用该术语，因为它在全科医疗实践中具有特殊含义。最后，我们为"陪同人员"制订了节目，"陪同人员"也成了公认的术语。

中国香港会议的旅行代理人安德鲁·布莱尔陪我去了美国。英国医学会负责所有会议的官员芭芭拉·米德米斯（Barbara Middlemiss）也加入了我们，她专业知识丰富。在旧金山的约翰·哈也联系了我，这也是我们第一个通电话。

我很快就了解到，会议负责人被当作为贵宾对待。

171

---

**❶** 1980 年 3 月 19 日，悉尼查普曼（Chapman）议员写给亲爱的雪莉（Shirley）和约翰（John）的手写信。

商务舱机票都由希望扩展业务的航空公司免费提供。同样的，酒店服务十分热情，因此，我乘商务舱飞到旧金山，住进当地最豪华的费尔麦尔酒店（Fairmile Hotel）的主席套房，我视察了他们的设施。通过约翰·哈佛和他的朋友詹姆普里斯（Jamplis）博士的斡旋，我与斯坦福大学医学院院长见了一面。然后我搬到弗朗西斯·德雷克爵士酒店的一间同样豪华的套房。不幸的是，我很快就意识到旧金山是非常受欢迎的会议中心，会场等待名单排到了 4 年后，这不适合我们。

我们再飞到迈阿密，迎接我们的不是 1 个组织委员会，而是 2 个，各自都开到机场一个豪华车队，一个外表强悍的东道主相当确定我们会用他的团队。不幸的是，迈阿密会场等候名单跟圣旧金山一样长，所以，我们以失败而打道回府。幸运的是，《英国医学杂志》的编辑斯蒂芬·洛克（Stephen Lock）在美国西海岸，他在圣地亚哥有人脉，能设法搞定一个会议安排，会议举办时间是1981 年秋季。

## 一些社交活动

当我 1947 年离开都柏林时，我发誓我再也不会回来，因为我一辈子都不会忘记那里的贫穷和肮脏。然而，在1981 年 4 月，我被派往韦克斯福德，代表英国医学会参加爱尔兰医学学会年会，该学会与英国医学会仍然有密切的联系。雪莉和我在晚上到达，当我们第 2 天早上去到第一次全体会议时，我们发现大厅是空的。最后，一个路人告诉我们，会议是爱尔兰时间，比钟表时间晚很多。那天结束时，我们被邀请参加非正式晚宴，第 2 天结束时，我们参加了学会主席和理事会提供的正式晚宴。晚宴精美，觥筹交错。看到桌上瓶子都喝完，我刚松一口气，就看有人又拿了一箱酒上来，后面的事情我都记不清了。

　　7 月，雪莉和我参加了在白金汉宫举行的皇家花园派对。我们很幸运，天气很好。女王看起来容光焕发。这是一次有趣的经历。

*173*

### 当地的小困难

　　虽然我越来越多地参与到医疗政治，但仍然是在博勒姆伍德行医的全科医生。本着将服务集中在高质量场所的理念，我们决定减少曼拿路分院的手术时间，增加西奥博尔德的主院的手术时间，后者已经发展成一流的联合行医中心，因为，在政府的联合医疗贷款计划下，我们向全科医生金融公司借了钱。我们获得了赫特福德家庭医生委员会的许可，进行相应整改。反对他们的请愿书收到了 2000 多个签名，而约翰·马克斯博士（原文如此）被引述说，"这是经营医学的正确方式。工党和保守党政府都同意医生应该与分支机构联合执业（原文如此）" ❶。副市长批评我们 ❷，而镇理事号召议会本地成员塞西尔·帕金森，去说服医生改变想法。

　　由赫特福德郡家庭医生委员会（FPC）的管理者巴克先生于 1981 年 6 月 16 日写了一封信，给埃尔斯特里镇议会秘书，到了我手上，几周后也出现在当地报纸上。信里说，根据议会的规定，FPC 没有权力要求医生开设或重开诊室或分支。"许多签署请愿书的人接受采访，显然，不是所有签署请愿书的人都是（我们诊所）的患者。"它还说，医生们认为，只有破坏诊所提供的整体服务，才能改善他们在分部手术中提供的服务 ❸。很明显，市议会的成员一定早在这些令人讨厌的故事出现之前就知道巴克先生的信，但诋毁医生总是比试图教育公众正确使用医疗保健设施更受欢迎。

---

❶ 引自 2000 back the demand for Manor Way evening surgery. *Borehamwood Post*. 1981 Jul 7.

❷ 引自 The people who 'can't afford to be sick'. *Borehamwood Post*. 1981 Jul 30.

❸ 1981 年 6 月 16 日，赫特福德郡行政委员会行政长官巴克（Buck）先生给埃尔斯特里镇议会书记奥尔顿（Orton）先生的信。

## 我成为代表机构主席

1981 年年度代表大会在布莱顿中心——一个巨大的大厅，非常适合保守党或工会联合会使用，但对于英国医学会的 600 名代表来说过于庞大。唯一值得提的是，一群激进的反堕胎主义者冲进来，在讲台前上演了一出静坐，主持人没有理他们。一群身材魁梧的初级医生把他们抬了起来，放在外面的人行道上。在此一项非常重要的谴责苏联滥用精神病学的动议获得通过，并要求英国医学会向世界医学学会提出此事。

代表机构主席的每 3 年选举一次。现有记忆中，候选人从来都是现任副主席。他在会议结束时上任，在任3 年。在布莱顿，我在无人反对的情况下参加选举，当我成为主席时,《犹太纪事》很快就称我是博勒姆伍德犹太教堂的创始成员和艾奇韦尔改革犹太教堂、以色列医学学会和伦敦犹太医学会的现任成员 ❶。

## 世界医学会大会

托尼·格雷厄姆和我所代表的英国医学会出席 1981年秋季在里斯本举行的世界医学学会第 34 届大会。虽然

---

❶ 引自 All in the family. *Jewish Chronicle*. 1981 Jul 24.

名号宏大，在法律上，学会仅仅是一个在纽约州成立的有限责任公司，并受其法律约束，同样，英国医学会在英国法律中也是一家有限责任公司。1979 年，英国医学会理事会向代表机构建议，该学会应该撤出世界医学学会（WMA），因为代表们拒绝承认它为一个世界组织。

史蒂夫·比科（Steve Biko）在南非被拘留期间死亡，托尼·格雷厄姆花了很长时间调查参与此案的医生情况。他确信是南非医疗和牙科委员会（相当于英国的全国医学总会）处理不当，南非医学学会（MASA）委员会主席告诉他，他坚信有初步证据证明涉案医生有不道德行为。

1981 年，MASA 还不是 WMA 的成员，但有是一个强有力的举措正在酝酿重新接纳它，上级指示托尼和我反对此事。一个国家在 WMA 大会上的投票力度与其支付的会费成正比，而不是与其代表的医生数量成正比。美国有 35 票；英国医学会有 2 票。我们提出了一项折中决议，将决定推迟 2 年，并向南非派遣一个实况调查团。这项决议被巴西、西德、日本和美国的联合投票击败，他们拥有足够的票数来克服任何反对情况。代表尼日利亚和加纳的十几名非洲医生走出去抗议，利比里亚、埃及、埃塞俄比亚和多哥宣布他们打算离开❶。讨论南非

---

❶ 引自 Stride RS. Africa in by a whisker. *Doctor*. 1981 Oct 10.

之前，我发言赞成英国医学会的决议，谴责精神病学在苏联的滥用。我提醒各位代表，1978 年在马尼拉举行的 WMA 本身已经谴责使用精神科作为政治控制的手段解散异议分子，苏联再次出现情况是可悲可耻的[1]。演讲中，我汇报道，苏联精神病学滥用问题工作委员会的所有创始成员都被监禁、流放或被迫移民。这样，我们的动议在没有异议的情况下获得通过[2]。

几周后，托尼和我向英国医学会委员会汇报了这次会议。我将 WMA 的投票系统描述为"恶魔般的"，虽然非常需要一个世界医学论坛，但我怀疑 WMA 的正确性。理事会同意在下次会议上考虑退出 WMA[3]。

## 圣地亚哥会议

海外临床会议将于 1981 年 10 月在圣地亚哥举行（图 12-2）。雪莉和我决定，因为要支付前往美国的费用，我们将在开会的同时度假，随后也尽可能遵循这种模式。我们安排先去拉斯维加斯，然后去大峡谷，之后

[1] 引自 Jolliffe J. Medical congress ends by condemning Russia. *Guardian*. 1981 Oct 3.

[2] 引自 Marks J. Cause for concern: the Commission that was wiped out. *World Medicine*. 1981 Nov 14: 77–8.

[3] 引自 MacCormack M. BMA ponders merit of staying in WMA. *General Practitioner*. 1981 Oct 16.

去凤凰城，我父亲的表妹和家人们住在那里。我们没料到的是里根主席对 8 月开始的空中管制员罢工的反应——他解雇了这批人。结果，航线改变，航班取消或不定期发出。我们在一个环岛路完成了旅行，包括在不同情况下通过凤凰城机场 3 次。在拉斯维加斯，我们看到陶醉的小萨米·戴维斯（Sammy Davis Jr）被拖下舞台。我们睡在一个巨大的房间，天花板上有一个巨大的镜子，和机器打牌让我赢了很多钱来支付晚餐。在大峡谷，我们完成了第一次也是最后一次直升机飞行。结果证明这是一个美妙的假期。

在圣地亚哥，著名主持人阿利斯泰尔·库克（Alistair Cook）将发表主旨演讲。他接受了我们的邀请，有一个条件，即我们不向他付钱，但需为他买一张纽约和圣地亚哥之间的头等舱机票。会议前一晚，主席团成员，英国医学会高级官员和他们的妻子和库克享受了一个非常有趣的晚餐。

会议由我们的主席约翰·沃尔顿爵士开幕，欢迎我们的有，加州医学学会主席布拉德·科恩（Brad Cohen）博士，和圣迭戈县医学学会主席托马斯·里昂（Thomas Lyons）博士。阿利斯泰尔·库克发表了"社会中的医生"

的主题演讲后，我做了致谢，之后社交活动开始了 ❶。

据《美国医学新闻》❷报道，圣地亚哥英国医学会大会的一个目的是向美国医生解释英国医疗系统的运作方式。报道补充说，"全科医生和专家之间的区别如此明显，以至于英国医学会指定了一名发言人来解释每一种情况"。我描述了英国的全科医疗以及它在国家医疗服务中的运作方式，托尼·格雷厄姆谈到了顾问的角色。这符合学会处理海外会议的明智政策。该学会的高级成员没有选择，只能出席，他们的费用是用付费会员的钱支付的，也就相应的需要做些回报。

有一场关于女性在医学中的作用的辩论特别激烈。英国医学会前主席约瑟芬·巴恩斯（Josephine Barnes）夫人，冲进会议说，"作为一个女人并没有影响我的职业生涯"。理事会成员玛·怀特（Mary White）博士，指责一位女性抱怨者，以性别歧视为借口。因为娶了一个女医生，我对这件事特别感兴趣，我是在场的极少数男人之一。我说，"可悲的事实是，医疗学会被男性沙文主义猪支配"，但根据报告，也有不安的时候，我说，"我最

---

❶ 引自 Programme of the BMA Congress San Diego, 19–22 October 1981.

❷ 引自 American physicians are given an explanation of British system. *American Medical News*. 1981 Nov 6.

近听到最可悲的事情是，年轻女子说，她必须在职业生涯和子宫之间做选择"❶。

会议结束时，我们开车经过大苏尔到旧金山，然后从那里飞回家。会议很成功，假期也取得了巨大成功。我们现在要做的就是为1982年英国医学会的百年庆典做准备。

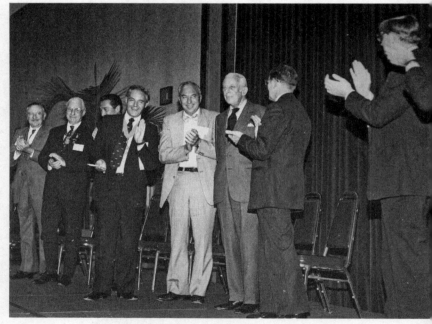

图 12-2　与阿利斯泰尔·库克合照，英国医学会海外会议，加利福尼亚州圣地亚哥，1981 年。© 英国医学会

------

❶　引自 Bishop M, Britton D. Barnstorm performance. *Doctor*. 1981 Oct 29.

# AIDS and the BMA
# 第 13 章  艾滋病和英国医学会

　　1981 年之前对艾滋病的了解很少。1986 年，艾滋病成为头条新闻 ❶ 和社会服务大臣诺曼·福勒（Norman Fowler），概括了政府正在采取的对抗艾滋病蔓延的措施。成立了一个由副总理大臣威廉·怀特洛（William Whitelaw）主持的艾滋病内阁委员会，委员会在 11 月 11 日举行了第一次会议 ❷。英国医学会理事会建议，携带 HIV 抗体的患者和艾滋病全盛期的患者有权保密，并且只有在患者完全同意的情况下才能进行血液检测 ❸。此建议是基于一个长期存在的观点，即是至关重要的是不要将性传播疾病推向"地下"。从历史上看，性传播疾病［STD，简称为性病（VD）］，的管理，涵盖在第一次世

---

❶ 引自 Bureau of Hygiene & Tropical Diseases. *AIDS Newsletter*. 1986 Mar 25; Issue 4.

❷ 引自 Berridge V. *AIDS in the UK: the making of policy 1981–1994*. Oxford: Oxford University Press; 1996: 104.

❸ 引自 Howard N. Patient priming is vital to blood test for HIV virus. *Doctor*. 1987 Jan.

界大战时期议会通过的《性病法规》（*Venereal Diseases Regulations*）下❶。法规保证对任何寻求治疗所含疾病的人绝对保密。结果，英国的性病控制，比世界大多数地方都要好。

## 英国医学会领先

1987 年 2 月，我和其他学会代表为我们对艾滋病的态度，给下议院社会服务委员会提交了证据。议员尼古拉斯·温特顿猛烈的抨击我们为"滥交的发起人"，不是因为我们对艾滋病的态度，而是因为我们给不足 16 岁女孩开避孕药保密的政策。我们反驳温特顿，他认为艾滋病仅限于同性恋者❷。媒体对此产生了兴趣，提出了其他愚蠢想法，有的还要求艾滋病毒阳性患者携带事实告知卡片❸。

1987 年 3 月，英国医学会出版了一本小册子《艾滋病和你》❹，用简单的词汇和简明卡通画解释艾滋病是如何传播的，性欲旺盛的青少年应该采取什么预防措施来

❶ 引自 Public Health (Venereal Diseases) Regulations, 1917.

❷ 引自 Clash over AIDS. *New Scientist*. 1987 Feb 26.

❸ 引自 Mclean A. 'Civil liberties at risk' as AIDS toll mounts. *Scotsman*. 1987 May 7.

❹ 引自 British Medical Association. *AIDS and You*. London: British Medical Association; 1987.

避免感染（图 13-1）。这是英国医学会负责科学、教育和伦理的极具天赋的助理秘书约翰·道森（John Dawson）博士的创意。虽然这本小册子激起行业较为反动和偏执成员的愤怒，但仍然分发了 6 万份给各组织。

多年后，这本册子获得"简明英语奖"，由迈克尔·卡什曼（Michael Cashman）在英语口语联盟颁发给我，迈克尔·卡什曼是一位东区演员，也是一位著名的同性恋活动家❶。

1987 年 5 月，英国医学会委员会批准成立英国医学会艾滋病基金会，同样也是受约翰·道森的启发❷。它的职能是给公众和专业人士提供艾滋病教育知识，消除围绕该主题的疯狂现象。可悲的是，约翰·道森几年后死于前列腺癌。

## 布里斯托年度代表大会——英国医学会的错误决定

当年的年度代表大会在布里斯托举行。关于艾滋病的辩论是一个程序性的噩梦，根据医疗评论员"观察者（Scrutator）"所说，在过去 20 年的年度会议上，没有出现过比他们更困惑和不守规矩的情况。尽管我对他们的

---

❶ 引自 Plain English award for 'AIDS and You'. *BMJ*. 1988 Jan 9.

❷ 引自 Smith H. BMA launches new AIDS trust. *General Practioner*. 1987 May 15.

疯狂提出警告，也督促代表们像受过科学训练的医生一样来讨论，倾听和思考，然后投票给他们认为对患者和社会利益最佳的议案，会议仍然陷入混乱。为了结束辩论，我直接说，"提议不好，拒绝"，但针对"艾滋病毒抗体测试应由医生来决定，不一定征求患者的同意"这项，代表投票结果是 183：140。虽然投票已经结束，有人发问，是否需要 2/3 多数票，每次学会政策改变时都会有这种疑问。主席裁定，没有必要获得 2/3 多数票，所以英国医学会以微弱多数票通过一个艾滋病测试新政策❶。

这项新政策引起了全国新闻界的合理愤怒，出现了诸如"秘密艾滋病测试风暴"❷和"英国医学会就秘密艾滋病测试达成一致后的愤怒"等头条新闻❸。全国公民自由理事会谴责此决定，并建议学会开展一项会内成员教育计划。法律情况很不明朗，一些律师认为，将某人的血液用于未经他同意的目的将构成侵犯他人身体罪❹。

---

❶ 引自 'Scrutator' was the nom de plume of Dr Gordon McPherson, Deputy Editor of the *British Medical Journal*.

❷ 引自 Shock decision at BMA meeting: secret AIDS test storm. *Western Morning News*. 1987 Jul 3.

❸ 引自 Fury after BMA and agree on secret AIDS tests. *Aberdeen Press and Journal*. 1987 Jul 3.

❹ 引自 Wynn Davies P. AIDS testing: the doctor's legal dilemma. *Law Magazine* 1987 Jul 24: 29.

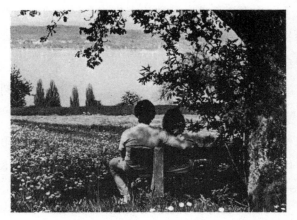

# A·I·D·S
# AND YOU

## An illustrated guide

## British Medical Association

图 13-1 《艾滋病和你》封面，1987。© 英国医学会

　　秋天的时候，媒体上出现极其可笑的关于医生患艾滋病的文章。我写了一封信给《泰晤士报》❶，指出医生也有权保密。小报《今天》的"医疗疯狂"一文，要求艾滋病病毒阳性的医生停止工作❷，并认为所有医生都应做 HIV 测试❸。

　　那次会议，是詹姆斯·凯尔（James Kyle）当代表机构主席的最后一次会议，新上任的主席，来自曼彻斯特的本尼·亚历山大跟我一样担心这件事。我们都知道必须在下一次在诺里奇举行的代表机构会议上扭转同意的决定，不然我们就要离职，因为我们觉得无法代表这样一种自我挫败和破坏性的政策。

　　第一步，我们设法说服委员会，得到迈克尔·谢拉德（Michael Sherrard QC）❹的支持建议，"拒绝执行"代表机构的政策，这项权利是由英国医学会公司一项附则规定给理事会的，如果它认为代表机构的决议是"不利

---

❶ 引自 Marks J. BMA view on doctors with AIDS. *The Times*. 1987 Nov 13.

❷ 引自 Medical madness [editorial]. *Today*. 1987 Nov 14.

❸ 引自 Make every doctor take AIDS test [editorial]. *Today*. 1987 Nov 16.

❹ 迈克尔·谢拉德（Michael Sherrard）是我弟弟妻子的哥哥。英国医学会委员会成员刚开始咨询他的公司员工，并不知道这一事实。当我被告知时，我特意确保所有相关人员都充分了解这一事实。

于学会和成员利益"，就可以使用。布里斯托关于艾滋病
的决议当然也是这样的决议 ❶。在我 40 多年的经验中，我
只记得这次使用过该程序。然而，还有一个条件——理
事会的决定必须要在下次代表机构大会上讨论。

## 对理事会的进一步反对

在英国医学会的顾问委员会，特别是其外科成员和
选民，都对英国医学会在没有同意的情况下进行测试非
常不满，部分原因是他们误解了自己需要承担的风险。
委员会征求了王室法律顾问里尔·查尔斯（Leo Charles
QC）先生的第二份法律意见，他的结论是，在执业者与
患者进行任何身体接触之前，必须先征得患者的同意。
他说："1987 年年度代表大会通过的决议是不适用的，
这将使医生在民事和刑事法庭上承担法律责任"。医防
联盟又得到了另一个意见，也持同样的观点。全科医疗
服务委员会已经支持了英国医学会理事会决定，不会执
行 1987 号决议。在地方医学委员会大会上，谴责理事会
行动的提议完全击失败了。唐卡斯特的奥特温（Outwin）
博士删去了这个破坏性的修正案，在著名的"钱伯斯危

---

❶　引自 Woodfield G. Doctors shy from secret AIDS tests. *Liverpool
　　Daily Post*. 1987 Oct 1.

机"时，也是他推荐的我 ❶ 。

与此同时，大范围的情绪正在失控。据广泛报道，一位曾在雷迪奇工作过的整形外科医生，在埃克塞特一家医院死于艾滋病。引述我的话说："虽然理论上有风险，还世界上还没有案例证明，有患者因为与卫生工作者接触而感染艾滋病的" ❷ 。艾滋病基金会推出了 3 部视频，向家庭医生提供有关 HIV 检测管理的建议 ❸ ，这些视频得到了一定数量的新闻报道 ❹ 。5 月，前任部长罗德·博伊森（Rhodes Boyson）爵士在 BBC 上发表讲话，称同性恋是不自然的，并声称如果同性恋行为被消灭，艾滋病就会消失。《每日快报》刊印了这次讲话，但它也报道了我指责爵士罗德发疯的话 ❺ 。

5 月 20 日，我在第 4 新闻频道上接受了皮特·西森斯（Peter Sissons）的深度采访。电台是在回应首席医疗官编写的一份报告，报告建议孕妇、囚犯和同性恋男

---

❶ 引自 Second opinion sought: *BMJ*. 1988 Jul 2: 7

❷ 引自 Matthews L, Edwards R. Don't panic appealed to patients: alert over AIDS doctor. *Birmingham Daily News*. 1988 Apr 1.

❸ 引自 BMA Foundation for AIDS. Talking about AIDS. *Report*. 1988.

❹ 引自 Pallot P. Health services staff: AIDS video advice to doctors. *Daily Telegraph*. 1988 Apr 6.

❺ 引自 MP calls for war on AIDS. *Daily Express*. 1988 May 2.

人们主动去全科医生门诊进行检测，试图查实 HIV 病毒在普通社区的普遍性。政府收到该文件 2 个多月，但尚未就此做出任何决定。其他报纸也引用了同样的故事 ❶。西森斯先生想知道为什么在手术前对每位患者进行 HIV 检测并不能保护外科医生。我对他解释说，因为潜伏期可能有 3 年之久，这段时间内，病毒感染者检测为"艾滋病阴性"，他们会逃避检测，但是仍然可能传染给其他人。因此，安全起见，外科医生不得不依靠正常的预防感染的方法。然后我们继续讨论囚犯，他又一次变得非常咄咄逼人，最后要求知道为什么 HIV 阴性的囚犯和可能感染但没有接受检测的人能够关在一起。我说，"如果你和我被关了 1 年，而且我是艾滋病毒阳性，除非我们有同性恋性交，否则我不会感染你"。采访立即结束了，但我的笑容显示在屏幕上了，他的惊恐表情没有。

## 在诺维奇举行的 1988 年年度代表大会艾滋病辩论

可悲的是，我的亲密朋友本尼·亚历山大博士在当选不久长了恶性脑肿瘤。这年的大部分时间，他都缺席

---

❶　引自 Extended AIDS test urged. *Guardian*. 1988 May 21.

工作，他的副手亚历山大·桑迪·马卡拉（Alexander Sandy Macara）博士完成了他的大部分工作。然而，本尼表现出令人难以置信的勇敢和勇气，坚持自己处理艾滋病问题。

议程委员会收到一项动议，批评理事会不执行 1987 年决议的决定。我认为，并说服议程委员会同意，这在理事会（及其主席）看来是一项不信任议案。同样，这件事要在主席年度讲话后立即采取，而且会把关于艾滋病的科学和临床辩论明确区分开来，安排到 2 天后。

谴责动议是由儿科医生詹姆斯·奥珀亚德（James Appleyard）博士提出的，他在 1972 年是初级医生拒绝支付全国医学总会保留费的主要推动者之一。他得到了来自诺维奇的全科医生、当地分部和会议组委会的受欢迎成员皮克斯吉尔（Pickersgill）博士的支持。

该委员会的决定得到了 1987 号决议推动者基博－埃利奥特（RA Keable-Elliott）博士的支持，因为在他看来，该议案的措辞是有缺陷的。字面解释，这意味着医生可以不经患者许可从他身上采取血液（他在 1 年前竟然没有想到，本来可以省去这个大麻烦）。他受到医药学术职员委员会主席和全科医疗服务委员会主席的支持。动议被击败，引用《英国医学杂志》的话，"都没有必要进行投票"❶。然后，我们就等着 2 天后"真正的辩论"。

周三上午，来自圣海伦斯的部门代表苏伦德拉·库马尔（Surendra Kumar）博士提出，"艾滋病毒检测只能在患者完全知情同意的情况下进行"。基博－埃利奥特博士随后提出了一项修正案，这是英国医学会赘言的典型例子——"艾滋病毒检测只能在患者明确同意的情况下进行"。也有可能出现个别情况，比如当医生认为，背离这一原则有助于保护患者的最佳利益，但如果医生这么做，他或她必须要准备向法院和医学总会证明此举的正确性。它得到了 1987 年辩论的主席凯尔（Kyle）先生的附议，并得到了主要委员会领导人的支持。有报道说我请求代表机构通过它 ❷。因为它是显而易见的陈述，完全符合我的观点，还保住了学会和布里斯托惨案的那些人的面子，我还能怎么办？它通过了，英国医学会自己制造的另一个潜在灾难"艾滋病危机"也度过了。

在接下来几年里，艾滋病成为一个主要的国际健康问题，非洲部分地区几乎被它摧毁。然而，在英国，它得到了相当好的控制，部分原因是《艾滋病与你》和其

---

❶ 引自 'Scrutator.' The week in Norwich. *BMJ*. 1988; Jul 16: 208.

❷ 引自 'Scrutator.' The week in Norwich. *BMJ*. 1988; Jul 16: 223–4.

他出版物发起的关于"安全性行为"的公共教育，医疗团队提供了好的服务质量，以及对求医人的信息保密。此外，随着抗病毒药物的发现，这个病现在可以治疗了，但在英国医学会丧失理智的时候还不能治。

## A Royal sesquicentennial year
# 第 14 章 一个皇家百年纪念年

英国医学会由查尔斯·哈斯廷斯（Charles Hastings）于 1832 年 7 月 19 日始创于伍斯特，因此 1982 年是它的百年纪念日。爱丁堡公爵在 1959 年成为该学会的第一位非医学主席，得知威尔士亲王同意担任 1982 年的主席后，他在 1981 年的会议上"选举"为候任主席只是一个简单的形式。

英国医学会的主席是一个名义上的角色，至少在理论上它是完全与政治无关的。该职位通常由一位杰出的临床医生担任，这个人通常与举办年会的城镇有联系。1980 年，该镇是泰恩河畔纽卡斯尔，主席职位由著名的神经学家约翰·沃顿（John Walton）爵士担任。他的继任者在上任前生病，约翰因此连任了，而在威尔士王子任主席期间，约翰爵士承担了最多的主席职责，事实上，是连续 3 年的主席。

年度大会延期会议（Adjourned Annual General Meeting AAGM）第一项是新主席的就职仪式，由离任主席主

持 ❶。主席随后发表演讲，由代表机构的主席致谢。

1982 年在皇家节日音乐厅举行的年度大会延期会议，是事故最多的（图 14–1 和图 14–2）。《全科医生》的一篇报道"谁给王子写信？"实事求是的描写了王子如何开始演讲。在没有"同胞"提到当时的场面是多么常尴尬。

王子开始说："去年，我收到一位医学界成员的来信，他说如果我接受英国医学会的主席一职，他的同事会很高兴且荣幸，尽管当我被视为积极关注学会事务时，我的公众形象可能会受到损害。信中接着说，他担心这只会让我这个年龄组的医生疏远我，最担心的是受到所有年龄段的批评。"他继续说，"这封信末尾提醒我说，英国医学会的英文缩写代表着'偏执的，垂死和冷漠'"❷。

坐在王子旁边，我能看到 2000 多名观众，很多是医生和他们的家人，对他们听到的内容感到惊恐和震惊。我知道有一个非常困难的局面要我处理了——我不得不向听众解释，他们想要我在不冒犯新主席的情况下捍卫学会的声誉。

---

❶ 引自 Court Circular. *The Times*. 1982 Jul 8.

❷ 引自 Who wrote to the Prince? *General Practitioner*. 1982 Jul 16.

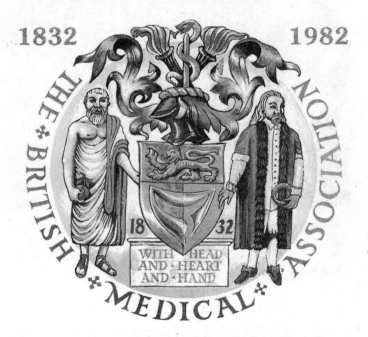

BRITISH MEDICAL ASSOCIATION
150th ANNIVERSARY

1832　1982

ADJOURNED
ANNUAL GENERAL MEETING
1982
THE ROYAL FESTIVAL HALL LONDON SE1
WEDNESDAY 7th JULY 1982 at 8-00pm

图 14-1　年度大会续会的程序，1982 年 7 月 7 日，显示了官方英国医学会纹章（"两位老年男性用手扶着"）。© 英国医学会

195

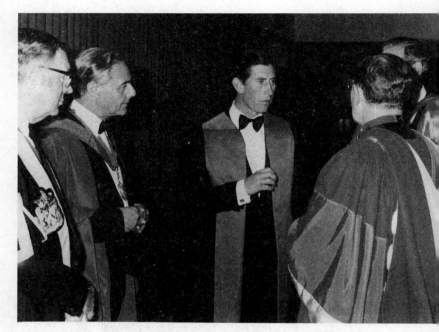

图 14-2　威尔士亲王就任英国医学会主席之前的会面，皇家节日音乐厅，1982 年 7 月 7 日。从左到右：托尼·基布尔－埃利奥特博士、我、威尔士亲王、约翰·沃尔顿爵士和约翰·哈佛博士。© 英国医学会

　　王子继续赞扬那些在国家医疗服务和在南大西洋服役的武装部队工作的医生对职责的奉献，并表达了他对职业标准受到侵蚀的担忧。他接着描述了他认为的英国锡克教社区面临的困难，抱怨锡克教女性不能去看男医生，也没有锡克教女医生❶。这种说法跟很多听众的经

---

❶　引自 The Prince fears erosion of health standards. *The Times*. 1982 Jul 8.

验都不匹配。然后他批评了学会对"免费医疗"的消极态度。

我以感谢王子的讲话开始我的回应，然后继续说，任何选举一个伦敦东区犹太文法学校男孩担任其最高政治职务的学会都不可能偏执。我向他保证，在信中的B代表了英国，英国医学会成员为此感到骄傲。观众开始看起来不那么生气了。然后我指出"M"代表医学，也代表会员，最近我们会员人数的增加表明我们绝非垂死挣扎。观众看起来更高兴了。最后，我告诉我们的主席，如果他在担任我的职位，他会很快了解到，学会完全不是无动于衷。这句话引起一阵欢呼和热烈掌声。我成功为学会发言人的身份做了辩护（图 14-3）。

我的麻烦还远没有结束。会后招待会是在节日大厅的一个开放区域进行的，每个人收取 15 英镑就餐费。有个小区域是为王子和那些邀请来与他会面的人预留的。许多杰出的学会前主席，皇家学院主席和其他医疗贵宾都不在列，约翰·哈佛安排我把这些人带离那个区域。这群人的领头人是皇家医学会前主席和现任全国医学总会主席约翰·理查森，王子刚刚把英国医学会的最高荣誉，金质奖章，给他看。他和其他人一样，不怎么高兴。

成员们的行为令人难以置信。有食物供应，但服务很慢，等着的人几乎是在服务员走出厨房后就把食物拿

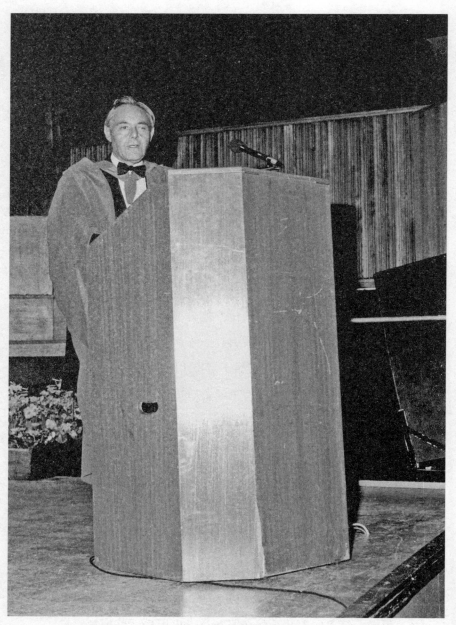

图 14-3　回复"偏执、垂死、冷漠"的演讲。© 英国医学会

走了。我的 3 个十几岁的孩子，也在那边，他们走到我面前大喊："爸爸，你一定要看看这个"。他们带我去看那些进入厨房寻找食物的成员。许多人厌恶地离开了，晚上结束时，很多食物都没有吃完。

第 2 天早上，约翰·哈佛和我被指示向节日音乐厅的管理层投诉，我们安排了一次会议，结果对方长篇大论的批评我们的成员，对此我们没有辩护。离会时我们感到非常谦逊和惭愧。幸运的是，唯一提到这顿饭的报纸文章只是抱怨食物分量。

7 月 19 日，官方的 150 周年派对在伍斯特举行。当地部门在技术学院举办了一个特别纪念会议，和电视剧《加冕街》（*Coronation Street*）的演员斯蒂芬·汉考克（Stephen Hancock），穿得像黑斯廷斯本人 ❶。

## 一个女性医生会议

接下来的周末，我在英国医学会主持了一个单独讨论女医生所面临的问题的大会。报道最多的演讲者是我妻子，她告诫会议，"如果女性不能代表自己，并声明自己的权利，她们将只是医疗无产阶级一部分的"。她敦促女医生竞选地方医疗委员会或英国医学会代表。她在会

---

❶ 引自 Auld Lang Syne time for the BMA. *Doctor*. 1982 Jul 22.

上表示，50 年代中期，当她的工作报酬极少，一位男性高级合作人说，他不认可的女性医生，坚持不让她为男性患者看病。

中午休会吃饭时，我们从议会厅走到了午餐供应区。女人们都站在一旁，好让我为她们开门。下午我用这件事提醒了他们，说"这个行业还是由中年男人主导，他们会开很多门，除了你们想要的那扇"。我进行了非官方表决——有个人大力支持把全科医生的 2 年医院职业培训变成兼职。媒体对该会议和它讨论的内容非常感兴趣❶❷❸❹。

接下来 1 个月，我与托尼·格雷厄姆，约翰·哈佛和妻子们，去夏威夷参加 WMA 的理事会会议。我们再次尝试就投票权进行讨论，但未成功，我们与南非医学学会的代表会了面❺。会议毫无作用，但之后我们度过了一个美妙的假期，游览了夏威夷的各个岛屿。我觉得毛伊岛是我见过的最美丽的地方，而檀香山是最丑的。

❶ 引自 Thomas J. Speak up or keep silent. *Doctor*. 1982 Aug 5.
❷ 引自 Mihill C. GPs vote for option on part–time training. *Doctor*. 1982 Aug 5.
❸ 引自 Walton P. Male chauvinism is alive and kicking. *Doctor*. 1982 Sep 16.
❹ 引自 Newman L. Women doctors' problems. *The Times Health Supplement*. 1982 Aug 6.
❺ 引自 Constitution of world body obscene. *Pulse*. 1982 Oct 16.

### 代表少数群体

1966 年我第一次参加年度代表大会时遇到的学会内少数群体如女医生和海外医生的代表问题没有得到解决。他们在学会理事会和委员会中的代表性严重不足。有 2 个组织无法直接使用谈判机制——即历史悠久的妇女医学联合会（WMF）和新成立的海外医生学会（ODA）。英国医学会组会讨论了这个问题，但在会议之前，官方发展援助主席卡里姆·阿德马尼（Karim Admani）博士告诉记者，会议只是"装门面"。WMF 主席多萝西·沃德（Dorothy Ward）博士采取了更积极的态度。对于谈判委员会和理事会是否应该给海外医生和妇女设置特定席位，意见分歧很大。英国医学会委员会成员玛丽·怀特（Mary White）博士表示，女性不应受到积极歧视，因为这意味着不平等。哈米德·侯赛因（Hamid Hussein）博士本人也是一名海外医生，他也不想要任何特权 [1]。

我将会议分成 2 个独立的会议召开，但都得出了相同的结论——少数群体不想要特权。在妇女大会上填写的一份保密问卷显示，91% 的与会者都这么认为 [2]。

---

[1] 引自 Cave S. BMA set for minority debate. *Pulse*. 1982 Oct 30.

[2] 引自 Kenmard N. Minorities to leave BMA unscathed. *Pulse*. 1982 Dec 18.

12月14日，英国医学会理事举行了一个正式晚宴，威尔士亲王出席（图14-4），他一如既往提议为"公共健康"举杯，《泰晤士报》为他的讲话发表了长篇摘要。他作为非正统的药品大声呼吁，恳求医生治疗人的整体性失调，不仅是身体上，还包括心理上，包括患者的自我形象、对物理和社会环境的依赖，以及他和宇宙的联系❶。我敢肯定，大多数听众都和我一样，同意这部分内容。

托尼·格雷厄姆做了回应，然后提出了"客人"的健康的概念，国务大臣诺曼·福勒对此做出了回应。出席的嘉宾包括许多著名的英国医学的过去和现任领导，但我特别高兴看到3位来自爱丁堡的同代人，空军元帅大卫·阿特金森（David Atkinson）先生，陆军中将艾伦·雷伊（Alan Reay）爵士，和现任爱丁堡皇家外科医学院主席詹姆斯·弗雷泽（James Fraser）爵士❷。一个不错的团队！

虽然12月31日是一年的最后一天，"主席任期年"却延长到1983年。3月15日，刚参加完理事会和2个资深委员商谈会的威尔士王子，又在医院初级职员委员会发表了讲话。他坐在委员会主席迈克尔·里斯（Michael

❶ 引自 Prince Charles: drugs–the patient has had enough. *The Times*. 1982 Dec 16.

❷ 参见 *The Times* 1982 年 12 月 15 日的完整列表。

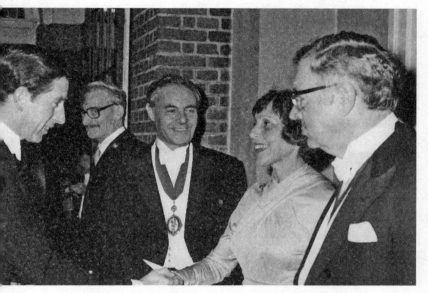

图 14-4　在议会晚宴前问候威尔士亲王，英国医学会大楼，1982年。从左到右：威尔士亲王、一名不知名的英国医学会员工、我、雪莉·马克斯和托尼·基布尔－埃利奥特博士。© 英国医学会

Rees）博士和我之间，他积极参与了关于医疗人力规划的讨论❶。那年晚些时候，他在肯辛顿宫的国家公寓举办了一场招待会，结果证明这是一次非常有趣和非正式的活动。公平地说，考虑到他皇家身份带来的明显局限性，尽管他的演讲引起争议，仍然可以说，他担任主席的这一年，很好地服务了英国医学会（图 14-5 和图 14-6）。

------

❶　引自 Medical manpower in the Year 2000: Prince Charles hears juniors' views. *BMJ*. 1983; 286: 1073.

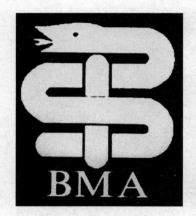

图 14-5　第一个英国医学会标志，嘶嘶叫的锡德（Hissing Sid），1985。© 英国医学会

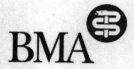

图 14-6　当前的英国医学会标志。© 英国医学会

*International problems and*
*political speculation*

# 第 15 章　国际问题和政治猜想

　　1983 年，我的主要任务与国家医疗服务及英国医学会没有关系，但与苏联反犹太主义有关。苏联犹太人医疗委员是为了支持苏联医生和那些遭受学术性伤害的专家们，作为其中一员，我签署了《泰晤士报》发表的一封公开信，希望更多人注意到他们的困境，并敦促苏联政府停止迫害 **❶**。1 周后，据说撒切尔夫人写了一封信给夏兰斯基太太（Shcharansky），支持她为释放她丈夫所做的努力。她丈夫是著名物理学家阿纳托利·夏兰斯基（Anatoly Shcharansky），他曾绝食示威 14 周，正在被强制喂食。在撒切尔夫人看来，新的苏联领导人释放查兰斯基将是朝着更好的东西方关系迈出的一步 **❷**。我去戈尔

**❶** 引自 Black D, *et al*. Jewish doctors in the USSR. *The Times*. 1983 Jan 6.

**❷** 引自 Knipe M. Thatcher support for dissident. *The Times*. 1983 Jan 15.

德斯格林（Golders Green）参加会议时，出席的还有夏兰斯基夫人和北西伦敦的欧元议员贝瑟尔勋爵，后者带着总理的支持而来❶。我谴责使用强制喂食，将其描述为"令人反感的过程"。1986年，苏联当局释放了阿纳托利·夏兰斯基，我有幸见到了他。我觉得他的经历让我谦卑，并表示希望英国医学会的运动多少有帮到他❷。

4月，我参加了在伯恩茅斯举行的皇家护理学院年会。护士们就工资问题与政府发生争执。他们的主席，希拉·奎因夫人说，政府承诺为护士设立的审查机构，绝对有必要在1984年4月运作起来，她扬言将动用政治力量来影响下届大选。争执的一个要点是政府在审查机制中纳入护理辅助人员的决心。我告诉代表们，英国医学会支持皇家护理学院的观点，即应排除护理辅助人员❸。尽管皇家护理学院委员会主席欢迎我的干预，但一些护士认为我的提议"居高临下"❹。

---

❶ 引自 Dissident's wife speaks out. *Borehamwood Times*. 1983 Jan 20.

❷ 引自 Marks meets released Soviet dissident. *General Practitioner*. 1986 Oct 17.

❸ 引自 Bassett P. Royal College of Nursing could use 'political forces' over pay. *Financial Times*. 1983 Apr 12.

❹ 引自 Cousins J. Nurses' RB earns full Marks. *Hospital Doctor*. 1983 Apr 21: 4

在医院高级医生会议上，顾问外科医生迪克·格林伍德（Dick Greenwood）先生说，"随着国家海外医生赞助组织使更多外国毕业生留在英国，也应该有另一个计划来赞助他们返回"。他拼写出："SOD OFF"（滚蛋）。于是，一阵猛烈的抗议爆发了，一个医生指责他使用国民阵线（National Front）语言。我在会议提醒，英国医学会反对种族主义，有几位海外医生支持我。迪克·格林伍德认为，他跟很多移民一起工作过，他不是种族主义者，大家却没有接受他的幽默 ❶。那些人中也包括我。

## 邓迪年度代表大会

这一年的年度代表大会在邓迪召开，这个小镇与纳布卢斯相连，而纳布卢斯是一个巴勒斯坦城镇，跟狂热地反对以色列的法塔赫运动联系密切。巴勒斯坦解放组织国旗就在镇大厅前门飘扬，我告诉我们的秘书处，我不会从那面旗下面走过，只会从后门进入大楼。这样局面就非常尴尬了，但镇议会解决了问题，他们把所有挂着的旗帜都送去干洗了。

邓迪有一个很小的犹太社区，会议前一天晚上，我在当地教区的教堂安排了一个跨宗派的礼拜。主教务长

----

❶ 引自 *Hospital Doctor*. 1983 Jun 6.

和其他民间和学术界的权贵出席，小犹太社区的牧师拉比·马尔科姆·魏茨曼（Rabbi Malcolm Weizman）也参加了。之后，每个人都被邀请参加邓迪希伯来会众的招待会，在那里我再次表达了我对自己犹太传承的自豪感 ❶。

这一年，大的医疗政治争论围绕着一个报告《核战争对医疗的影响》展开，该报告由科学委员会编写 ❷，在 3 月的理事会上做了讨论。该文件考虑了现有的所有证据，得出的结论是，目前没有有效的有反对核攻击的民防策略，这直接违背了政府的政策。在理事会会议上，托尼·格雷厄姆询问理事会是否希望他在代表机构上代表理事会采取明确的路线。托尼·基布尔－埃利奥特认为英国医学会不应参与政治，应该坚持医药路线，许多成员也赞同。另一方面，社区医生主席斯图亚特·霍纳（Stuart Horner）表示，提议不与民防合作时，他的执行委员会并没有打算参与政治，他相信人们会想从英国医学会寻求明确的政策。在理事会后的一个媒体采访中，我表达了我的决心，就是确保核战争问题得到

---

❶ 引自 Goldman E. Kirk to kiddush. *Jewish Chronicle*. 1983 Jul 1.

❷ 引自 British Medical Association. *The Medical Effects of Nuclear War*. Oxford: John Wiley and Sons; 1983.

合理审议，并为其分配足够的时间 ❶。我接着说："根据现在的程序，很难移动到下一个事务，虽然在几年前这是比较常见的，想要这样做，必须主席同意和 2/3 的多数票"。

　　然而，一份医学报纸报道，这正是发生的事情。"会议对自己关于核战争医学影响的出色报告表示祝贺，并对核攻击的影响表示震惊后，便将其像一桶放射性废物一样彻底埋葬。代表们决定什么都不做，以免让他们的领导尴尬" ❷。在我看来，学会没有采用政治立场，但已经成功地把核战的现实带给大众，但我们意识到政府对我们一点都不满意 ❸。

209

　　转到下一个事务又引发了另一场危机，一群被称为"有色人种医生"的人抗议种族歧视。事实上，他们关于种族主义的动议在下午 5 点 20 分被要求进行辩论，当时动议的提议者不在大厅里。我们推测他已经回家了。我试图安排其在第 2 天进行辩论，但代表们拒绝更改会议的议事规则。在会议上获得该学会奖学金的海外医生黛博·博斯（Deb Bose）博士说，种族主义是一个不恰当

----

❶　引自 Kent A. Nuclear report divides the BMA Council, but ARM chairman promises fair hearing. *Current Practice*, 1983 May 13.

❷　引自 Going through the motions. *World Medicine*. 1983 Jul 23.

❸　该报告成为一份非常重要的原始文件，并于 2006 年 2 月以书面证据提交给国防部特别委员会。

的词。在他看来，有时候，已经是英国长期居民的海外
医生也会歧视新来的人 ❶。

## 多伦多会议

9 月，我们参加了一个英国医学会和在加拿大医学
学会在多伦多的联合会议。我和雪莉特别高兴能去那里，
因为我们的女儿劳拉正在安大略省温莎大学攻读教育硕
士学位。她在英国伦敦大学心理学获得了学士学位，然
后在久负盛名的教育学会获得教师资格，但随后发现几
乎不可能找到见习教师职位。最终她在一个教会学校找
到工作，但是，当她试图引进进步的想法时，遇到了麻
烦。她的生活变得很烦琐，一个朋友建议她申请英联邦
奖学金。她拿到了，然后选择去温莎。

劳拉在多伦多拜访了我们，我们安排与她共度周末。
温莎虽然在加拿大，但实际上是美国底特律的一个郊区。
周六没有从多伦多飞往温莎的航班，所以我们飞往了底
特律，接着在多伦多机场通过美国移民局审查。上周日，
我们直飞回到多伦多，然后开始了一个横跨加拿大的旅
程，终点在温哥华。

几个月后我们查看了自己的护照，发现我们仍然有

---

❶ 引自 Lymn P. Coloured doctors walk out in protest. *Birmingham Post*. 1983 Jul 1.

多伦多签发的出境文件，好像我们从未离开美国。我给伦敦大使馆写信说明情况，交还了文件。我们没有收到通知，但我们很确定，回去的时候曾见过移民局官员。

## 催眠的事情

威尔士王子曾在主席演讲中批评学会对待替代医学的态度，因此，后来成立一个由杰出麻醉师吉米·佩恩（Jimmy Payne）教授主持的工作组。10 月，我主持了一个关于催眠的研讨会，吉米也参加了。特伦特河畔斯托克的伯纳德·谢夫林（Bernard Shevlin）博士是一名全科医生，他已经用催眠治疗了 2000 多名患者，声称催眠比镇静剂更安全[1]。我在使用催眠方面也有相当多的经验，接受过相关技术的培训，并且是英国医学和牙科学会催眠研究学会的成员。我曾在博勒姆伍德使用这种方法"麻醉"牙科患者并治疗哮喘、湿疹和焦虑状态。

我质疑了谢夫林医生，让他在 3 名观众身上证明自己的技术。医务助理人员的报纸《目前的实践》报道了谢夫林博士未能诱发 3 名志愿者精神恍惚，并称几个观众观看演示的时候倒是被催眠了[2]。

---

[1]　引自 Hypnotism 'safer' than tranquillisers. *Doctor*. 1983 Oct 6.

[2]　引自 Unconvincing performance. *Current Practice*. 1983 Sep 30.

## 世界医学学会的更多问题

临近年底，我参加了在威尼斯举行的世界医学学会理事会会议。英国医学会决定，如果无法解决体制问题，我们将在 1985 年的大会上退出世界医学学会。但是，关于制度的讨论没有取得任何进展。意大利人非常关注的是，欧洲有太多的新医生们在接受培训，医疗行业真的有失业风险。他们想讨论这项问题，但律师提醒我们，该组织因为慈善原因登记在纽约，讨论就业议题会违反美国的反托拉斯法❶。尽管如此，我还是设法把这个项目提上了议程，但没有发生任何重大的改变。

## 风中的稻草

1983 年 9 月，距离托尼·格雷厄姆理事会主席任期结束还有 9 个月。但据《医生》杂志称，英国医学会里面传言盛行，推测他会续任❷。文章声称格雷厄姆先生担心续任问题，他也曾秘密和托尼·基布尔－埃利奥特讨论交换工作的可能。也有消息说，全科医疗服务委员会

---

❶ 引自 BMA likely to quit world medical group. *Glasgow Herald* 1983 Dec 12.

❷ 引自 McCormack M, Bishop M. Job–swap idea may fill Council chair. *Doctor*. 1983 Sep 15: 2

前主席约翰·鲍尔，可能也想竞选主席职位，并且，"另一个可能的竞争者是受欢迎、但谦虚的北伦敦的全科医生约翰·马克斯，但是想让他成为主席，他的支持者们必须有所行动"。也有人猜测即将举行的顾问委员会主席选举，文章暗示布赖恩·刘易斯博士可能会获胜。对我来说幸运的是，与我有着良好私人关系的莫里斯·伯罗斯（Maurice Burrows）取得了胜利。

几周后，《脉搏》在其日记专题中声称，在 6 月份的日记中首次透露两个托尼之间的工作互换的想法已被放弃，因为面对一些反对意见。日记的作者声称，听说"知情者已经赌约翰·马克斯成为下一任主席"❶。2 月，托尼·基布尔 – 埃利奥特宣布，他将不会连任财务主管，他"可能"会竞选理事会主席❷。

---

❶ 引自 Marks times BMA Chairman? *Pulse*. 1983 Dec 10.

❷ 引自 Charles J. BMA Treasurer to step down. *General Practitioner*. 1984 Feb 10.

*Two crises and one election*

# 第 16 章　两次危机和一次选举

　　1984 年轰轰烈烈地开始了。在一个电视节目批评全科医生的代理服务后，卫生部长肯尼斯·克拉克（Kenneth Clarke）签署了一份文件，阐明了政府限制全科医生使用此类服务的意图❶。真正的问题是：一些代理服务不足，医生和管理的不足会使患者处于危险之中。另外，内城区许多独自执业的、居住地远离诊室的医生，发现自己很难得到请假、晚上或周末休息的补偿。我认为，大城市中没有代理服务的全科医疗将无法生存，这个观点我在 20 年前就说过。

　　全科医生们非常愤怒，因为文件未经协商就被发布了出来。很明显，不管医生们怎么想，肯尼斯·克拉克都会推进改革。就英国医学会而言，还有另一个问题——英国医学会管理着一个中央咨询服务委员会（CAC），该委员会与代理公司之一空中呼叫（Air Call）

❶　引自 Rivett G. *From Cradle to Grave: 50 years of the NHS*. London: King's Fund; 1998.

有直接联系。另外，皇家全科医师学院的等级制度热衷于控制代理服务，还有一项政策，即所有代表都必是全科医疗的负责人，或者有资格成为负责人。因此，这场争论再次凸显了英国医学会和皇家全科医师学院之间的尖锐分歧，不过我知道我要忠诚于谁。

医生极其不喜欢参加会议，除非他们感觉非常有必要。埃塞克斯的伍德福德约有 200 名愤怒的家庭医生开会，在只有 2 名反对者的情况下，投票表示，如果实施不可接受的控制措施，英国医学会应宣布正式辩论，并建议其成员采取适当行动。我认为"自学院成立以来，我一直是学院的成员，我对它干预政治深恶痛绝。我已经让学院知道我的观点，我建议你们也这样做"，这个评论受到大家的支持。学院理事会成员雪莉询问在场的 30 名左右皇家全科医师学院成员赞同学院还是英国医学会。所有人都投票支持英国医学会❶。我还参加了在克罗伊登的一次会议，有 120 名医生支持英国医学会的立场，第 2 天我去了温布利，另外 200 名医生也持相同观点 ❷。

2 月 28 日，我参加了学院北伦敦和西伦敦教师的一

*215*

---

❶ 引自 Mihil C. East London doctors vote for industrial action. *General Practitioner*. 1984 Feb 23.

❷ 引自 BMA tells doctors to take softly, softly approach on deputies: *Doctor*. 1984 Feb 23.

次特别全体会议，会议在学院总部举行。有 60 名多名成员出席，听取学院秘书，也是一名教师的比尔·斯代尔（Bill Style）博士捍卫他和学院地位的讲话。他讲完后，我说："我们最后一次告知学院，订立条款、条件和报酬这些事情，都与它无关。"这引起了"雷鸣般的掌声"，会议压倒性地支持了与会者提出的全科医疗服务委员会应处理整个争端的提案 ❶。

皇家学院理事会的一次会议听取了其主席欧文博士的报告，他说，学院向其 11000 名成员发出的咨询文件，展示了大量的支持措施。学院做的不止于此，它呼吁政府"尽快"确保所有代表都应成为负责人或有资格成为负责人。尔湾和斯泰尔斯博士都获得了起立鼓掌 ❷❸。

我率领一个代表团会见了克拉克先生，其中包括英国医学会中央咨询委员会主席莱昂内尔·科佩洛维茨（Lionel Kopelowitz）博士。我们再次明确地向部长提出，只有全科医疗服务委员会可以为全科医生协商 ❹。最后双方达成妥协，但是，对学院很重要的"代表应至少有资

---

❶ 引自 RCGP told to quit row on deputies. *Doctor*. 1984 Mar 8.

❷ 引自 Charles J. Act swiftly on deputies' call. *General Pratitioner*. 1984 Mar 16.

❸ 引自 Dr Shirley Nathan. Personal communication.

❹ 引自 Deputising–BMA spells it out for Clarke. *Pulse*. 1984 Mar 16.

格成为负责人"的要求，并没有纳入法规。

尽管有政治分歧，我们还是尝试保持合理的个人和社会的关系。5 月 16 日，理事会主席在英国医学会大楼举办晚宴，邀请肯尼斯·克拉克出席。我借此机会给了他一本我关于地方医疗委员会的小册子，因为我认为这会提高他对全科医疗的理解。我收到了一封来自他的感谢信，他承诺会在课余时阅读我的小册子❶。我不知道他读了没有。

因为买房子的问题，理查德、他的妻子希拉里、儿子奥利弗和乔伊，在母亲们的帮助下，都在春天搬去了布朗盖布尔斯，待了 6 个月。这种安排令人难以置信。4 月，我们的大女儿海伦宣布和都柏林商人马克·海因布赫（Mark Hainbach）订婚。马克的父亲库尔特是一名训练有素的纺织工程师。他于 1938 年从奥地利逃出，途经伦敦前往都柏林，时机合适的时候，他在那里建立了一家成功的制造针织亚麻服装的企业。库尔特娶了苏格兰长老会女士艾拉，最终他们都皈依了罗马天主教。可悲的是，库尔特在马克年仅 14 岁时就去世了。海伦和马克为我们又生了 2 个孙子，凯瑟琳（一直被称为凯蒂）和马修。这终于结束了我们对爱尔兰的反感！

*217*

---

❶ 引自 Letter from The Rt. Hon. Kenneth Clarke QC MP. 1984 May 24.

## 1984 年年度代表大会

1984 年的年度代表大会在曼彻斯特举行，除了选出理事会主席，这件事儿我会单独讲，一切都还算顺利，除了两场辩论，一个是关于投资信托，另一个关于军备竞赛。

托尼·格雷厄姆担任主席的早期，曾与一家保险经纪人公司谈判，希望能为英国医学会成员提供特殊的金融服务。成立了一家名为英国医学会服务有限公司（BMA Services Ltd，BMAS）的合资企业，我是它的第一批客户之一——他们为我在埃尔斯特里的新房子安排了抵押贷款。BMAS 一直向成员推荐的信托组合包括烟草业的股份。我警告过他们，这是错误的，会被一些成员憎恨，但有人告诉我，不可能建立一个完全无烟草的信托。这件事后来在初级会员论坛（Junior Members' Forum）上被提出来，但更重要的是社区医生非常生气。盖布里尔·斯加利（Gabriel Scally）博士告诉代表们，参与这样的信托会令学会难堪，并在公开反对吸烟时损害学会的权威。英国医学会的财务和 BMAS 董事之一托尼·基布尔－埃利奥特，敦促他们投票反对动议，他说动议是在"根本误解"基础上提出的，这让代表们感到不安。投票结果非常接近，但我注意到英国医学会理事会的几个不是代表的成员也投了票，这些票是无效的。我主持重新投票，169∶99 的计数显示大多数人支持动议 ❶。托尼·格雷厄姆很高兴看到成员们做好准备把患者利益至于自己的财务利益之上，并表示 BMAS 将不得不重新审视这个问题。他们成立了一个这样的基金，在之后很多年都做得很成功。

　　巴斯分部提议，呼吁"大量和逐渐地减少全球军火支出，包括核武器和常规武器，把其中一部分钱释放给国内的医疗保健和福利，或是给发展中国家"，这项提议以超过 2/3 以上多数获得通过。一位记者说，我低声说"好家伙"，向投票致敬❷。这又是一个恶化我们和政府关系的决定！

　　我们的活动也引起了右翼报纸《每日邮报》的不满。一篇讽刺的社论提到我们每年在各种问题上的高谈阔论——"击倒它"；"打倒吸烟"（自然）；"机智的（原文如此）国家在健康方面花钱"（自然）；"打倒核武器"。文章建议我们停止为支持的条款狂热游说，编辑最后暗示英国医学会应该警惕"大会损害你的形象"❸。接下来的

219

---

❶　引自 Vote snub to Keable–Elliott over tobacco investments. *Hospital Doctor*. 1984 Jul 24.

❷　引自 Bishop M. Good Lord! *Doctor*. 1984 Jul 12.

❸　引自 Quiet please, Doc! *Daily Express*. 1984 Jul 6.

一周，报纸以"这是你们的对策"为题下发表了我的答复。我指出，我们为患者的福祉尽心过 150 次辩论，但是，报纸而非英国医学会，能决定哪些可以被突出打印。我认为，也许报纸本身应该警醒：《每日邮报》的编辑们会限制你对英国医学会大会的理解 ❶。

### 理事会主席

托尼·格雷厄姆的主席职务将在本次会议结束时到期，同时，我也不再担任代表机构的主席。托尼·基布尔 – 埃利奥特 3 年的财务主管任期也结束了。很明显，我和托尼·基布尔 – 埃利奥特多年来都在争夺"最高职位"，而且我们都对自己胜出充满信心。

我们有非常不同的医学政治背景。自 1966 年以来，我的整个医学政治生涯一直是"英国医学会人"，并且还深入参与了"全科医生政治"。另一边，托尼本质上是一个"地方医学委员会、全科医疗服务委员会"人，仅在 1974 年选为全科医疗服务委员会主席后参与到英国医学会事务中。我们俩都是主要官员，都有资格参加"手艺"委员会会议及研讨会。我用心去参加大多数会议，特别是那些代表少数群体的，因为我认为，在武装部队的医

---

❶ 引自 Marks J. The remedy is yours. *Daily Express*. 1984 Jul 12.

生、职业医学和其他小"手艺"行业的医生，迫切需要
行业作的整体性支持。托尼很少参加，他忙于维持学会
的偿付能力。然而，在全科医疗服务委员会谈判人员精
心组织下，他得到了理事会大多数全科医生的支持。我
是由顾问主席莫里斯·伯罗斯（Maurice Burrows）提名
竞选的，得到了医疗学术主席、麻醉学教授吉米·佩恩
（Jimmy Payne）的支持。在许多初级医生和其他人的支
持下，我拿到了 38 票承诺，足以获胜。

　　学会财务主管由代表机构成员选举，在会议开始时
进行，之后理事选举其主席。年度代表大会开始前的周
日下午，托尼·基布尔－埃利奥特和我去散步。我提示
到，如果他不再担任财务主管，未来 3 年将有一个缺乏
经验的人负责。我对他说，我有足够的票证来保证我的
选举，我真的需要他作为财务和同事留下来。我们都没
有公开发表意见，但当他在周一上午被提名为财务主管
且无反对当选的时候，情况就很明了了。

　　年度代表大会结束时，理事会在主席的主持下举行
了会议。我无反对当选，很多年后，我才了解到一位著
名的全科医生曾想跟我竞争。来自阿伯丁的外科医生詹
姆斯·凯尔（James Kyle）成为代表机构的新任主席，我
的好朋友本尼·亚历山大被选为他的副手。

221

对于我的当选，媒体的报道各式各样 ❶❷。《英国医学杂志》给了一个段落的版面 ❸。《英国医学会新闻评论》发布与年度代表大会相关的特刊，封面上有托尼和我的照片，标题为"马克斯和花钱的人"，内页有关于我们的文章 ❹。《犹太纪事报》发表了完整的故事和照片 ❺，我被邀请填写一份表格，以期将我列入《犹太年鉴》的名人录部分 ❻。

有一件不愉快的事。年度代表大会之前一周，我给朱迪思·查尔斯（Judith Charles）做了一个很长的采访。她的文章题目是"不代表全科医生利益的领导"，文中她说我的选举"可以被讽刺的看作是全科医生在该组织权力的减弱"。她的结论是建立在一年前的一场事故之上，当时我在地方医学委员会被嘘了，因为我反对全科医疗服务委员会领导的医疗人力方案。文章的其余部分属实的分析了我和托尼的职业生涯，特别是学会内的小众会员在我当选中所扮演的角色，她把他们草草归类为"零

❶ 引自 New BMA leader's pledge. *Pulse*. 1984 Jul 14.

❷ 引自 GP lands top BMA job. *Current Practice*. 1984 Jul 13.

❸ 引自 BMA Council meeting. *BMJ*. 1984 Jul 21.

❹ 引自 Albert T. Gamekeeper turned poacher. *BMA News Review*. 1984; 10(8): 14–15.

❺ 引自 GP new BMA head. *Jewish Chronicle*. 1984 Jul 13.

❻ 引自犹太年鉴中未注明日期的信。

星人物"。文章结尾她陈述道："约翰·马克斯已经完成了他渴望的引领英国医学会的个人愿望"❶。

"绝望"（desperate）这个词既不合理也不正确。另一位记者迈克·麦考马克（Mike MacCormack）在《医院医生》（*Hospital Doctor*）中写道，在我升任英国医学会理事会主席的过程中，雄心壮志所起的作用相对较小，并描述了我是如何走进这份工作的，因为代表机构主席一直都是一个强劲的候选人。他和朱迪思·查尔斯，不会知道 6 年前我是如何被别人说服，反对我的亲密朋友本尼·亚历山大竞选代表机构的副主席的。他还引用了我的话，"如果我放弃了主席身份，我想被记住的是，曾经参与过在把英国医学会从一个相对低效的清谈俱乐部，转换为一个高效的医疗职业所有分支机构的代表组织，且能维持行业的地位和医疗服务标准"❷。

## 全国医学总会选举

1979 年，我曾被选入全国医学总会。1984 年夏选举再次到来。我实在是忙于其他事情，根本没有提交竞

---

❶ 引自 Charles J. Leader not in the interest of GPs. *General Practitioner*. 1984 Jul 13.

❷ 引自 MacCormack M. Battling cockney who loves a fight. *Hospital Doctor*. 1984 Sep 6.

选演讲。结果，我的名字不在新宣布的成员列表中。事后之见，没入选对我来说是好事，因为接下来 5 年非常忙碌，我完全没有为全国医学总会服务的时间。该选举在医疗新闻界吸引了相当多的关注，因为投票率非常低，只有 34%❶❷。

### 开始我的新工作

理事会主席的职责远不只是主持理事会和其他公认的医学政治活动的正式事务。我很幸运地拥有了一位出色的秘书琼·费尔伯恩（Joan Fairburn）夫人，她退休后，戴尔·韦斯特韦（Dale Westerway）是一位当之无愧的继任者。我当选后那 1 周，除了主持常务会议外，还参加了研究生医学教育（CPME），常设医疗咨询委员会（SMAC）❸和 BMAS 的董事会的联席会议。

2 周内，我主持了第一个工作组会议，讨论与国家医疗服务管理相关的格里菲斯报告（Griffiths Report）。

---

❶ 引自 Thomas J. BMA orders probe into disastrous Council vote. *Doctor*. 1984 Aug 9.

❷ 引自 Cameron J. General practice fails in election to the GMC. *General Practitioner*. 1984 Aug 21.

❸ 常设医疗咨询委员会（SMAC）有责任就"他们认为合适的医疗服务相关事宜"或由国务卿转交给他们的事宜，向卫生部长提供建议。它于 2005 年被废除。

秘书国家已任命了塞恩斯伯里（Sainsbury）的副总裁罗伊·格里菲思（Roy Griffiths）爵士，作为委员会主席编写一份国家医疗服务管理报告，报告给出的建议❶包括建立一个强大的综合管理委员会、加强区域结构，以及让临床医生更密切地参与管理决策。《英国医学杂志》❷起初谨慎的接受他们的建议，但学会担心，管理决策不应凌驾于临床医生之上。最后，政府强加了变革，大体上业内人士都表示合作。

次月，我参加了在梅奥郡举行的爱尔兰医疗组织年会，几周后，我成了英国犹太人代表委员会在英国医学会大厦对面的总部举办的午餐会的贵宾。有业内大佬出席，还有各级政客，以及前卫生部长杰拉德·沃恩（Gerard Vaughan）博士❸。演讲中，我谈到了这 2 个组织之间的相似之处，每个组织都代表了一小部分但定义明确的人群的利益，而生活在民主国家中的我们被归类为施压团体❹。我提醒听众，我是第二位担任英国医学会委员会主席的犹太人，第一位是来自伯明翰的全科医生所

---

❶ 引自 NHS Management Inquiry Report (Griffiths Report). London: DHSS, 1983.

❷ 引自 Business management for the NHS? BMJ. 1983; 287: 1321–2.

❸ 引自 Luncheons: Board of Deputies of British Jews. Daily Telegraph. 1984 Nov 9.

❹ 引自 Two of a kind. Jewish Chronicle. 1984 Nov 16.

罗门·索利·万德［Solomon（Solly）Wand］博士 ❶，几周前我在伯明翰参加了他的葬礼。

按照惯例，英国医学会决定为索利举行追悼会，索利是伯明翰东正教犹太社区的成员。为英国医学会高级成员举行的此类追悼会通常在理事会开会的周三，在距英国医学会大厦几码远的圣潘克拉斯教区教堂举行。许多会众的费用由成员的生活津贴支付，这保证了良好的出席率。距离英国医学会最近的正统犹太教堂在大波特兰街，但由于索利的第二个妻子不是犹太人，联合圣堂拒绝让我们在那里或在任何其他犹太教堂做礼拜。幸运的是，改革派犹太人更宽容，和已故的拉比雨果·格林（Hugo Gryn）欢迎我们转去西伦敦改革犹太教堂 ❷ 进行了与他的卓越相匹配的、令人感动的服务，我赞扬他为行业做出的贡献 ❸。

同年 11 月，我参加了第一次小型非正式集会，他们自称"职业首脑"学会，会上我遇到各种机构的主席，如法律学会、英国牙医学会、律师、兽医和建筑师等。我们讨论了影响所有职业的问题，保守党政府让他们的

---

❶ 引自 John Marks honoured at lunch. *General Practitioner*. 1984 Nov 18.

❷ 引自 Memorial Service, Dr S Wand. *The Times*. 1985 Jan 10.

❸ 引自 Profession pays its tribute to the GPs champion. *General Practiioner*. 1985 Jan 18.

大多数人的生活变得困难。没有议程，也没有会议记录，但我们做了大量有用的工作。

3 天后，我作为英国医学会理事会英国医学会代表团团长前往新加坡。行政官员和他们的妻子收到一个中国政府的请柬，邀请他们在会后参观中国的医疗设施，并在中国医学学会会面❶。离开新加坡的那天早上，雪莉生病了，而且每周只有一个从吉隆坡飞北京的直飞航班。中国政府准备让我经香港飞过去，但拒绝为雪莉付费，于是我们留在了新加坡，待她恢复就飞回国。

### 有限名单

到家后，我们发现自己正处于一场重大的医疗政治危机之中。1 年前，国务大臣帕特里克·詹金（Patrick Jenkin），已经赞同卫生部成立的调查处方药花销的绿地委员会的调查结果❷。完全拒绝了列一个清单限制全科医生开药的想法。肯尼斯·克拉克（Kenneth Clark），当时的卫生部长，告诉国会，"我们（卫生部）不相信这样一

---

❶ 引自 Alternative talks. *General Practioner*. 1984 Nov 9.

❷ 引自 Informal Working Group on Effective Prescribing. *Report to the Secretary of State for Social Services*. London: Department of Health and Social Security; 1983.

份限制医生判断的清单最有利于患者 **❶**。"

当我在新加坡时，尽管有上述声明，部长们也按照传统，就国家医疗服务改革提前咨询行业的意见，肯尼斯·克拉克只用了2小时做了通告说，诺曼·福勒（Norman Fowler）打算引入一个有限的药物名单，都是可在国家医疗服务系统上获得的药物，目标是从药物账单中节省1亿英镑，但这笔钱本可以通过其他更好的方式来节省。新选出的全科医疗服务委员会主席迈克尔·威尔逊（Michael Wilson）认定这个问题是他委员会的职责，在我返回英国之前，他就公开发起抵制该变化的活动。我认为这些建议不符合患者的利益，最终会蔓延到行业的其他部门。在这种情况下，我别无选择，只能参与一场我从一开始就没有全面控制权的活动。

肯尼斯·克拉克做了不同寻常的举动，公开了他曾经写给我解释政府提议的信，并邀请我发表评论。在我看到之前，信就被发布给了媒体（图16–1）**❷**。他描述了处方数量和成本的大幅增加，为了节省1亿英镑，政府将限制开2组药物——治疗消化不良的药和镇静药。他接着说，许多不需要医生干预的常见病药物可以在柜台买到，数量较多，成本还低于法定处方费，这当然是正

---

**❶** 引自 Hansard. House of Commons. col. 144. 1983 Nov 22.

**❷** 引自 Health Minister's letter to the BMA. *Pulse*. 1984 Nov 17.

确的。他坚持认为，"当医生认为患者的临床治疗需要此类药物时，就会出现很多廉价有效的仿制药。"新规定将苯二氮䓬类镇静药的范围限制到少数的仿制药。信末附有"建议国家医疗服务开取的"临时药物名单。

我签署了一个声明，称最危险的不是政府正在做什么，而是通过改变该条例他们将会做什么。我评论道，"如果他们蒙混过关，会分别出现富人和穷人的医疗服务。""在我看来，以我对国家医疗服务的了解，那将是它的终点。"我还指出这份名单有限得很可笑，我问了一个注定得不到答案的问题，"谁起草的？"❶ 反对政府提议的还有医学界和制药业，他们指出，英国的研究项目数量会因此减少 ❷。泰晤士报 ❸ 嘲笑英国医学会对患者的关心，并声称我们的行为完全是出于自身利益。我答复每一个点，并提醒读者，在 20 世纪 40 年代引进国家医疗服务以前，英国医学会是完全不相干的。在当前该行业的领导一辈子都在为国家医疗服务服务，他们也关心它。社论的结尾是"他们（医生）必败"。我回答说，"如果我们这样做，受到影响的不会是医生，而是穷人，老

229

---

❶ 引自 Marks J. The end of the NHS. *General Practioner*. 1984 Nov 16.

❷ 引自 Campaign against medicines proposals. *Southern Evening Echo*. 1984 Dec 5.

❸ 引自 Prescribing propaganda. *The Times*. 1984 Dec 13.

人，糊涂的人和弱势群体，他们都得去设法应付政府的妙策❶。"劳里·帕维特（Laurie Pavitt）声称这是部长第一次干涉临床自由。他敦促支持他的通用替代（国家医疗服务）法案，该法案将于2月8日进行二读❷。

12月12日的常务会议不建议医生与卫生部门就通过法规限制处方的建议进行讨论。以"英国医学会禁止医生在制定药品目录上提供援助"为标题（不完全正确），尼古拉斯·蒂明斯报道我的观点，国家目录不可能不造成混乱和对患者造成伤害，但是若患者有特殊的需求，我们很高兴看到重制地方目录❸。

1985年1月9日举行了2次会议，我都参加了。首先是英国医学会理事会例行会议，以34：9的多数票支持领导层对危机的管理的观点❹。《英国医学会新闻回顾》制作了一张A4彩色传单，以便发给每一位会员。通栏大标题"停止压榨"的文章陈述了委员会的建议，应该

❶ 引自 Marks J. Doctors' interest in best use of drugs. *The Times*. 1984 Dec 17.
❷ 引自 Laurie Pavitt MP: a Labour cure for the ills of health service prescribing. *Guardian*. 1984 Dec 18.
❸ 引自 Timmins N. BMA bans doctor's aid in drawing up drug list. *The Times*. 1984 13 Dec.
❹ 引自 BMA votes to fight drugs limit. *Daily Telegraph*. 1985 Jan 10.

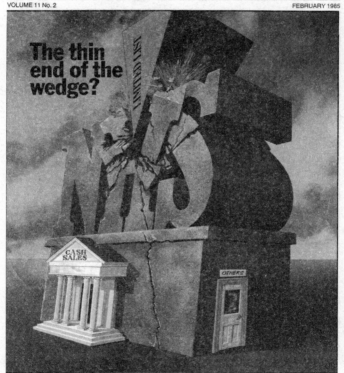

图 16-1　"导火索"。《英国医学会新闻》封面报告有限清单。可能是国家医疗服务结束的开始？ © 英国医学会新闻

找机会与国务大臣会面，展示我们反对计划的态度，提议就处方成本进行新一轮讨论，并强调，医生个人不应与卫生部门进行任何讨论。我们建议医生告知患者，提案将会如何影响他们，并鼓励他们写信给自己的全科医生 ❶。

第二次会议，在当时情况下更重要，是常设医学咨询委员会（SMAC）会议，由斯图尔特·卡恩（Stuart Carne）博士主持。斯图尔特告诉《泰晤士报》委员会给福勒先生的建议是保密的。不过，该报纸报道称，委员会告诉国务大臣，它反对制定黑名单的计划 ❷ 和让类似的故事出现在其他大报上 ❸。

1 月 16 日晚上，雪莉和我参加了皇家护理学院理事会举办的年度晚宴。主宾是首相玛格丽特·撒切尔夫人。开始回应"英国皇家护理学院"的祝酒词时，她戴上阅读眼镜。就在那一刻，记者进入房间，撒切尔夫人愤怒地摘下眼镜，大致说的是，"我并没有告诉记者要在这里"。她演讲结束的那一刻，我也不得不离开，以便及时

❶ 引自 STOP PRESS–the threat to patient care. *BMA News Review*. 1985 Mar 9.

❷ 引自 Timmins N. Government's medical advisors oppose plan for limited drug list. *The Times*. 1985 Jan 10.

❸ 引自 Henke D. Advisors tell Fowler to drop NHS drugs ban. *Guardian*. 1985 Jan 10.

赶到 BBC 接受电视采访，谴责她的政府在处方药方面的行为。我很喜欢这件事。

我与迈克尔·威尔逊和莫里斯·伯罗斯召开了一次新闻发布会，我们告诉媒体克拉克对除他自己以外的任何想法都充耳不闻，而且很明显会出现处方药的白名单和非处方药的黑名单❶。全科医疗服务委员会考虑采取法律行动，学会主席道格拉斯·布莱克（Douglas Black）爵士呼吁欧盟委员会进行干预❷。

我的地方报纸报道说我出现在 BBC2 的节目"新闻之夜"中❸。那次广播在医务新闻界激起了相当大的兴趣，因为报纸《医生》形容这是一场辩论，并声称"肯尼斯·克拉克擦了工作室的地板，和我一起"❹。2 周后，以"药物计划的论辩是'模仿秀'"为标题，我解释了肯尼斯·克拉克如何拒绝与我辩论，并坚持认为我做了他能够做出回复的声明。在那之后，我便不被允许说

---

❶ 引自 'Scrutator.' The week in Plymouth. *BMJ*. 1985; 291: 67–74.

❷ 引自 Duncan N. Government may face court action on drug list. *Pulse*. 1985 Feb 2.

❸ 引自 Franklin A. Doctor attacks prescription charge plan. *Borehamwood Post*. 1985 Jan 24.

❹ 引自 Rapier sharp wit can't parry concern. *Doctor*. 1985 Jan 24.

话❶❷。《医生》公布了一系列信件，表达了他们对这篇文章的不满❸❹。在下议院辩论前夕，我写信给国会的每一个会员❺，和反对派领导人会晤，迈克尔·威尔逊和莫里斯·巴罗斯和保守党后座议员进行了争论❻。但仍无济于事：该条例于 4 月 1 日生效。

在这段重要的医学政治活动期间，我有一些小的转向。我被邀请担任 1984 年史密斯·克莱恩（Smith Kline）和法国广播奖的评委，该奖项表彰了在医疗问题广播方面的卓越表现。在 1985 年 2 月的颁奖典礼上，我在社交场合遇到了几位有影响力的医学记者，还做了一些很有用的事情。我还被要求为《世界犹太人名人录》（*Who's Who in World Jewry*）提交传记，我还主持了英国医学会晚宴，以纪念我的前任托尼·布雷厄姆。晚宴在律师学会处举行，当时英国医学会大楼正在翻新，旧的

---

❶ 引自 Marks J. Debate over drugs plan a parody. *Doctor*. 1985 Feb 7.

❷ 引自 Ministers last stance means no reply on limited list. *Pulse*. 1985 Feb 7.

❸ 引自 Buckman L. Clarke did the dirty on himself. *Doctor*. 1985 Feb.

❹ 引自 Davies TC. The TV debate that never was. *Doctor*. 1985 Feb 21.

❺ 引自 Dr Marks spells it out for MPs. *Pulse*. 1985 Jan 17.

❻ 引自 GPs fight on to 11th hour. *General Practitioner*. 1985 Mar 15.

大厅被改造成图书馆。

我听到英国医学会和其他组织的成员质疑这些晚餐的实用性和成本效益。尽管"普通"成员在这些活动中做了自己的付出，并且非常享受与同类人相遇，但在我看来，领导人之间进行的大量信息交流（现在称为"社交"）完全证明了这些娱乐客人的成本是合理花销。

在我成为主席之前，英国医学会的公共事务部曾经为秘书和其他高级官员制定媒体培训课程。推动人是该部门的副主管帕梅拉·泰勒（Pamela Taylor）。她提议，像我和迈克尔·威尔逊这样的高级官员应该接受类似的培训，我在 12 月接受了第一次"面试培训"。4 个月后，《医生》上发表了一篇文章，标题是"你的马克斯，有了新形象"，声称我将被送到"魅力学校"[1]。它说，与前任主席"超级酷的托尼·格雷厄姆"相比，我更加人性化的面孔吓坏了英国医学会的一些统治集团，并且可能被许多医生和政客解释为政治天真。然后它声称，我被选为主席是因为我是一个真正诚实的人。文章的其余部分是双方阴谋的重述，揭露说约翰·鲍尔博士"同样热衷于这份工作，赢面很大，他失败是因为出价晚了"。这对我来说确实是新消息。

235

---

[1] 引自 Bishop M, MacCormack M. On your Marks, get set for a new image. *Doctor*. 1985 Apr 25.

## *Princess Diana opens the library and I have a rough ARM*
## 第 17 章　戴安娜王妃为图书馆揭幕，不愉快的年度代表大会

1985 年的年度代表大会在普利茅斯市政厅举行，这是我首次担任主席。1985 年的重大政治问题是"有限列表"问题，尽管它已经生效了几个月。代表们全心全意支持理事会的立场，并对"独裁政府"表示厌恶 ❶。我的"国务大臣是一个彻底的坏雇主"的评论，非常好的传达了下去 ❷。会议就以下议题进行了激烈辩论：格里菲斯管理报告的执行情况，在医疗服务中增加顾问数量，海外医生培养的资助计划，以及其他医生们比大众更感兴趣的事项。

然而，会议最重要的辩论是关于人类受精和胚胎学

---

❶ 引自 Jessop M. Angry doctors showed disgust at 'government by dictat'. *General Practitioner*. 1985 Jun 28.

❷ 引自 Fowler's bad for health says top Doc. *Sun*. 1985 Jun 25.

的"沃诺克报告"（Warnock Report）❶。理事会和英国医
学会的中央伦理委员会之间存在微小但根本的意见分歧。
委员会认为，使用体外技术使人类卵子受精的主要目标
有 2 个：第一个是让无法通过其他方式解决不孕症的家
庭生产正常的孩子。第二个是在有传播或遗传性疾病风
险的人身上，可以通过使用捐赠的配子或胚胎来生产一
个正常健康的孩子。中央伦理委员会认为，"使人类卵子
受精的唯一、仅有和单独的合理目的，是要让不孕家庭
生产一个孩子"❷。

　　我将委员会的观点描述为"一种非常狭隘的观点，
有可能使体外受精的进展停滞不前"。我解释说，技术
的进步意味着已经可以在早期冷冻受精卵，然后植入到
母亲的子宫。理事会有幸听取皇家妇产科学院院长卡勒
姆·麦克诺顿（Callum McNaughton）教授的建议，麦克
诺顿说，备用卵子的供应已经枯竭，许多中心仅剩的备
品来自于那些接受绝育手术时愿意捐赠的女人。辩论的
最终结果是，代表机构同意，实验可以在受精 14 天后的
人类胚胎上进行。

*237*

---

❶ 引自 Committee of Enquiry into Human Fertilisation and Embryology.
*Report* (The Warnock Report) (Cm. 9314). London: HMSO;
1984.

❷ 引自 'Scrutator.' The week in Plymouth. *BMJ*. 1985; 292: 72–3.

在接下来的辩论是同样激动人心的代孕妈妈问题。来自伦敦北部的全科医生洛特·纽曼（Lotte Newman）博士❶表示，无论英国医学会做出何种决定，代孕都存在，因此最好由适当的许可机构对其进行指导、检查和控制，而不是随意安排以谋取利益。尽管伦理委员会的主席强烈反对，还有我以理事会现有政策反对代孕为由的微弱反对，"允许代孕母亲在仔细对照选择的情况下进行"这个提议以 193 : 182 票通过。这 2 场辩论被全国媒体广泛且满怀同情地报道❷❸，以至少一位成熟作家来看，这 2 场辩论表现出学会和其成员诚实的信念和真正的关怀态度❹。

马克斯家族的 4 名成员第一次也是最后一次参加了年度代表大会，我的儿子理查德作为初级成员的代表之一出席了会议，他的妻子希拉里作为"陪同人员"出席了会议。在关于酒精的辩论上，大家完全不确定学会与此相关的细节政策。当平台上一片混乱时，一名初级成

---

❶ 纽曼（Newman）博士后来是妇女医学联合会（Women's Medical Federation）主席，然后是皇家全科医生学院（Royal College of General Practitioners）院长。

❷ 引自 Timmins N. Doctors to support surrogate motherhood and human embryo research. *The Times*. 1985 Jun 26.

❸ 引自 Doctors overturn surrogate policy. *Scotsman*. 1985 Jun 26.

❹ 引自 'Scrutator.' The week in Plymouth. *BMJ*. 1985; 292: 72.

员冲到平台上，坚持要求代表机构主席派人去了解相关
政策。该主席可能是不好意思，但他的尴尬跟我当初不
一样，初级成员们大声呼喊着"马克斯主席"，意思是理
查德·马克斯，而不是我。观众席中的雪莉说她从来没
见过我那么脸红。

会议责成理事会敦促政府大力增加酒精饮料的消费
税，并完全禁止促进和宣传酒精饮料。然后是烟草，支
持英国医学会反对毒品的活动，并支持全面禁止烟草广
告。代表布罗姆利的史蒂文森（JW Stevenson）觉得这
样做太过了，他企图说服各位代表，英国医学会在禁止
的事情上花费太多时间，花到国家医疗服务的实际问题
的时间却很少，但是他失败了 ❶。

会议指示了科学董事会评估这个冬天核问题对医疗
和民防的影响，附在其报告《核战争的医疗影响》中，
会议主席预计，行业对核战争的兴趣会放缓。这促使理
查德写信给《英国医学杂志》，批评这些言论，不过又引
出一篇《脉搏》文章"医学界的核后果❷"，声称，医疗团
体已经同意不做争执，不评论对方观点，这表示他们之
间有观点冲突。确实是这样！理查德和他的风湿病学家
妻子希拉里在信中建议，医生应该向"反对核武器的医

239

❶ 引自 'Scrutator.' The week in Plymouth. *BMJ*. 1985; 292: 90.
❷ 引自 Nuclear 'fall–out' in medical family. *Pulse*. 1985 Aug 17.

疗运动"的广岛日请愿活动（Hiroshima Day Appeal）捐款。雪莉和我保持了谨慎的沉默。

我收到了来自麦克诺顿教授的一封友好信件，感谢我支持把胚胎用于研究，并且暗示，若非如此，伦理委员会的狭隘观点可能已经占了上风。那样的话，会给反对胚胎研究的国会议员留下抨击的理由。

1990年，英国医学会工作小组决定，不愿意也不可能阻止医生参与代孕妈妈安排，并发布了包含风险评估的工作准则❶。1990年通过的《人类受精与胚胎学法案》将这一过程合法化。成千上万的妇女和儿童都不知道，他们应该感谢妇产科学院和英国医学会这些年在胚胎研究、遗传病和代孕上的关键立场。

从普利茅斯返回伦敦后，我的首要职责之一就是参加MSD基金会的会议。这是一个由制药商莫克·夏尔波和多姆（Merck Sharpe and Dohme，MSD）支持的全科医生慈善教育基金会，其主任是莫林卡（Marinker）教授，成为莱斯特大学全科医生之前，他曾是埃塞克斯郡的全科医生。我的同行包括约翰·沃尔顿爵士和拉比朱莉娅·纽伯格。我还在英国医学会大楼招待了"坏雇主"

❶ 引自 Woodman R. Test tube baby clinics welcome surrogate charter: childless couples get fresh hope. *Liverpool Daily Post*. 1990 Mar 15.

国务大臣诺曼·福勒共进午餐。在那个年代，政治相对
文明，午餐和晚餐是让立场相反的人保持交流的好方法。
我收到福勒先生的纸条，感谢我的热情款待，说他非常
喜欢我们的讨论，希望以后还有机会。它的签名是"你
的诺曼"❶。

　　年会引起了英国医学会及其主席的极大兴趣。《健康
与社会服务杂志》指出，随着学会总部的重大"物理"
翻新，英国医学会毫不含糊地成了国家医疗服务的坚定
捍卫者。该杂志指出，转变态度的重要人物之一是英国
医学会的主席，"他们热情洋溢的风格，有点强硬的做法
和前辈们形成鲜明对比"。报告还说，至少在这个问题上
我很清楚，"我认为皇家全科医生学院关于正式审计的想
法是胡说八道，我们不会接受❷。"（医疗审核没什么问
题——学院的观点是废话。几年后，我的妻子雪莉去赫
特福德郡做收费的医生审计工作。）

　　《众议院杂志》将自己描述为"为议会和所有对政策
和立法感兴趣的人提供的独特的每周商业出版物"，他们
要求我写一篇关于学会的文章，发表于 1986 年 1 月。我

241

---

❶ 引自 Letter from the Secretary of State for Social Services. 1985
　Aug 7.

❷ 引自 Halpern S. BMA into healthcare battle zone. *Health Soc Serv
　J.* 1985 Sep 19: 1164.

首先引用《泰晤士报》在我们成立 150 周年时发表的文章："对英国公众来说，英国医学会几乎代表了英国医学。它成立之初，制度相当民主，有很大的决定空间 ❶。"接着，我解释了学会作为一个医政治团体的作用，但强调到，科学和伦理问题对我们的会员是非常重要的。我描述了有限名单的背景，并解释了我们反对的原因。我提醒读者："第一批法规禁止了 1800 种药物，其中大多数执业医师都不了解，纳入了我学生时代的过时药品。"此外，由于匆忙推出该清单，出现许多拼写错误和其他错误。为了纠正这些错误并使其合法化，几乎必须立即发布第二套修订条例。然而，另一组的条例被迅速引入去定义"合适的非专有名称"，这就挫败了那些聪明的医生，因为他们开专有药物时，会列出所有他们能开的药……我很高兴我不必向患者解释这些"新话"（newspeak）。文章最后引用了特鲁平贡（Trumpingon）男爵夫人在上议院的演讲："关于医生之间的讨论，（原文如此）事后看来，本来可以处理得更好，以后也会处理得更好"❷。我补充说，"让我们希望她是对的！"时间证明她不是。

---

❶ 引自 Marks J. The British Medical Association. *House Magazine*. 1986 Jan 31: 23

❷ 引自 *Hansard*. House of Lords. 1986 Jan 28.

　　我接受了一位地方记者的采访，他的文章发表在《泰晤士报》和《邮报》上，这些报纸在伦敦西北部和赫特福德郡南部的大片地区流通，其中包括撒切尔夫人所在的芬奇利选区。我提醒读者，根据政府重新分配资源的政策，巴内特在全国是最高的供体区之一，因此，政策巴内特综合医院已经将近 4 个月几乎没有任何非紧急手术了 ❶。

　　在一个政府改组中，卫生部长肯尼思·克拉克被替换为巴尼·海霍（Barney Hayhoe），他用第 1 周在办公会见各行业代表。和工艺委员会的领导人一起，我跟他谈了 1 小时，得到的印象是，采取任何行动前，他会先咨询行业态度，这一点与肯·克拉克正好相反 ❷。几周后，英国医学会，英国皇家护理学院（RCN）和卫生服务管理研究所（IHSM）发表一份关于医疗服务经费的报告 ❸，这是委托约克大学医疗经济学中心完成的。根据调查结果，我们要求政府在这项服务上额外花费 1 亿英镑，其中不包括薪酬津贴，也不包括为维修和维护

❶ 引自 Winner D. Waiting lists are stretching to eternity. *Times and Post Newspapers*. 1986 Feb 6.

❷ 引自 BMA makes friends with new Minister. *General Practitioner*. 1985 Sept 20.

❸ 引自 Bosanquet N. *Public expenditure and the NHS: recent trends and the outlook*. London: IHSM/BMA/RCN; 1985.

而预留的170万英镑。诺曼·福勒邀请IHSM总裁肯·贾罗尔德( Ken Jarrold ),RCN的总秘书特雷弗·克莱( Trevor Clay ),和我来会见巴尼·海霍和国家医疗服务管理委员会主席讨论此事。会议虽然开了 ❶，但钱没有来。

### 一个乱舞的海外会议

在托尼·格雷厄姆任期的埃及医学学会的联合临床会议在1985年10月举办，医生和旅伴共90人在会前乘坐荷鲁斯的船游览尼罗河，然后每个人都得了肠胃炎。当时我们还在家里，我清楚地记得理查德·贝克在BBC新闻上读到这个故事时的笑脸。海外会议经过精心安排，工作在上午完成，我特别记得哈罗德·埃利斯教授关于古埃及医学的精彩演讲。下午可以自由观光。晚上是正式晚宴，我们招待了我们的埃及同事、政府官员和其他人。

我设法说服了一群英国医生和我一起走访伊斯玛利亚。这个小镇本身面目全非，法国俱乐部已经消失，莫斯卡驻军和我的医疗接待站也没了踪迹。这一整天让每个人都非常失望，尤其是对我来说。

雪莉和我预订了尼罗河游轮，同行的有医生莱昂内

---

❶ 引自 Medical staff and managers demand doubling of money for NHS growth. *Guardian*. 1985 Oct 31.

尔·科帕洛维奇（Lionel Kopelowitz），一个英国医学会
理事会成员，也是英国犹太人代表委员会的会长。他是
一个巨大的安全隐患，因此我们由埃及军队轻装潜水员
"护送"，特别引人醒目。尽管如此，我们的旅行还是很
成功。

　　吉尔·德雷珀（Jill Draper）取代芭芭拉·米德米斯
成为英国医学会负责安排会议的官员。他需要做的一个
重要决定是下一个海外会议，因为我们已经收到来自印
度和马来西亚医药学会的邀请。有许多因素需要考虑：
科学会议的内容和性质、住宿和旅行安排、我们成员及
其随行人员的安全和福祉、会议的政治意义，以及参会
费用。学会本身并没有资金支持，因为所有的海外会议
必须自费。

　　最后决定，吉尔、安德鲁·布莱尔、雪莉和我访问
马来西亚和印度。我们飞到吉隆坡，到那的第一任务就
是选择酒店。我们看了许多家，而香格里拉远胜其他。
我们会见了马来西亚医学学会的官员，他们的英语都很
流利，很多人都在英国接受过训练。雪莉和安德鲁被派
去寻找度假胜地，以便代表们在会前或会后做些消遣，
她后来提到过几次这个安排的好处。很明显，我们都认
为，吉隆坡的会议肯定会成功。

　　然后我们 4 个人前往德里，住进泰姬陵酒店。雪莉

245

和我被分配了一个顶级套房和一个管家，我们给她取了绰号"恐怖"（Creepy）。走进酒店的时候，他不知从哪儿冒出来——我们确信他被门卫警告过。他说，他可以做任何我们想要的事，但是当雪莉让他熨烫的时候，他优雅地拒绝了。事实上他做得很少，而如果他的出现是为了让我们更舒适，和让我们选择在印度开会，那么他的任务失败了。我们决定做正事之前先去度假，所以我们进行了金三角之旅，在乌代浦的湖宫酒店度过圣诞节，并给一对年轻的英国背包客夫妇"圣诞招待"：我们让他们使用了我们的浴室。

在德里，我们参加了印度医学学会的年会，这是一次非常有趣的经历，在某种程度上，他们完全不守时，这点我很难把握。由卫生部长在印度全科医生大学为大会揭幕，我们也出席了。会议开始前几分钟，出现了恐慌，因为找不到部长了。有人走过来，问我是否可以代表他发表大约 40 分钟的开幕词，但让我松了一口气的是部长出现了，我可以放松了。发表讲话后，他和讲台上的医生产生了公开而激烈的争论。我当时想，或许我们应该在英国做同样的事情，这可能会提高代表机构会议的上座率。

我们被邀请参加一位印度旅行社老板的女儿的婚礼，如果会议在印度举行，这家公司会参与其中。他们的富裕令人难以置信——酒店楼梯和地板上布满鲜花，这对年轻情侣坐在金色宝座上，还有数量浩大的高级食品。很难将在那里看到的繁华与我从酒店后窗看到的简陋棚屋拼凑在一起。

我们回到伦敦，给年会委员会做报告，决定在吉隆坡开会，也要多做安排，以便有人想在会前或会后去印度。

### 更多待在家

1986 年 1 月 13 日的那一周非常忙碌。周一那天和周二早上，我都在手术。周二下午，我会见了一些专业顾问，讨论我们能给审查机构提供的证据，晚些时候，与医学防御联盟（MDU）开了个会。第 2 天早上，我飞到爱丁堡参加学会的苏格兰理事会会议，然后飞回伦敦，参加皇家护理学院的正式会议。第 2 天早晨，参加了全科医疗服务委员会的会议，下午早些时候参加 BMAS 的董事会，然后跟吉尔和安德鲁碰面，晚上在英国牙医学会吃的晚餐。接下来的一整天我都在看诊，值夜班。我意识到，我已经没有时间做更多临床工作了。

几周后，我被邀请去众议院参加另一场午餐会，主宾是反对党领袖尼尔·金诺克（Neil Kinnock）先生。我与他就医疗服务的状况进行了认真的交谈，他似乎对此非常了解。

## 新图书馆揭幕

1985 年 7 月 17 日，建筑商交付了英国医学会新大楼，但没有"正式开放"，需要决定谁来揭幕。经谨慎查询后商定，由威尔士王妃将在 1986 年 2 月 20 日揭幕。大伦敦卡姆登自治市市长和夫人是主迎宾，而我陪同她完成整个访问。英国医学会大楼的设计者埃德温·卢顿（Edwin Lutyen）爵士的女儿林克斯（JG Links）夫人也列位相迎（图 17-1）[1]。

王妃揭开一块纪念她访问的牌匾后，我带她参观了图书馆，并拍摄了视频。视频清楚地显示，她和我走在中央过道上，然后消失了。官员们因我们消失不见而日益焦虑的情况也记录在内。发生了什么事：很简单，王妃在眼科书架中发现了一本书，问我究竟是什么，然后走下侧道去看书。我们在那里讨论了一些其他的医疗问题，然后回到主廊。

接下来，我带王妃到成员的主要休闲室，黑斯廷斯室（Hastings Room），根据我们的创始人命名，并向她介绍理事会成员和他们的配偶。然后，带她去广场，那里有 500 名员工的孩子聚集。虽然她在黑斯廷斯室对成年

---

[1] 引自 *BMJ*. 1986 Mar 1.

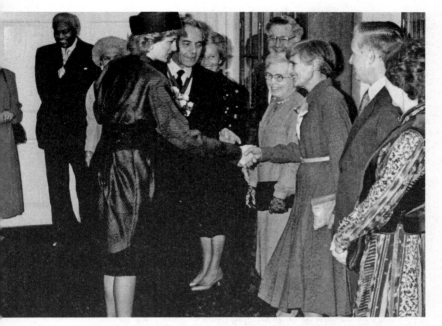

图 17-1　在英国医学会图书馆揭幕式上迎接威尔士王妃，1986 年 2 月 28 日，由右至左：雪莉·马克斯，皮特爵士（英国医学会主席），皮特夫人，威尔士王妃，我，多罗西·凯尔女士，托尼·基布尔－埃里奥特博士、吉莲·基布尔－埃里奥特夫人、安妮·哈沃德夫人、史蒂芬·洛克博士和雪莉·洛克夫人。© 英国医学会

人也一直友好，接触到孩子后发生的变化非常明显——我觉得最好的描述是"开花了"。公开记录是她在英国医学会大楼待了 45 分钟，比预定时间多了 20 分钟 ❶。同一

❶ 引自 Princess of Wales visits the BMA. *General Practitioner*. 1986 Feb 28.

天，她的侍女乔治·韦斯特夫人给我写了一封信，说威尔士王妃要她感谢我，让她的访问场面变得有趣，并对我提供的有用信息表示感谢，包括建筑历史的讲解还有图书馆的发展使用。对于一个我永生难忘的日子，这是一个完美的结局 [1]。

### 1986 年年度代表大会

会议在士嘉堡举行。虽然我从未去过那里，但我从小就记得这个小镇，因为它出现在伦敦和东北铁路（LNER）发布的一系列以"斯卡伯勒如此令人振奋"为主题的著名海报中。会议常规性的攻击了政府给国家医疗服务的资金不足问题 [2]，因为全国医学总会对吉力克的回应导致的与英国医学会的冲突问题，讨论的主要项目是酒精，特别是酒精和驾驶之间的关系。

前一年，代表机构曾冲动要求全面禁止酒精饮料的促销和广告。理事会在审议该决定时考虑了现实情况，认识到它不可能实现。正如我告诉代表的那样，之前政策中的"促销"一词意味着不能采取任何措施鼓励他

---

❶ 引自 Letter from Buckingham Palace. 1986 Feb 20.

❷ 引自 Timmins N. Angry doctors declare NHS needs a massive infusion of funds. *The Times*. 1986 Jun 24.

人喝酒，甚至向其他人提供饮料也是一种犯罪 ❶。此外，
在如何处理英国医学会的查尔斯·黑斯廷斯（Charles
Hastings）葡萄酒俱乐部以及是否继续在会员餐厅供应酒
类方面，内部存在争议。我个人强烈反对学会与葡萄酒
俱乐部有联系，特别是因为人们认为查尔斯·黑斯廷斯
本人完全戒酒，但在这个问题上我始终处于少数派。

　　由于主席的程序错误，会议变得混乱，我不得不参
与辩论，解释政策是什么，约翰·哈佛则需要向媒体解
释"清楚" ❷——我们将呼吁政府发起的有效和持续的运
动，旨在以减少与酒精相关的问题。我们敦促引进随机
呼气测试，这引来了酒精贸易保护主义者的恶性攻击。
《晨报》发表了标题为"英国医学会要求检测"的文章，
小时候我每天都读这份报纸，报道说，售酒许可供应商
全国联盟的首席执行官，曾把我们在酒吧外进行随机呼
气测试的呼吁，称作"浪费税人的钱"❸。可悲的是，没有
一个政府有胆量来执行这样的政策——否则能保护成千
上万的生命。

251

---

❶ 引自 McDermid A. Row over drinks has doctors reeling. *Glasgow Herald*. 1986 Jun 25.

❷ 引自 'Scrutator.' The week in Scarborough. *BMJ*. 1986; 293: 34.

❸ 引自 Forse V. B–Test demand by BMA. *Morning Advertiser*. 1986 Jun 27.

## 英联邦医学会

10 月，我们参加了在塞浦路斯举办的第 12 届英联邦"社区医学"主题大会（演讲者之一是卫生和社会保障部的首席医疗官唐纳德·艾奇逊教授）和第四届泛塞浦路斯医学大会。然而，我们此行的主要目的，是参加英联邦医学会（Commonwealth Medical Association，CMA）的理事会。CMA 成立于 1962 年，当时，很多英联邦国家都取得独立，英国医学会的海外分支机构都被国家医学学会（NMA）取代。

1972 年到访塞浦路斯 2 年后，它被特克斯入侵，北塞浦路斯建立了一个独立的国家。这次旅行我们可以看到，希腊比之前繁荣很多——土耳其的部分除外。CMA 的理事会会议只有一个重要议题——应该保留，还是解散。业余秘书托尼·格雷厄姆被专业秘书约翰·哈佛取代，决定再保留 CMA 三年，到时候在伦敦与联邦政府开会决定后续情况。

## 1987 牙买加和达勒姆

在 1987 年 1 月，雪莉，我，吉尔·德雷珀，英国医学会会议秘书和旅行社，访问了牙买加和华盛顿，为 1989 年 10 月举行的一个临床会议选择会址。我们一点也不知道 1989 年 10 月的英国会发生什么！

我们在牙买加待了 5 天，在华盛顿特区待了 2 天，然后又不得不在 2 个非常不同的场地间做决定。牙买加是一个发展中国家，早在 1974 年英国医学会就已经到访过。气候虽然炎热，但很令人愉快，主要语言是英语，尽管许多人使用方言。此外，牙买加医学会原本是英国医学会的一个分支机构，并与其保持着密切的联系。地方组织为我们举办了 2 场派对，几乎所有理事会成员都出席了。在金斯敦和奥乔斯里奥斯（Ochos Rios）有不错的会议设施和酒店，也有许多"旅游景点"，旅游部及其主管在我们的旅行中都非常有帮助。我们确信，如果我们选择牙买加作为场地，合作将会非常顺利。

另外，华盛顿特区是一个有许多著名景点的首都，10 月的气候宜人。有许多一流的会议设施，会议局非常乐于助人。我们会见了哥伦比亚医学学会的区负责人，并参观了美国国立卫生研究院（NIH），每个人都非常热情的欢迎英国医生到访。不幸的是，我们很快意识到成本太高了，而且对于许多会员来说，这次旅行太贵了。我们决定把会址定在牙买加的奥乔斯里奥斯。

在美国的时候，雪莉和我找机会去了北卡罗来纳州达勒姆，我们的儿子理查德是杜克大学医学院麻醉科助理教授。他的妻子希拉里怀上了我们的第一个孙子。

253

1956 年 3 月理查德出生时，我们根本不知道希拉里，她是巴克赫斯特山的伯纳德和瓦莱丽·辛克莱的第一个女儿。伯纳德是一名药剂师，和我们一样，辛克莱一家也在努力建立自己的地位。2 个孩子在多年后相遇，在 1981 年结婚。

在达勒姆度过了愉快的几天后，我们于 19 日周一在灿烂的晚霞中出发前往机场。到那时，希拉里说我们的飞机被取消。我们不相信，但她是对的。

原因是美国中部和北部下了大雪，飞机无法起飞。英国航空公司是最有帮助的；他们说，如果我能到达任何通航城市，他们就会送我回家。那被证明是不可能的。这时候我已经很恐慌了。我原定于周三带领代表团前往审查机构，并在周二晚上举行会前会议，英国医学会的同事不会感谢他们领导因为拖到最后一刻回英国而缺席会议。审查机构是管工资的，许多医生认为，英国医学会的主要功能是要保证他们的生活水准。

我们设法搭上了飞往纽瓦克的航班，那里部分地方有积雪，带着行李在机场跑来跑去后，我们上了维珍大西洋飞往伦敦的飞机。它根本没飞回英国，而是中转到普雷斯蒂克。我们设法从那里搭乘了飞往伦敦的航班，我在最后一刻赶上了会前会议。我没有告诉我的任何同事这次冒险经历，因为我不认为他们会乐意听。

### 有趣的电视广播

1987 年 3 月，我参加了 BBC 电视节目《监察人》（*Watchdog*），接受了来自全国各地的观众就医疗服务和相关问题的提问。现场一名提问者被医生从名单上删除，对她此很不爽，更可气的是她不明所以。我向她解释说，医生可以在不询问她的情况下把她移除名单，虽然这种情况非常罕见，因为会导致个人关系彻底破裂，医生也有权保密。其他问题涉及家访、免疫接种等。我收到了制片人的来信，说这个节目非常生动，内容丰富，"它获得了我们本周的最高收视率"，并询问我是否会考虑出现在未来的节目中❶。几周后，我参加了一个名为"选择的政治"的关于医疗的广播讨论。我开始被媒体认可为医疗服务问题的权威，这在几年后对我很有好处。对于帕梅拉·泰勒的魅力学校来说也是一个不错的广告！

255

---

❶ 引自 Letter from John Stapleton, BBC Lime Grove Studios. 1987 Mar 19.

*The approaching storm*

# 第 18 章　风暴来临

1987 年 6 月，关于约翰·摩尔取代诺曼·福勒为秘书国家医疗服务曾一度引起政治担忧。到 9 月，卫生当局开始关闭病床，以节省资金，护士罢工提议建立新的薪酬制度，医生去唐宁街请愿，输血工作人员也开始罢工 **❶**。

## 国家医疗服务资助争议

我已经提到了由国家医疗服务资助，由英国医学会，卫生服务管理研究所和护理皇家学院所做的报告于 1985 年发表 **❷**，它曾建议，真正的开支不符合国家医疗服务增加的需求，国家医疗服务预算至少还需要 3 亿英镑。

1987 年的年度代表大会上，我提醒过政府把商业伦

---

**❶** 引自 Rivett G. *From Cradle to Grave: fifty years of the NHS*. London: King's Fund; 1998: 358

**❷** 引自 Bosanquet N. *Public expenditure and the NHS: recent trends and the outlook*. London: IHSM/NHS/RCN; 1985.

理引入医药。我说，"如果我们有像玛莎百货（Marks & Spencer，M&S）这样的场所，如果我们的客户可以像在 M&S 和 Sainsbury 这样不用等就拿到货，总之，如果政府和国家医疗服务对待其员工有 M&S 和 Sainsbury 一半的好，这个国家真的会有一个全世界都羡慕的国家医疗服务 ❶。"

几周后，医疗服务管理研究所、皇家护理学院和英国医学会发起了第二次公开活动，说服政府增加对国家医疗服务的资助。这个提议，也得到了约克大学医疗经济学中心的研究结果的支持。它被卫生部长托尼·牛顿（Tony Newton）立即驳回 ❷。

1988 年 1 月 3 日周日，我短暂出现在 BBC 的《周末世界》（*World This Weekend*）节目中。这次采访是因为两起不幸案例。第一个案例是先天性心室间隔穿孔的男孩马修·科利尔（Matthew Collier），他的父母 5 次被告知伯明翰儿童医院没有床位。第二个是大卫·巴伯（David Babrer）的悲惨死亡，他的心脏手术被推迟了 5 次，手术后几天就去世了。报道说，我用自己的一份

---

❶ 引自 Robinson F. Tories told to put NHS in business. *Doctor*. 1987 Jul 2.

❷ 引自 Moore W. Health Minister attacked over NHS funding. *Health Serv J*. 1987 Oct 22.

报告质疑了首相经常报告的一系列医疗服务统计数据，这些统计数据表明，英国在医疗服务支出方面处于西欧联盟的垫底 ❶。据另一位记者伊恩·艾特肯（Ian Aitken）说 ❷，我告诉卫生部长托尼·牛顿，他一直以来的"物有所值"言论纯属无稽之谈。我继续说，"我们通过了脂肪，进入了血肉，现在已经危险近骨"。艾特肯广泛引用了当前版本的《英国医学杂志》，其中有 8 篇文章涉及政府影响医疗服务政策的各个方面。其中 5 篇文章是"故意的，甚至自信地批判政府政策的"，他暗示，英国医学会不受撒切尔夫人的欢迎。右翼媒体嘲笑我们——《太阳报》称我为"笨蛋先生"（Dr. Chump）❸。另外，我们得到了保守党主导的下议院健康特别委员会的支持。

约翰摩尔因病毒性肺炎缺席数周，但当他回到工作岗位时，他推出了他的"年鉴"和"健康指标组合"计划，这些统称为"健康指数"。几天以后 3 个皇家医学院的院长会见了约翰·穆尔，讨论几周前发布的声明，声称医院紧急服务已经达到临界点，必须寻找其他资金支

---

❶ 引自 McGregor–Health S. Row flares again as a top doctor urges more NHS cash. *Glasgow Herald*. 1988 Jan 4.

❷ 引自 Aitken J. Why the doctors are grinding their scalpels. *Guardian*. 1988 Jan 4.

❸ 引自 Dr Chump (Editorial). *The Sun*. 1988 Jan 6.

持❶。当会议结束他们说恐惧已经平息时，没听说本次会议的英国医学会的领导，表示很愤怒。有两个原因，首先，我们担心的是，政府将使用主席的声明支持首相团队的想法，支持财政部的医疗服务保险，其次，我们必须要保证英国医学会和其主要委员会是继续代表整个行业与政府进行谈判唯一机构。24 小时后，我们要求并立即与国务大臣见面，强调了我们的观点❷。

1 月 25 日，接手大卫·丁布（David Dimbleby）的《全景》采访时，首相因国家医疗服务状况受到猛烈抨击。她使用经典的政治手段来转移人们对国家医疗服务丑闻的注意力。她出乎意料地宣布政府将对国家医疗服务进行根本性审查，这让她的内阁❸感到惊讶。宣告之后，政治上的权宜之计要求，不仅审查，还包括其他所需的做法，都要在很短时间完成——也就是 3 年后的大选之前。

她的行为在历史上有很好的先例。公元 66 年去世的凯厄斯·彼得罗尼乌斯（Caius Petronius）写道："我们训练非常刻苦，但似乎每次我们开始组队时，都会被重组。后来我了

❶ 引自 Statement by the Presidents of the RCP, RCS and RCOG. Crisis in the National Health Service. *BMJ*. 1987; 295: 1505.

❷ 引自 Duncan N.BMA fears Government secret review of NHS. *Pulse*. 1988 Jan 23.

❸ 引自 Balen M. *Kenneth Clarke*. London: Fourth Estate; 1994: 160.

259

解到，我们倾向于通过重组来应对任何新情况，这是一种创造进步幻觉的绝妙方法，同时会产生混乱、低效率和士气低落"。不同于以往的审查，参考条款从未公布，参与人员也从来没有正式透露。然而，后来人们知道团队成员有撒切尔夫人本人、约翰·摩尔、奈杰尔·劳森和约翰·梅杰，借鉴了阿兰·恩和芬（Alain Endhoven）教授于 1985 年发表的描述国家医疗服务内部市场的著作❶。政策研究中心的约翰·雷德伍德（John Redwood）和大卫·威利茨（David Willetts）等右翼思想家也深入参与，还有一些有政治动机的医生，如克莱夫·弗洛加特博士（Clive Froggat），在后期参与很多。

2 月 3 日，全国 47 万名护士中，不到 2% 参加了罢工，以响应工会对薪酬要求采取行动的呼吁❷，但还有数百名试图游行到议会广场的人被警察阻止。同一天，我召开了新闻发布会解释说，英国医学会认为，国家医疗服务还需要高达 15 亿英镑的款项。我们认为，这钱应该来自税收，这是运行"可能是世界上最划算的服务"的最有

---

❶ 引自 Enthoven AC. *Reflections on the Management of the NHS: an American looks at the incentives to efficiency in health service management in the UK*. London: Nuffield Provincial Hospitals Trust; 1985.

❷ 引自 Fletcher D. Hospital strike backed by only 2% of nurses. *Daily Telegraph*. 1988 Feb 4.

效方式 **❶**。

除了这些重要活动，我抽空参加了 1987 年杜姆斯托斯（Domestos）健康教育奖的颁奖典礼，该奖项的总冠军卢比·埃瑟林顿（Ruby Etherington）为一所小学的儿童设计了一个健康饮食计划 **❷**。我还向东安格利亚地区卫生局提交了一张 200 英镑的支票，用于制止咀嚼烟草的销售 **❸**。虽然我的一些同事认为做这些是在浪费时间，我认为，抓紧在公众面前的每一个机会，把英国医学会的形象维持为一个充满爱心的专业机构，这点非常重要，而我的商业促销活动完全是合理的，因为它吸引了很多宣传。出于同样的原因，我前往邓弗里斯英国医学会部门发言，借机将政府对医疗服务危机的否认描述为"显然是不真实的"。会员们都很认可 **❹**。

### 理事会晚宴

一直以来，英国医学会委员会都为会主席举办一次

---

**❶** 引自 Timmins N. Doctors call for injection of extra £1.5 billion into NHS. *Independent*.1988 Feb 4.

**❷** 引自 Domestos winner. *Modus*. 1988 Apr.

**❸** 引自 £200 award to chew on. *Cambridge Evening News*. 1988 Feb 2.

**❹** 引自 McAuley E. Chronically underfunded, says BMA Chairman. *Dumfries Courier*. 1988 Feb 26.

正式的白色领带的晚宴。为我举办的晚宴将于 3 月 2 日在多尔切斯特酒店举行，邀请函在早些时候已经发送出去。当天晚些时候，我们吃惊地被告知，国务大臣拒绝系白色领带，我们不得不更改着装要求重新发出邀请。

这件事的祝酒词一直都是一样的——"公共卫生"，通常由主席提出。我详细谈到了医疗服务长期资金不足的问题，然后国务大臣做了回答。他推出（或其实是重新启动）被记者描述为"一个革命性的新方案，以测试民族健康"❶。

他证实，政府正在进行医疗卫生服务进行审查，并说，欢迎英国医学会提交意见，并说"将给予最认真的考虑"❷。他提到下议院的社会服务委员会的报告，报告支持我们关于医疗服务经费的观点，他说理事会要求再给国家医疗服务 10 亿英镑应的要求，无法说服他。他希望看到"健康指标组合———一个健康指数"并承认缺乏健康效果相关的政府数据。我对此方案反应很谨慎，评论说，信息系统尚不健全，不足以承担这样的提议任务❸。

---

❶ 引自 Bell C. Moore's almanac for health and care. *Western Daily Press*. 1988 Mar 3.

❷ 引自 Fundamental principle of NHS not in doubt says minister. *BMJ*. 1988; 296: 803.

❸ 引自 BMA responds to Moore's 'health index' proposals. *Medical Monitor*. 1988 Mar 14: 1.

### 酒精转移

　　我被邀请参加 3 月 12 日的《今日》(*Today*)节目，讨论酒后驾驶并支持英国医学会的随机呼气测试政策，尤其是在靠近酒吧和俱乐部的地方。直播的前一天晚上，我在英国医学会伯明翰支部的"黑领结"晚宴上做了一个发言，我开车过去，期待我的妻子雪莉会像往常一样开回家。然而，路上她感觉不舒服，我决定自己开往返。因此我只能喝饮料。

　　在我们埃尔斯特里的家附近，有几个特别危险的弯道，深夜 2 点左右，我小心翼翼地绕过它们。突然，铃声响起，灯光闪烁，我被警车逼停。一位非常年轻的女警察让我靠边停车，并拿出了一个酒精测试仪。她问我是否知道那是什么，我告诉她我以前做过呼吸试验。(深夜去博勒姆伍德探望患者时，我的车曾被醉酒司机撞过，因为 2 个司机都必须接受测试，所以我当时接受了测试。)我向机器吹气，看到测试者有点吃惊。我知道这是一个"非法"的随机测试，所以我问她为什么阻止我，后面一个低沉的声音说："先生，您越过了白线。"

　　我怀疑真实情况是，一个高级警员发现，深夜 2 点一个穿着晚礼服的男人开车开得很慢，旁边还有一个失去知觉的女人，并跟实习生说了"你的机会来了"之类的话。8点左右接受《今日》节目采访时，我和采访者很高兴地谈到了警察费用，但我最后总结道，我遇到的这种"非法随机呼气测试"很频繁，希望将它们合法化，避免更多的道路伤亡 ❶。

我还参与了一个棘手的问题，即医生是否应该向驾驶员车辆许可中心（DVLC）报告有严重酒精问题的驾驶员。我说只有在患者拒绝联系 DVLC，与家人交谈过并寻求专家建议后，我才会考虑这样做 ❷。另一份医学报纸的错误引述让我又吃了苦果 ❸。

## 回到严肃事项

2月，约翰·穆尔告诉全国卫生资格认证协会（National Association of Health Authorities）和家庭医生委员会协会（Society of Family Practitioner Committees）的联席会议，他想看到家庭医生委员会（FPC）列表中关于增加医生服务的内容，并希望全科医生可以为消费者提供行医传单。他认为"家庭医生没有理由不进行宣传，关于事实信息的

---

❶ 引自 Albert T. So there! *BMA News Review*. 1988 May.

❷ 引自 Shop drink–drivers only as a last resort. *Doctor*. 1988 Mar 10.

❸ 引自 Only 'shop' persistent drink–drivers. *General Practitioner*. 1988 Apr 22.

部分"。在那个时候，我们已经在与全国医学总会和公平交易办公室（OFT）讨论这个问题。我说英国医学会坚决支持行医传单，但完全反对任何形式的广告 ❶。有预见性地，关于公平交易办公室地权力，文章参考了垄断和兼并委员会（Monopolies and Mergers Commission）。

　　4 月 20 日，我们再次向社会服务专责委员会（Select Committee on Social Services）作证。告诉他们，我们不反对综合管理，但担心卫生当局会将服务外包给大众部门。我们承认医院的患者数量在上升，但补充说，一些患者需要返回，是因为他们太快出院了 ❷。这被委婉地称为"旋转门"。

　　在宣布审查之后，英国医学会预计会被要求提交证据，特别是考虑到约翰·穆尔的声明，但是，虽然后来没有邀请，我们还是提交了证据。我们的证据于 5 月 4 日发布，并将提交给社会服务委员会调查国家医疗服务资源的 2 份证据备忘录列为附件。文件显示，学会已经研究了以社会保险为基础的方案、专项税收计划和"内部市场"，并拒绝了他们。

　　我们的证据"结论"包括两个重要的段落，它们清

---

❶　引自 A doctor's dilemma. *Health Serv J.* 1988 Mar 10.

❷　引自 Davies P. The BMA: taking account of conventions. *Health Serv J.* 1988 Apr 28.

楚地表明，我们相信用税收资助医疗服务最有效的方式，也最有投资价值，并且，增加的小百分比的资金，就能解决许多卫生当局面临的困难。在我们看来，为解决目前的困难，而对医疗保健资金和服务进行任何重大重组，是严重的错误 ❶。

### 在诺维奇举行的年度代表大会

除了关于艾滋病的辩论之外，大会主要的辩论围绕

❶ 引自 British Medical Association. *Memorandum of Evidence to the Government Internal Review of the Health Service*. London: British Medical Association; 1988.

证据备忘录的相关段落如下：①第 12.2 段："虽然许多替代系统都表现出表面上的吸引力，但我们总是得出一个不可避免的结论，即 NHS 所依据的原则代表了提供真正全面卫生服务的最有效方式，同时确保医疗质量方面的最佳性价比。正如其他国家的经验所表明的那样，与其他系统相比，它们还可以在更大程度上控制医疗成本。"②第 12.4 段：相对较小的资金增加百分比无疑将解决卫生当局目前的许多困难，为解决目前的困难而对卫生保健的资金和提供进行任何重大重组都将是一个严重错误。英国医疗管理局将强烈反对任何可能破坏或以任何方式对英国国民健康服务所依据的基本原则产生不利影响的措施。它坚信，为了国家的健康，政府在做出任何决定之前，都应该非常仔细地审查这一结论，然后再引入其他相对未经试验的医疗体系，这些体系没有经受住 NHS 过去 40 年所做的时间考验"好几年了"。仅这两段就足以证明该行业未来对可能破坏 NHS 基础的提案的任何反应是合理的。

国家医疗服务的资金危机和医疗广告展开。在开幕词中，我说，"虽然说国家医疗服务面临迫在眉睫的崩溃危险是夸大其词，但医疗服务确实存在重大危机"。我把医疗服务描述为由史至今最大的一个社会实验，总的来说，取得了成功。谈到政府目前正在审查国家医疗服务，我说，我们已经研究了资金和管理的替代方法，并得出结论，认为这些都不涉及实质问题，我重申了我们的观点，即应继续由税收资助。我们对国家医疗服务的承诺的动议以一票异议获得通过❶。

代表们同意，医生做广告不符合患者的最佳利益❷，但这一决定得到的宣传很少。一名记者设法把 2 个完全不相关的辩论统一在一个标题下，即"医生警告艾滋病治疗广告"。然而，他却准确地引用我的话说，"广告是自我扩张和吹捧。写广告最好的人，不一定是最好的医生"❸。

国家医疗服务（以及我的行医资格）成立 40 周年之际，代表机构也在开会。为了纪念这一时刻，我切了一个有40 根蜡烛的巨大生日蛋糕❹。第四电台制作了一个"社会支柱"系列广播，杰出广播员波利·汤因比（Polly Toynbee）出现

*267*

❶　引自 Christie B. Doctors defend principle of free health system. *Scotsman*. 1988 Jul 5.

❷　引自 'Scrutator.' The week in Norwich. *BMJ*. 1988; 297: 230.

❸　引自 Mihill C. Doctors warn of AIDS cure adverts. *Today*. 1988 Jul 5.

❹　引自 *Medical Monitor*. 1988 Jul 18.

在一个与英国医学会相关的节目上。当我告诉大会即将进行的广播时，我的公告受到了"善意的狂笑"❶。

之前跟《周日邮报》一起提到的杂志《你》，包含一个连续 2 周的主题报道，叫作"医生的诞生"❷。据报道，1948 年的爱丁堡同辈中有 80 人将在爱丁堡见面，参加我们的第 4 次聚会。在诸如"百万富翁"（比尔·格雷厄姆）和"厚脸皮查比"（我）等引人注目的标题下，它为我们一些人做了简略传记 ❸。

---

❶ 引自 Davalle P. Radio choice: state of the union. *The Times*. 1988 Jul 7.

❷ 引自 Tyler R. Doctors at the birth. *You Magazine–Mail on Sunday*. 1988 Jun 12 & 19.

❸ 完整名单是《百万富翁》（比尔·格雷厄姆）、《斗士》（罗斯玛丽·戴维斯）、军人（艾伦·雷爵士）、护士冠军（鲍勃·杜蒂）、《地狱里的男人》（伊恩·格兰特·弗雷泽）、《眼科专家》（史蒂夫·德伦斯）、《辍学者》（约翰·布尔曼）、《归属者》（道格拉斯·贝尔）、《执行官》（布鲁斯·斯科特）、《传教士》（彼得·格林）、《当地有价值的人》（詹姆斯·布鲁斯·史密斯）、《天堂里的人》（哈米什·麦克林）、《高科技人》（乔治·古德曼）、《保龄球运动员》（爱德华·伦恩）、《美女》（布里奇特·弗雷泽·尼·埃文斯）、《煤气工》（阿利斯泰尔·吉利斯）、《空军人》（空军副马歇尔·戴维·阿特金森爵士）、《魅力男孩》（丹尼斯·拉蒙特）、《友好的英国人》（尤安·肯尼迪）、《放射科医生》（杰克·戴维森）。

## 新国务大臣

1988 年 7 月 25 日，肯尼斯·克拉克接替约翰·穆尔的卫生大臣职责。此后一年，克拉克处理了社会保障问题，穆尔则在政治上默默无闻。从一开始，克拉克就确定，用来估量他工作的是他的韧性，或者至少是他的公共面孔。他决心用非常不同于约翰·穆尔的做法进行这项工作，他认为穆尔"精明无为"。他声称，出现对英国国家医疗服务问题的不合理指控时，他出现并做出回应，不允许让公众在不了解详情的情况下，只听取"婴儿死亡"的故事而无法反驳 ❶。

269

## 诽谤运动

1988—1989 年的冬天，政府秘密地继续审查医疗服务。1988 年 10 月 15 日至 16 日周末，一些支持政府的周日报纸发表了一系列文章。头条新闻包括"遏制懒惰医生"❷ 和"解除对懒惰医生的威胁"❸。这些都是政治记

---

❶ 引自 Balen M. *Kenneth Clarke*. London: Fourth Estate; 1994: 161.

❷ 引自 Curbs urged for lazy doctors. *Sunday Telegraph*. 1988 Oct 16.

❸ 引自 Sacking threat to lazy doctors. *Mail on Sunday*. 1988 Oct 16.

者的报告，没有医疗方面的记者，他们谈到，如果医生们太快开处方药和转诊患者到医院，会遭到制裁，也谈到卫生部官员的"艰难的医疗审核"，并预测，这些官员会使那些没有履行自己合同的顾问就范。

3 天后，我召开了新闻发布会，全科医生领导和顾问迈克尔·威尔逊和帕迪·罗斯陪同。我告诉记者们（其中许多人是医疗问题专家），我已经写信给肯尼思·克拉克，让他帮助澄清事实。我说，"似乎有人故意诋毁医生的工作并破坏他们在公众眼中的地位"。我认为这些袭击可能会部分上"软化"公众，因为"将无法让您入院的医生视为问题，比把没有钱的医院看作问题要容易得多"（在接下来的 1 年里，我的预言被证明是绝对正确的）。我们进行了大量新闻报道，主要是同情言论❶❷。不用说，卫生部"没有立即发表评论"❸。因为《柳叶刀》之后评论道，一切发生的背景是政府数据，数据显示，处理患者数据的是那些同样懒惰的医生❹。

❶ 引自 Prentice T. Government campaign against doctors alleged. *The Times*. 1988 Oct 20.

❷ 引自 BMA slams stories about lazy doctors. *Belfast Telegraph*. 1988 Oct 20.

❸ 引自 Doctors hit back at slur 'campaign'. *Birmingham Post*. 1988 Oct 20.

❹ 引自 BMA's indignation at jibes in the press. *Lancet*. 1988 Oct 29.

### 轻微的分歧

1989 年 1 月 8 日，我做代表去和国务大臣讨论的初级医生的要求，应该立即禁止每周超过 84 小时的轮班制度。来自普尔的血液学家杰瑞米·利-波特（Jeremy Lee-Potter）博士代表顾问们出席。国家秘书拒绝了这一要求，但他说，他将督促卫生部门聘请更多的顾问，尝试减少一些医生的工作时长。卫生部长戴维·梅勒（David Mellor）在这个问题上展示了典型的政府虚伪，他说，规定医生连续工作的最长期限是由职业而不是部长来规定的。肯尼斯·克拉克排除了任何法律上禁止医生工作时间的提议，理由是"这些禁令将无法执行"❶。（21 世纪初，EEC 为所有工人推出了每周 48 小时工作制。）

### 我们的清单和全科医疗审查

《白皮书》出现各种各样的"泄露"，看到的人简直不敢相信那些内容是真的，因为我们真诚地认为，国内市场将是医疗服务最终私有化的处方。我们注意到一些激进的建议，包括医院"选择退出"医疗服务，以及为全科医生提供预算以支付患者的住院费用。1989 年的第

---

❶ 引自 Sherman J. Clarke rejects doctor's rota call. *The Times*. 1989 Jan 10.

1 周，我们发表了一份声明，强调国家医疗服务任何原则的变化都需要新的立法，并且英国医学会将行使民主权利，告诉公众这些变化的影响❶。我们还发布了一份清单，公众可以根据该清单来判断审查工作，并将该清单发送给总理和肯尼思·克拉克❷。接下来几周，行业的领导特地强调说，他们无意与政府对抗。全科医疗服务委员会的主席迈克尔·威尔逊表示，"目前是泄露式协商，特地看看我们对特定提议的态度"，我说，"医生避免以任何形式对抗政府"❸。

　　与国家医疗服务审查同时进行的是对全科医疗的审查。早在 1986 年，随着《初级卫生保健：讨论议程》（*Primary Health Care：an agenda for discussion*）的出版，审查已经开始了❹。它的目标——更多的消费者响应的服务，更高标准的关爱，促进健康和预防疾病，给患者更多选择、性价比更高和更清晰的优先服务——是完全没

❶ 引自 BMA stands firm on principles of NHS. *Independent*. 1989 Jan 6.

❷ 引自 Sherman J. Worries over profit motive in health reforms: BMA fears end of routine care. *The Times*. 1989 Jan 6.

❸ 引自 Leaders reject conflict. *Doctor*. 1989 Jan 12.

❹ 引自 Department of Health and Social Security. *Primary Health Care: an agenda for discussion*. (Cm. 9771). London: HMSO; 1986.

有争议的。然而，要实现这些目标，政府对全科医生的合同和薪酬提出一些有争议的改动。所有这一切，都在综合医疗服务委员会及其主席的职权范围内，我没有参与任何讨论或谈判。

不幸的是，进展甚微，卫生部、部长、全科医生和他们的领导人之间的敌对情绪越来越大。根据自己的经验和对历史的研究，我知道，最后，全科医生唯一能做的制裁就是辞职。我们无法知道，目前对医疗服务的审查将如何影响谈判，也不知道他们会不会纳入考虑范围。我非常担心这 2 个问题会被连接在一起，到时候肯尼斯·克拉克就能说服大众，任何反对他改革的行动都与钱有关，而不是让大众知道其实还与患者护理有关。（他在不适当的情况下尝试这样做，但得到了极其不愉快的反应——见后文。）然而，国家医疗服务"改革"问题形成法律后很久，全科医生的谈判仍在继续。

### 《白皮书》泄露

我已经提到了有关《白皮书》的泄露。一次偶然的机会，新当选的英国医学会秘书，医生伊恩·菲尔德（Ian Field），已经安排了英国医学会的整个领导层去埃文河畔斯特拉特福周末度假，讨论学会的未来发展。国家影子秘书罗宾·库克得到一份《白皮书》的后期草案，他广泛散发了出去。当我们第一次看到副本时，还以为是一个骗局。内部市场的想法，类似于美国的健康维护组织（HMO），和医院可以选择退出国家医疗服务的想法，让人闻到一股强烈的私有化味道。但是，我们非常重视此事，作为原则问题，我决定在回应时万分警惕，因为我们意识到，这会是一个跟习惯于自作主张的政府的长期斗争。公关准备是至关重要的，而且我们也无法承受任何失误。

# A storm breaks: The White Paper
# 第 19 章　风暴来临:《白皮书》

1989 年 1 月 30 日晚，我参加了全国卫生资格认证协会的招待会。每个人都注意社交礼节，尽管我怀疑他们中的大多数人当时就知道，就像我一样,《白皮书》将在第 2 天发布，并且可能会引起很大争议。周二下午，我被邀请到卫生部查看《白皮书》❶的私人副本并发表我的看法。我告诉肯尼思·克拉克，虽然我个人认为这将是一场灾难，但在英国医学会成员阅读它并通过民主选举代表表达观点之前，我不会正式发表评论。

那天晚上，这篇评论在媒体的一片赞美声中发表。一个员工视频花费 100 万英镑，肯尼斯·克拉克沿泰晤士河，从莱姆豪斯向 2500 名医生和 6 个城市的管理者转播的一个激光照明的闭路电视节目。《白皮书》的标题是"为患者工作"，但封面上提到的是"医疗服务"，而不是"英国国家医疗服务"。更重要的是,《白皮书》仅是政府

---

❶ 引自 Department of Health. *Working for Patients*. (Cm. 555). London: HMSO; 1989.

提议轮廓——细节都在 8 个系列报告中，肯尼斯·克拉克告诉国会，这些文件将在接下来的一两周分别发表（他们直到 2 月 20 日才发布）。那晚上，我跟无数的采访者转达了我告诉克拉克的话——即英国医学会将研究《白皮书》，征询其成员，在此之前不会做出任何结论。

肯尼斯·克拉克在伯明翰举办了一场路演，他收到的最具敌意的问题来自医生。他宣称，从他的角度"公正来看"，记忆中英国医学会从未支持过"任何形式和任何主题的改变"❶。他或他的顾问们必须知道，这个表述并不真实——我参与过基思·约瑟夫对国家医疗服务的第一次重组，而且我已经指出，我是冒着医政前途的风险让改革得到业界的认可。他也知道，英国医学会的高级成员，包括顾问委员会主席帕蒂·罗斯，正在帮助政府进行资源管理计划（RMI），这个计划试图衡量资源如何进行分配和利用。这个阶段最要紧的是，部长们指控符合媒体对医疗行业的刻板印象，因而获得广泛宣传。这个阶段，理事会和我按照我们的既定方针，保持着端庄的沉默。

值得回顾一下的是，《白皮书》中提出的建议是如何产生的。1982 年，保守党智囊团提议国家医疗服务

---

❶ 引自 Balin M. *Kenneth Clarke*. London: Fourth Estate; 1994: 169.

应该被基于保险的计划所取代。它被泄露给了《经济学人》❶，随之而来的强烈抗议让它迅速消亡❷。1985 年，参与重塑美国医疗保健组织的斯坦福商学院阿兰·恩和芬教授发表了一篇文章，为国家医疗服务提出"内部市场"的概念❸。他强调了进行小型试点研究的必要性，以确定国家医疗服务进行这种彻底变革的可行性。事实上，多年后的 1999 年，他在久负盛名的洛克·卡灵演讲（Rock Carling address）中说，"为了追求提升国家医疗服务"，他说，卫生服务改革的"大爆炸"的方法，无论是国内市场还是医疗技术系统（Patient Care Technology System，PCT），是错误的。他还表示，在"政治时期"，即下一次选举前夕，无法实施对国家医疗服务产生显著影响的重大变革。他进一步辩称，由于未能启动试点研究，导致了 20 世纪 90 年代的问题❹！

政府在《为患者工作》中提出的案例的基础是，卫

❶ 引自 *Economist* 1982; 25.

❷ 引自 Russell W. Think tank puts cat among the pigeons. *BMJ* (Clin Res Ed). 1982; 285(6346): 985.

❸ 引自 Enthoven AC. *Reflections on the Management of the National Health Service*. London: Nuffield Provincial Hospitals Trust; 1985.

❹ 引自 Enthoven AC. *In Pursuit of an Improving National Health Service*. London: Nuffield Provincial Hospitals Trust; 1999.

生服务的效率只能通过竞争来实现，在所谓的内部市场中，这是国家医疗服务中一个未知、未经尝试和未经测试的概念。它还引入了两个新概念——"自治医院"和"基金控股全科医生"。即使在这个阶段，记者仍然对这些变化对自己社区产生的影响很感兴趣 ❶。

在医疗记者克莱尔·奥格尔维的采访中，我指出，"英国医学会是国家医疗服务最大的守卫者，比此前任何政府都做得更多"。她写道，"有些人可能认为这是马克斯博士的最后一场伟大战役"。然而，他不赞同，说，"在国家医疗服务是没有战场的"。相反，他正在等政府一个合理的答案 ❷。

### 其他事项

尽管医疗服务出现危机，我仍然不得不处理影响英国医学会和我个人生活的其他事务。2 月 9 日，我、约翰·哈佛与我们的妻子一起前往乌得勒支，与欧洲医生会面。周六我回到家，第 2 天开车去参加英国医学会威尔士委员会的会议，该委员会在中部的兰德林多德威尔

---

❶ 引自 Wick A. NHS plans may have unpleasant side effects. *Borehamwood Times*. 1989 Feb 9.

❷ 引自 Ogilvie C. Preparing for the BMA White Paper challenge. *Pulse*. 1989 Feb 18.

斯开会。威尔士周末的南北向交通非常困难，北威尔人不能接受去南方城镇开会，反之亦然，所以多年来，会议一直在什鲁斯伯里举行，南北方向的交通都比较方便。后来，有人意识到，什鲁斯伯里在英格兰，要求更改会址，交通不便的极点、兰德林多德威尔斯成为最佳平衡点。第 2 天，我向其他"专业负责人"简要介绍了我们的问题，几天后我参加了皇家护理学院的晚宴，做了进一步的交流。随后，我与罗宾·库克进行了一次非官方的私下会面，我还设法出席了英国人寿保险信托（BLAT）组织的晚宴。

　　我参加的最重要的会议是在盖伊医院，时间是英国医学会理事会会议前一晚。该医院将成为政府自治医院计划中的关键，并经常被称为改革的"旗舰"。那里的外科教授是伊恩·麦科尔，即将成为麦科尔爵士。他是保守医学会的杰出成员，与政府保持密切联系。讽刺的是，在 14 年前的私人床位危机中，他曾是芭芭拉·卡斯尔的顾问。那天晚上的讨论很活跃，但我的印象是意见完全分歧，未来的事件表明我是对的。

### 英国医学会的回应

　　1989 年 3 月 1 日—2 日，理事会不同往常的预留了2 天来讨论改革建议。《英国医学会新闻》第 2 天设了特别版，在其首页标题为"这些计划将破坏国家医疗服务的稳定"文章中，我概述了理事会的观点，其他页面上有更完整的报告。头版还报道了一位主要辩论者的演讲，该成员是由英国医生直接选举产生的——卫生署前任首席医疗官亨利·耶罗利斯爵士（Henry Yellowlees）。他猛烈抨击了《白皮书》，承认他"从来不相信政治家"，也抨击撒切尔夫人在前言中说的《白皮书》中所有提案都把患者的需求放在第一位"，"患者的需要永远是最重要的"。"这些'声称'不可能是真的"，他说，"我们必须有我们自己的积极态度：可能我们需要一个常设小组，研究这些"。

我透露，根据分部秘书和主席的地方倡议，"自 1964 年全科医生特许日以来我们从未见过的大型医生会议"在全国各地举行。他们绝大多数总结到，所提议的变更无益于患者，并会削弱——而不是提高——他们对二级护理的选择。我敦促所有医生研究该文件，形成自己的意见，并参加地方部门会议，研究理事会的正式报告。我也敦促他们写信给地方议员，许多人没有做。

理事会做出了两项重大决定。首先它安排了一个特别代表大会，在 17 日举行，这是 12 年来首次举办这样的会议。其次，就我而言同样重要的是，它批准了与"所谓的改革"做斗争所需的开支，这是我一有机会就贴在政府建议上的标签❶。托尼·基布尔－埃利奥特不再是财务官，由阿利斯泰尔·里德尔接任，他是来自于格拉斯哥较为贫困的地区伊斯特盖特的全科医生，像我一样委身于国家医疗服务，反对政府的建议。

同一天，肯尼斯·克拉克谴责英国医学会"坚决反对变革"。他说，"像大多数工会一样，他们向后看，拒绝进行改革以更有效地提供医疗服务"❷。不过，我已经从英国医学会执行官那里收到一个明确任务，挑战政府和克拉克先生，我怀疑我们将得到代表机构的支持，毕竟它 5 月的聚会通常俗称为"医生的国会"❸。代表机构的主席角色类似于下议院的发言人。他是学会的资深当选成员，除了没有政治角色的主席之外。

英国医学会公共事务主管帕梅拉·泰勒（Pamela Taylor）接受了她自己的专业杂志《公关周刊》（P. R. Week）的采访❹。她拒绝透露我们活动的细节（我相信尚未做出决定），但她确实说这将涉及媒体广告、议会游

---

❶ 引自 *BMA News* 1989 Mar 3 (special edition): 1.

❷ 引自 Doctors prepare for battle over NHS plan. *Press and Journal (Aberdeen)*. 1989 Mar 3.

❸ 引自 Vaughan P. *Doctor's Commons: a short history of the British Medical Association*. London: Heinemann; 1959.

❹ 引自 Chomet W. BMA to fight NHS reforms. *PR Week*. 1989 Mar 9.

说、针对全科医生手术患者的传单和海报。她强调了我们的资源实力和可观的收入。

## 两个公共关系失态

　　1989 年 3 月 7 日，卫生部长戴维·梅勒先生批评英国医学会反对国家医疗服务，指责其行为像 "No 博士"。（据一家报纸多年后报道，是我本人被政府的部长们当作 No 博士，而不是协会）❶。为了反击《白皮书》，英国医学会政务次长道森博士说，"说我们是 No 博士是可笑的"。回应得好。不幸的是，他随后发表评论说，梅勒先生就像戈培尔博士。据报道，"英国医学会理事会主席、犹太人约翰·马克斯博士显然对这句话感到不安，并敦促所有人忘记它"。后来道森博士发表了低声下气的道歉 ❷。坐在议事厅的讲台上，在辩论中面对发言者，我有时会听到别人听不到的东西。我当然也听到亨利·耶罗利斯爵士就 3 月 1 日做了类似的评论，但幸运的是很少人听到，我们俩私下开了个玩笑，这件事就被盖过了。那之后，我们非常小心地看到约翰·道森只

---

❶ 引自 Marks J. Where are they now? (Bulletin). *Health Serv J.* 1995 Aug 31: 30.

❷ 引自 Goebbels remarks an error says doctors' leader. *Shropshire Star* (Wellington). 1989 Mar 9.

做自己擅长的事，即科学和教育，以及围绕艾滋病的问题。

我不知道的是，1988 年 8 月，公共事务部的工作人员预计政府和英国医学会之间会出现意见分歧，曾与广告机构雅培美赞维氏合作。他们不知道我女儿劳拉是这间公司的一名工作人员，得知后表示很惊愕。我肯定没有隐藏关系的意思，大家都认为她不能参加这个活动。对于他们来说，机构负责人只同意卷入我们的运动，是因为我们说服他们，我们的动机是要帮助市民，而不仅仅沉迷于"政府抨击"。合作后，我们确实成了一个非常高效的团队。

作为一个遵循工会法的组织领导者，我必须要小心，不要展现"政党政治"，但同样，事实是协会理事会的政策与工党正好契合，我已经得知我们将使用任何合法的民主手段来阻止改革成为法律。3 月 8 日，理事会做出决定反对《白皮书》，我与影子国务大臣罗宾·库克举行了第一次正式简报会，此后我定期向他和影子大臣哈丽特·哈曼通报情况。在接下来的几周里，我参加了多个城市的部门会议，并前往贝尔法斯特在青年会员论坛上发言。在这些以及其他所有机会中，我攻击了肯尼斯·克拉克的"所谓的改革"。

在约翰·道森爆发 2 天后，皇家全科医师学院的主席晚宴在他们位于王子郡的总部举行，主宾是国务大臣。我和皇家病理学家学院院长迪尔温·威廉姆斯爵士（Dillwyn Williams）一起参加晚宴，我们被记者和电视工作人员拦在门口，说了些平时的言论，走进晚宴大楼。我们两人坐在主桌，座位靠近主席、我的密友斯图尔特·卡恩博士和肯尼斯·克拉克。一切都进行得很顺利，直到肯尼思·克拉克在讲话中途说，"我真希望，每次我提到改革这个词时，对我们多有怀疑的全科医生们不再紧张自己的钱包"。我简直不敢相信自己的耳朵。迪尔温·威廉姆斯脸色苍白得要命，你甚至可以听到针掉在地上的声音。我心想这是多么愚蠢的事情——所有出席晚宴的学者，以及全国各地的全科医生，都会被严重冒犯。只有当我阅读马尔科姆·巴伦的书时，我才发现，令人难以置信的是，他选择的措辞是经过深思熟虑的 ❶。这样不雅的政治错误非常有助于我说服同行，我们在处理的是对医疗职业和国家医疗服务的严重威胁。

### 卡尔顿俱乐部晚宴

在正常时期，卫生部和英国医学会之间的沟通很顺

---

❶ 引自 *Kenneth Clarke*, op. cit.: 174.

畅，与国务大臣和大臣们的间接沟通也一样。仲春时节，这些已经完全破碎了。保守医学学会主席阿诺德·埃尔顿爵士，像许多人一样，开始非常担心英国医学会的运动会对保守党的形象产什么样的影响。他在卡尔顿俱乐部安排了一个非常私人的晚餐，在场的人只有阿诺德，肯尼思·克拉克，约翰·哈佛和我。走上楼梯的时候，看到墙上无数的保守党首相看下来，我感觉整面墙要砸向我。在一个小包间里，我们享受了美味的晚餐和文雅的谈话，谈到很多东西，但国家医疗服务除外。进入正题的时候，我恳求肯尼思·克拉克先在一个区域进行有合理评估的试点研究。他的回答是"你们这些家伙会破坏它！"对一个受人尊敬的职业，这是什么态度啊。

他肯定知道，我参与了基思·约瑟夫的重组，还不惜冒着风险让行业接受重组。他，或者至少他的官员，肯定也知道，我们曾要求基思·约瑟夫做试点研究，以观效果。约瑟夫当时拒绝，是因为改革必须在 1974 年 4 月 1 日前进行以契合地方政府的重组，并且，改革的要素之一是卫生主管部门和当地政府会"共享边界"（coterminous）。重组也有可能惨遭失败，因为没有人尝试过并发现缺陷。

几年后，我才发现克拉克对英国医学会有多着迷。他告诉尼克蒂明斯，"我们必须做的一件事就是将英国医

学会从其基座上敲下来。我们得把他们拉进泥里，让他
们知道，他们只是另一个行业工会，实际上是我处理过
和战斗过的最恶劣的"[1]。他告诉一个惊讶的内阁成员说，
《白皮书》里面没有英国医学会可以远程接受的内容，跟
医生们将会产生巨大分歧。这基本就是把英国医学会的
章程砸碎了。他认为内阁的一些成员指责他造成了争
吵[2]。他忘记的是，我们的章程包括支持国家医疗服务和
任何其他人。

## "战争派对"

英国医学会的理事会成立了一个特别行政工作组，
被媒体称为"英国医学会的战争党"，小组至少每 2 周开
会一次。我们并没有遵循英国医学会的老古板形象，也
不像克拉克和其他人想象的那样。克拉克认为医生代表
和许多工会领袖一样：总是持怀疑主义。他认为，这些
人只代表自身利益而非其他成员的意见。然而，英国医
学会已经采取很多措施成功改善了形象，如发起一系列
关于吸烟、饮酒和系安全带的高调运动，并且不再被公

---

**❶** 引自 Timmins N. *The Five Giants: a biography of the welfare state*. London: Harper Collins; 1995: 466.

**❷** 引自 *Kenneth Clarke*, op. cit.: 168–9.

众视为"英国货币学会"❶。另一位保守党政治家尼古拉斯·里德利（Nicholas Ridley）对医生在很大程度上取代了社区中的牧师这一事实感到遗憾❷。多年来我一直坚持英国医学会必须被看作是一个专业的科学机构，立志于为患者和社区谋福利，这一坚持获得了回报。此外，我们中的一些人获得了在媒体、广播和电视以及其他地方宣传我们事业的本领。

3 月 16 日，我参加庆祝著名的汉普斯特德医学学会 100 周年的晚餐会。会议在格雷酒店的大堂举行，其他发言者有英国皇家外科医生学院院长伊恩·托德，大学学院临床科学系和米德尔塞克斯医院的医学院的主任威廉·斯莱克，和皇家全科医师学院主席斯图尔特·凯恩❸。伊恩说，政府正在竭尽全力把医疗行业和《白皮书》划分开来，应尽量去阻止这样的划分。我强调的是，医生们正在像教师和配镜师一样被追逐，应该找竞争的灵丹妙药而不是在具体的专业标准花时间，我提醒了大家，在议会关于强制使用安全带的辩论中，福勒先生投了反

---

❶ 引自 *Kenneth Clarke*, op. cit.: 171.

❷ 引自 Ridley N. *My Style of Government*. London: Hutchinson; 1991.

❸ 引自 *The Times*. 1989 Mar 17.

对票，首相投了弃权票 **❶**。

几天后，我主持了英国医学会为所有皇家学院院长举办的年度晚宴 **❷**。这是在《白皮书》问题出现之前很早就已经安排好的日程，是完全非政治性的。但是谈话似乎总是绕到肯尼斯·克拉克和他的所谓改革，晚宴成了大家交流想法的传声筒。

## 小册子

在 3 月 30 日的新闻发布会上，迈克尔·威尔逊和我宣布将在接下来的几天内向全科医生分发 1100 万份小册子和 4 万张海报，主题是"来自你的医生的信息"。宣传我们的口号"国家医疗服务紧急呼救"，并解释提议改革的内容，和医疗行业为什么反对他们。不用说，肯尼思·克拉克称他们为"可耻的" **❸**。全科医生将被要求在等候室展示这些传单，如果患者有疑问，他们需要向患者解释这些问题。我否认有些指控，比如，这是有倾向性的对《白皮书》的反对，以及经验丰富的卫生记者彼

---

**❶** 引自 Top surgeon: avoid a split on NHS plan. *Hampstead and Highgate Express*. 1989 March 24.

**❷** 引自 British Medical Association [dinner]. *The Times*. 1989 Mar 23.

**❸** 引自 O'Hanlon P. Doctors get protest leaflets. *The Times*. 1989 Apr 1.

得·帕罗特（Peter Pallot）所描述的"对政府的公开挑战"。我说，"我们有兴趣看看人们是相信医生还是政客"。一如以往，看到英国医学会准备放出他所说的"危言耸听的废话"，肯尼斯·克拉克果然很抑郁 ❶。

　　图文内容相当有趣，展示了一个非常严肃但相当焦虑的迈克尔·威尔逊，他旁边是我，脸上带着笑容，举起 2 根手指，手指并拢，认识我的人都知道，这是我在公共场合发言时强调要点的方式。不幸的是，照片给人的印象是，我在给肯尼斯·克拉克发出粗鲁的信号。事实绝非如此，但无论如何，这张照片对我或活动没有伤害。

289

　　那天晚上，我飞往北爱尔兰参加学会青年会员论坛的会议，以争取他们的支持，几天后我去了布里斯托，有 100 多名年轻医生参加了会议，发起反对《白皮书》的运动。一家地方报纸将这次会议描述为"护士、医生和政治家们不断壮大的批评队伍的一部分"，报道了一位年轻医生说辞，他认识的每个读过《白皮书》的人都反对它 ❷。

---

❶ 引自 Pallot P. Health services staff: Clarke attacks doctors plea to patients. *Daily Telegraph*. 1989 Apr 1.

❷ 引自 Young medics vow to beat NHS change. *Bristol Evening Post*. 1989 Apr 7.

### 更有利的宣传

然后我们发起了一场公共事务政变。公共事务部于4月12日在英国医学会大楼安排了一次国家医疗服务消费者和患者支持团体会议。会议由BBC四套广播《今日节目》的布雷恩·瑞德海德（Brian Redhead）先生主持，50个慈善机构和其他与患者护理有关的组织的代表出席了会议。我在会上说，《白皮书》的目标——将患者放在首位、扩大患者选择范围和移交责任——是值得称赞的，但不幸的是，我认为政府提出的变革无法实现这些目标。"他们带来的只会是一个支离破碎的服务体系，破坏现有服务的全面性——这是一个令人震惊的情况。政府提议的自治医院将挑选最好的医生，或者通过使用训练有素的员工进行流水线手术和医学来获利。在未来，卫生主管部门可以掌控国务大臣以及秘书的人事任免，因此，政府将能从上到下进行全线掌控" ❶。

在该法案于1990年6月29日，即我卸任后的第2天，获得御准之前，以上内容一直是我们攻击政府提案的一贯主题。著名记者兼广播员、患者学会的凯瑟琳·怀特霍恩（Katherine Whitehorn）告诉会议，改革是一个烟幕，

---

❶ 引自 Pike A. NHS plans 'would bring in worst of US system'. *Financial Times*. 1989 Apr 13.

旨在模糊西方医疗保健的可怕真相——即成本正在失控。没有人想负责配给。因此，政府正在敷衍这个问题 ❶。

　　在地方一级也有相当多的活动。我的合伙人劳伦斯·巴克曼和其他医生出席了博勒姆伍德退休人员学会会议，会议发出一个超过 500 人签署的请愿书，给国会议员塞西尔·帕金森（Cecil Parkinson），他是内阁成员，且能对总理产生影响。他被邀请参加会议，但没有出席。然而，他发表声明说，在他看来，一些医生为了未来的医疗保健而恐吓老年人的行为是卑鄙的，他们用所有人的恐惧来玩弄政治的方式是令人遗憾的。反过来，我将帕金森先生的指控描述为令人难以置信，养老金领取者学会的秘书斯佩克特（Spector）先生则认为这封信"相当令人不安"。虽然情况变成这样，公众仍然相信我们，而不是政治家。说良心话，帕金森先生确实在 5 月一个周六的早上来会见了我们手术室的所有医生、家访护士、护士和辅助人员，因为他们几乎都是他的选民。不幸的是，他暗示家访护士是一个相对较新的职业，从而无意中表明了他对医疗问题的无知，这让家访护士们感到不安，他失去了这些人的选票。然而，根据马尔科姆·巴伦的说法，在这一年晚些时候的内阁会

❶ 引自 Radio host gets reform critics talking. *Doctor*. 1989 Apr 20.

议上，塞西尔·帕金森打破常规，说医生们变得越来稳
固。巴伦引用塞西尔·帕金森的话说，"让肯尼斯·克拉
克的一些同事感到不安的是，他们觉得他实际上喜欢攻
击人❶。"

我利用一切可能的机会向公众传达我们的信息。在
药学会的一个会议上，我把审查比作"结构糟糕和漏水
的旧桶"，并称"任何其他老船员，克拉克船长除外，都
会选择停靠来让他的船舶适航"❷。戴维·威利茨（David
Willetts）在《泰晤士报》上发表的一篇批评我们传单的
文章❸，让我有机会写下"如果首相在制定计划时不求助
于大卫·威利茨这样的经济学家，而是求助于那些谁知
道并使用医疗服务的人就好了"❹。在《每日邮报》遭到攻
击后，我写道"我想，政府会试图提出未经试验、未经
检验和行不通的提案，来攻击那些真正阅读过这些提案、
理解它们并能看到它们会带向何处的人"❺。

在接受《星期日电讯报》采访时，我指出已经有
883 项动议提交给特别代表大会（Special Representative

❶ 引自 *Kenneth Clarke*, op. cit.: 176.

❷ 引自 Clarke is all at sea, says BMA chief. *Evening Standard*.
1989 Apr 7.

❸ 引自 Willetts D. No faith in the doctors. *The Times*. 1989 Apr 7.

❹ 引自 Marks J. BMA leaflets. *The Times*. 1989 Apr 17.

❺ 引自 Marks J. Ill-advised change. *Daily Mail*. 1989 Apr 27.

Meeting），大约 600 名代表将告诉政府，它没有"医学界的支持"。这与克拉克先生在众议院的声明相矛盾，即政府已经在卫生服务部门内部实现了重大的意见改变 ❶。

---

❶ 引自 McDonald V. NHS reforms: a cure for all ills? *Sunday Telegraph*. 1989 May 14: 23.

*The profession rejects the Reforms*
# 第 20 章 行业反对的改革

## 特别代表大会

《政府〈白皮书〉特别报告——为患者工作》是英国医学会分部和特别代表大会（Special Representative Meeting）辩论的基础文件，该文件于 1989 年 4 月 13 日由理事会在一个很多人参加的新闻界会议公开（图 20-1）❶。封面有一则我的寄语，这可能是理事会在过去 40 年中发出的最重要的文件。我敦促成员阅读文件，并在可能的情况下参加审议部门的会议。我继续说，"还有，你可以影响特别代表大会的政策决定，反过来也可以很好地影响国家医疗服务的未来"。

该报告在媒体，电视和广播上得到了广泛报道，尽管有分量的报纸已经很突出报道我们的活动，小报如《太阳报》《每日快报》和《每日镜报》很少关注这些。我

---

❶ 引自 British Medical Association. *Working for Patients*. (SRM2). London: British Medical Association; 1989.

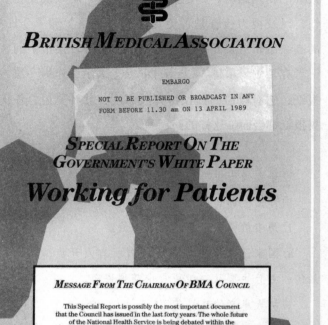

图 20-1　英国医学会委员会关于政府《白皮书》的特别报告,《为患者工作》,1989 年 4 月 13 日（特别代表大会 2）。© 英国医学会

们认为他们是故意无视，小报们驳斥我们的指控，《太阳报》的新闻编辑声称他的读者想知道一副眼镜要花多少钱，以及视力检查是否免费。《每日镜报》和《今日报》的高级编辑人员忙于发表评论，但《每日快报》的医学记者克莱尔·多佛（Claire Dover）表示，作为一家右翼报纸，它对政府的提议持开放态度，并补充说，任何右翼报纸都会面临这样的问题❶。

　　理事会提出供特别代表大会审议的主要建议是：

　　通知卫生部长：

　　1. 患者的需求必须是最重要的。

　　a. 国家医疗服务应该继续向所有人开放，无论收入如何，并且主要从一般税收中获得资金。

　　应扩大患者的选择范围。

　　提供服务的人员应对有关运营事务的日常决策负责。

　　卫生行政部门应确保他们所负责的医疗需求得到满足，在预防和控制的疾病，促进的健康方面提供有效服务，大众可以获得全方位，高品质，物超所值的服务。

　　b. 学会准备好并愿意合作引入任何建议，这点已经和医疗服务行业的执业代表们进行了充分讨论，可以清

---

❶ 引自 Chomet W. Tabloids ignoring us claim doctors. *P. R. Weekly*. 1989 Apr 20.

晰的看到，有能力实现在《白皮书》前言和 2.11 段提出的目标。

　　c. 学会并不认为《白皮书》提出的修改能实现这些目标。相反，我们确信许多建议会损害服务。

　　2. 考虑到国务大臣决定在没有足够时间进行磋商且没有任何试点研究或评估的情况下介绍《白皮书》中的建议，学会将继续投入资源向公众和议会议员通报这些改变会对国民医疗服务造成的损害以及对患者造成的后果。

　　英国医学会成员也做出了反应。大量医生出席地方会议去审议委员会的报告、起草特别代表大会的动议并就整个主题发表意见。学会没有一个分部支持《白皮书》！不久之后，我上了天空电视台的时事节目《目标》（ *Target* ）。与另外 2 位审问者成三角位置坐着，他们是格林斯比的工党议员奥斯汀·米歇尔（Austin Mitchell）和清福德镇的右翼保守党议员诺曼·泰比特（Norman Tebbit），后者现在是爵士。三角形的顶点坐着受害者——这次是我。诺曼·泰比特见多识广且充满敌意，但我已经身经百战了，我想我守住了擂台，成功将我们的理念传达给观众。

　　特别代表大会于 5 月 17 日在伊丽莎白女王二世会议

297

中心举行，据称耗资 75 000 英镑❶。在主题演讲中，我敦促议员克拉克"冷静下来，坐下来和慢下来"，因为他计划的改革时间表是不计后果的（图 20-2）。我继续说，"冷静下来后，他应该重新阅读我们的证据，审查我们做出的积极的声明，即以更有效的方式／以不损害国家医疗服务的方式进行实验是值得的。国家医疗服务太重要了，不能以鲁莽的方式对待。如果肯尼斯·克拉克确实能平静下来，坐下来和慢下来，他可能会被铭记为 20 世纪 90 年代把医疗服务设计的更具关怀性的人。如果继续一意孤行，蔑视所有道理，且他的想法失败了，他就会因取消并撕碎国家医疗服务体系而被记入历史"❷。虽然不能确切估计医生的数量，《独立报》认为有 800 名代表在会，只有 3 人投票反对理事会的提议，提议是"在与卫生部协商过程中，提醒所有的医生不帮助推行国家医疗服务《白皮书》的计划"❸。财务官阿利斯泰尔·里德尔博士和我在看到代表机构会"投入资源，告知公众"的指令时，松了一口气。

第 2 天，我们公布了我们的第一个广告，这些广告

❶ 引自 Bedford R. Rattling the rank and file. *BMA News*. 1989 May 19: 3

❷ 引自 Cook C. *BMA News*. 1989 May 19: 1

❸ 引自 Timmins N. Doctors advised not to co-operate in NHS plans. *Independent*. 1989 May 18.

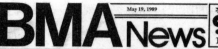

图 20-2 《英国医学会新闻》头版，1989 年 5 月 19 日，报道前一天的特别代表大会。我建议克拉克先生"冷静下来，坐下来和慢下来"。© 英国医学会新闻

出现在 10 家全国性报纸上。配合帕梅拉·泰勒的工作，我花了很多时间在阿博特米德维克斯讨论我们的竞选活动，以及选择广告和海报。他们做的第一稿海报，是一系列的铁路线和铁路点向远方延伸至一家医院。乍一看，效果惊人，但我会联想到战后看到的奥斯威辛集中营入口的照片，所以我立刻拒绝这一方案。最后出现在大众视野的广告，一个显示了患者们像是"克拉克的豌豆罐头"一样被对待，另一个展示一位老太太住的医院离她家 50 英里远，附有文字"如果政府有作为，地方全面服务医院将很快成为过去。生病将是一件孤独的事"。第 3

个给出一个支持政府的医疗机构的完整列表——也即是一个空白页。所有的广告都带有我设计的口号："国家医疗服务——资金不足、遭到破坏和受到威胁"。毋庸置疑，克拉克先生谴责他们"具有误导性和不道德"。他还说我们故意吓唬患者❶。如果让人们意识到他们所珍视的东西有严重风险是意见"恐怖"的事，那么好吧，克拉克的批评部分正确，我们确实"吓唬"了他们。没有别的选择，除非什么也不做，让克拉克先生和政府分裂医疗服务系统，强制推行内部市场，等等，对他们来说没有任何政治风险。这不是我代表的人们想做的事。

英国医学会的议会官员苏·马克斯交际广泛，我们一起安排了一系列与保守党议员的会议。初步接触是与温布尔登的议员查尔斯·古德森－维基思（Charles Goodson–Wickes）共进午餐。会议结束时，我意识到，想要说服保守党听取我们的解释，我有一场艰苦的斗争。哈洛的年轻议员杰瑞·海耶斯（Jerry Hayes）原定于第2天早上来到英国医学会大楼，当时公共汽车和地铁正在罢工，他骑着自行车准时到达。我与杰瑞有过几次会面，我确信他会将我们讨论的内容告知克拉克或他的手下。同一天下午，我采访了蒂莫西·雷森（Timothy Rasen）

❶ 引自 Sherman J. Clarke attacks BMA 'scare' adverts on reforms. *The Times*. 1989 May 19.

和詹姆斯·莱斯特（James Lester），发现他们同样不相信我们的论点。然而，我与伊斯特利的议员大卫·普莱斯（David Price）爵士建立了非常好的关系，他的外表、声音和举止都像保守党的乡村绅士。和杰瑞·海耶斯一样，他也是健康特别委员会的成员，并且对国民医疗服务充满热情，因为他的妻子经历过一次严重的事故，多年来一直从国家医疗服务中得到非常高标准的护理。我们定期在维多利亚车站附近的戈林酒店共进午餐，我知道他接受了我们的论点。

我还与著名成员克莱夫·弗洛加特（Clive Froggatt）博士共进了许多安静的晚餐，他是保守党医学会的杰出成员，参与编写了《白皮书》，会对国务大臣产生影响，尤其是撒切尔夫人。他清楚地表示，他准备在肯尼斯·克拉克和我之间传话。我们在非常昂贵的餐馆吃饭，他总是让司机把捷豹汽车开回切尔滕纳姆的诊室。他成立了一个名为国家医疗服务改革小组的组织来支持政府的提议，但似乎效果不佳。5 月，社会服务委员会发表了第一份《为患者工作》的报告，批评肯尼思·克拉克的改革速度过快，提出了文件中的重大缺陷 ❶。

---

❶ 引自 Social Services Committee. *Resourcing the National Health Service: the Government's White Paper, Working for Patients.* London: HMSO; 1989.

### 一个不受欢迎的插曲：我出现在一个行业仲裁法庭

在这场重大医政治危机中，我不得不花费 2 天时间在伦敦南部的一个行业仲裁法庭。1988 年 11 月约翰·哈佛曾收到来自阿克斯布里奇裁判法院电话，告诉他，医学会的一个员工，约翰·霍普金斯，因为拍摄 9 岁女孩的不雅照已被判处 3 个月监禁。当时他是负责学会虐待儿童政策的助理秘书。前一年，他参与了由巴特勒–斯洛斯（Butler–Sloss）大法官进行的"克利夫兰调查"（Cleveland Inquiry），并代表我们向国家儿童保护学会等外部机构表达了观点❶。我咨询了约翰·哈佛，然后一起会见了我们的律师。我认为，留下这名员工会让我们在公众和会员眼里显得荒谬，也是不负责任的。因此，我解雇了他。令人难以置信的是，他起诉学会进行不当解雇，而我是学会的董事。更令人难以置信的是，他得到了法律援助。我非常不愉快的在证人席上坐了几小时，最终，仲裁庭裁决我们有利。凑巧的是，法庭上有一位"特约记者"，认为这是个好故事，并广为宣传。《每日电讯报》以"儿童性犯罪者被解雇，由于英国医学会的顾

---

❶ 引自 'Secret' of BMA child officer. *Standard*. 1989 May 30.

问滥用职权"❶，可以媲美《每日镜报》的"儿童色情狂让英国医学会人蒙羞"❷，最绝的标题是《太阳报》的"英国医学会的儿童性专家是儿童色情野兽"❸。

### 缝补国家医疗服务

这时候，我完全投入到英国医学会的工作中，发现很难为患者做什么。6 月 5 日的下午，我与一家名为万森－沃德尔（Vanson-Wardle）的电视制作公司开会，为第四频道准备一个健康服务评论的节目。该节目名为《缝补国家医疗服务》（*Stitching up the* NHS），节目在 8 月 28 日才播出。它考察的是实施两层系统后医疗服务会面临的威胁。部分节目在健康市场成熟的美国拍摄，为了考察政府的提议，《缝补国家医疗服务》节目组和那些推行政府政策的人进行了交谈，包括一个系列"普通"全科医生、咨询师、护士和家访护士，所有的人都谴责政府提议。也有倡导变革的专业人士，如来自德威的克莱夫·弗洛加特博士和来自达利奇的麦科尔爵士，

❶ 引自 Fenton B. Child sex offender sacked as BMA's adviser on abuse. *Daily Telegraph*. 1989 May 31.

❷ 引自 Kid porn shame of BMA man. *Daily Mirror*. 1989 May 31.

❸ 引自 BMA's child-sex expert was kiddie porn beast. *Sun*. 1989 May 31.

他们负责从盖伊医院退出的提议。来自国家医疗服务的反对者代表了系统内的各种工种，包括盖伊医院的顾问精神病学家吉姆·沃森（Jim Watson）教授，皇家护士学院的秘书长克里斯廷·考克，医疗服务管理研究所所长毛琳·迪克森（Maureen Dixon）博士，全国公共雇员工会（NUPE）秘书长罗德尼·比克斯塔夫（Rodney Bickerstaff），家访护士学会秘书长雪莉·古德温（雪莉Goodwin），和我。全国卫生当局学会主任菲利普·亨特（Philip Hunt）特别关注改革的速度，认为缺乏满足这些变化的资源。来自美国的 3 位撰稿人更有说服力。2 名医生，代表美国公共卫生学会维克托·西得乐（Victor Side）教授，和宾夕法尼亚医学院的产科医生施耐德（Schneider）教授，指出了美国制度的坏处，又有多少人因为贫困的原因而被排除在外，以及竞争如何降低标准，而不是提高标准。高登·博内（Gordon Borney）律师强调了缺钱是如何直接导致缺乏治疗的，并引用了 1 个导致患者死亡的案例。推动改革的政府代表因缺席而引人注目（图 20-3）[1]。

6 月 12 日，学会召开一个新闻发布会，进一步推出 2 个宣传活动。第一个是一部以"肥皂剧"名人为特

---

[1] 引自 Stitching up the NHS. 1989 Aug 28.

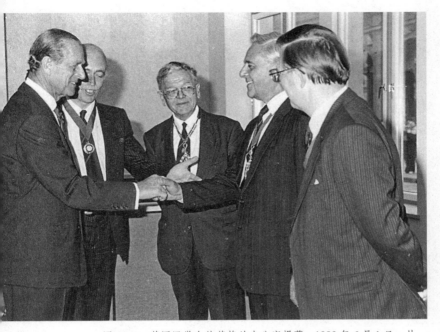

图 20-3　英国医学会的苏格兰办公室揭幕，1989 年 6 月 1 日，从左至右：爱丁堡公爵，安格斯·福特博士（Angus Ford，苏格兰委员会主席），大卫·博尔特（David Bolt，英国医学会主席），我，医生阿利斯泰尔·里德尔（Alistair Riddell，财务官）。© 英国医学会新闻

色的视频电影，例如在流行的电视肥皂剧《东伦敦人》（*Eastenders*）中扮演 Guizian Osman 的伊莎·本尼森（Ishia Bennison）。她回忆了家人讲述的过去，那时候，如果你住在对的地方，有钱或支付了保险，你就会得到治疗。该视频将在全英国 30 个公开会议上放映，第一次于 6 月 22 日在巴斯举行，随后在奥尔德肖特、彼

得伯勒和阿伯里斯特威斯放映 **❶**。第二个举措是在全国范围内举办一系列公开会议，并且分发了 100 万份传单。

2 天后，我与肯尼斯·克拉克有一次正式会面，会议持续了整 2 小时。结束后，我说虽然我们在以下方面仍然有"根本分歧"，比如自治医院，药品预算，全科医生为患者购买医院服务的计划，但是，我们准备考虑"资金跟随患者走"的概念。但是到了晚上，克拉克告诉另一报纸说，在改革上，他拒绝做出任何让步 **❷**。我马上回应说，"我们将一步一步继续我们的反抗 **❸**。"

## 1989 年 7 月在斯旺西举行的年度代表大会

完成正常的 5 年主席任期后，我期待放弃这一职位。早在会议之前，出现了一个问题，即谁将成为我的继任者。我认为应该是来自温彻斯特的顾问外科医生帕蒂·罗斯（Paddy Ross）先生，他是顾问委员会的主席，

---

**❶** 引自 Boseley S. Soap stars join doctor's fight. *Guardian*. 1989 Jun 13.

**❷** 引自 Timmins N. BMA tension with Clarke eases. *Independent*. 1989 Jun 15.

**❸** 引自 Sherman J. Clarke adamant in talks with the BMA. *The Times*. 1989 Jun 15.

但他正在竞选联合顾问委员会的主席，在那些日子里，该委员会通常带有爵位。他的 2 个副委员长，约翰·查内（John Chawner）和杰瑞米·利－波特（Jeremy Lee-Potter），都很能干，也能带领自己的团体，但我不认为他们会展开医学会成员想要的运动。然后我听到传闻说安东尼·格雷厄姆（Anthony Grabham）爵士正在考虑重新参选。按照一项鲜为人知的细则，他和我都有资格参选，即在特殊情况下，如果理事会表决 2/3 赞成，主席能够在任 6 年。虽然从历史上看，这从未发生过。

307

我当时就决定工作 6 年。我认为，如果我被托尼·格雷厄姆取代，行业和公众都会得出结论，英国医学会正在"屈服"（图 20-4）。医学杂志《全科医生》认为我们会有一场比赛，并引用一位医院高级顾问的话说："我们必须让国务大臣摆脱困境，而马克斯博士的男子气概取向与此不符"。另外，它引用了一位高级全科医生委员会成员的话说，"在这个阶段，大多数成员认为，如果他'马克斯博士'被取代，我们在国家医疗服务上的运动将被误解 [1]。"

会议第 1 天，我一整天都无力地坐在讲台，敏锐地意识到理事会成员之间有很多游说和施压。很明显，我

---

[1] 引自 Smith H. Top job may split BMA. *General Practitioner*. 1989 Jul 7.

# BMA News Review

**VOLUME 15 No 8**     **AUGUST 1989**

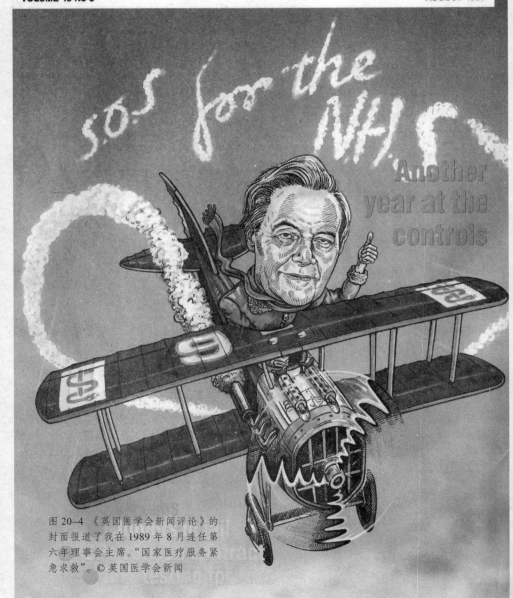

图20-4 《英国医学会新闻评论》的
封面报道了我在 1989 年 8 月连任第
六年理事会主席。"国家医疗服务紧
急求救"。©英国医学会新闻

和托尼都不可能得到 2/3 的多数票。不幸的是，托尼收到一条消息，说他的父亲病得很重，他离开了会议。周四是会议的最后一天和理事会选举的日子，秘书伊恩·菲尔德，在开始后不久就宣读了以下消息："今天上午媒体都在猜测，为了消除任何不确定性，安东尼·格雷厄姆爵士要求我让人们知道他不是英国医学会理事会主席的候选人，他全力支持现任主席约翰·马克斯，反对政府关于国家医疗服务机构的危险和破坏性建议。"

斯旺西会议证明了医疗行业对"所谓的改革"的持续反对，并进行了广泛的新闻报道。一项 7 月 4 日的盖洛普（Gallup）民意测验显示，3/4 的人认为，改革将导致服务的削减，73% 的受访人认为，有关改革的建议是国家医疗服务私有化的第一阶段。此外，非常重要的是，大多数保守党选民认为这些变化将导致服务削减。谈到投票时，肯尼斯·克拉克断言，这 3/4 的人是错误的，显然不明白改革是什么 [1]。

据《卫报》报道，肯尼斯·克拉克承认，英国医学会赢得了反对他的提议的宣传战 [2]，而著名的议会通信员

---

[1] 引自 Woodman R. Clarke rejects NHS poll shocker. *Western Daily Press*. 1989 Jul 5.

[2] 引自 Brindle D. Clarke admits propaganda failing on NHS. *Guardian*. 1989 Jul 5.

约翰·沃登在《英国医学杂志》上写道，克拉克先生比以往任何时候都更加伤痕累累，且公开承认，由于医疗行业反对他的改革，他被迫采取守势❶。

代表机构内部就巴内特和芬奇分支提出一项动议产生争论，该提议支持由英国医学会发行的被肯尼思·克拉克等人诋毁的第一本小册子"国家医疗服务紧急求救"。雪莉是这项议案的推动者，她分析了传单中的每一点，并表明每一处都真实。会议以压倒性多数票同意传单绝对准确，并予以认可❷。

我开了一个很好的年度代表大会。据报道，我的犀利演讲赢得了长达一分钟的起立鼓掌，而且我曾为英国医学会辩护，反对克拉克先生说英国医学会撒谎和阻挠的指控。我说，克拉克先生要的是资金充足且最好是自治的一流医院，和没有这些条件的地区综合二流医院❸。在文章"克拉克和医生的领导就国家医疗服务的事实斗出结果了"中，《泰晤士报》使用了我们跟2位资深记者的访谈，他们是保罗·威尔金森（Paul Wilkinson）和吉尔·谢尔曼（Jill Sherma），来构建国务大臣和我之间的

❶ 引自 Warden J. Letter from Westminster: Mr Clarke changes tactics. *BMJ*. 1989 Jul 22: 223.

❷ 引自 *BMJ*. 1989 Jul 22: 264.

❸ 引自 MacDermid A. Poll shows three out of four back BMA on reforms. *Glasgow Herald*. 1989 Jul 5.

*310*

"争论"。没有出现什么新东西 **❶**。

　　出于程序原因，斯旺西会议第 2 天的一部分变成专门讨论改革的"特别代表大会"。新闻报道并未体现学术差异，医学记者也认为两部分没有区别。然而，它给了我机会完成第二部分事先准备好的演说，我呼吁了公众关注正在发生的事情，并大声反对 **❷**。我指出，虽然英国医学会是一个工会，但它也是一个关心患者和公众健康的科学机构。我把英国医学会与政府的态度做对比，通过案例来告诉代表并通过新闻记者告诉公众，对政府来说，反对烟草游说的政治回报不像抨击医生那样多。我说，政府对预防医学的态度，从政府对烟酒的态度就可见一二。关于酒精，没有出现任何强大的引进自由裁量呼气测试的运动，并未能增加酒精和烟草税完全是一种耻辱 **❸**。无数民意调查显示，医生是社区中最受尊敬的成员之一，政治家与汽车销售员和房地产经纪人最不受欢迎，这反映了我们关心患者和他们的健康是正确的取向。

　　代表机构会议后，学会理事会在下午开会，我被要

311

---

**❶** 引自 Wilkinson P, Sherman J. Clarke and doctors leaders fight it out over NHS facts. *The Times*. 1989 Jul 6.

**❷** 引自 *BMJ*. 1989 Jul 8: 130.

**❸** 引自 *BMJ*. 1989 Jul 8: 129.

求离开房间。很明显，这是有关于主席的讨论——最后，他们请我回去，并鼓掌祝贺我重新当选。哪怕我最亲密的朋友曾经也仍然拒绝讨论当时门后所发生的事情。然而，《英国医学会新闻回顾》关于我当选的报道透露，前首席医务官亨利·耶洛利斯爵士，曾建议我连任❶。《英国医学会新闻回顾》下一版的封面表明，我就是一个第一次世界大战双翼飞机的飞行员，浓烟中机身可见"国家医疗服务紧急求救"的字样。最初的草稿封面展示了两个拳击手——我和肯尼斯·克拉克——为国家医疗服务争吵。我否决了，因为它完全传达了错误的形象。

　　我的连任还有其他一些有趣的反应。《全科医生》反而对我 1984 年的选举发表了评论，说这对家庭医生和国家医疗服务来说是好消息。它相信"英国医学会需要强大、严肃的领导，而这正是它所拥有的"❷。另外，《今日小报》在"这些脑袋应该滚"的文章中，将我列入了一份"砍掉这些人对我们国家的健康和活力有无限好处"的人名单❸。讽刺的是，报纸本身在 6 年后，也就是 1995 年 11 月 17 日"被砍掉"。

---

❶ 引自 BMA Council re-elect Marks for sixth year. *BMA News Review*. 1989 Aug.

❷ 引自 Top Marks for BMA voters. *General Practitioner*. 1989 Jul 14.

❸ 引自 These heads should roll. *Today*. 1989 Jul 14.

在斯旺西时，我被邀请去小犹太社区做演讲。我谈到了英国医学会的作用，以及从只有 30 个家庭的时候，我就参与到伯翰姆伍德的小型犹太社区的基金会和组织中了 ❶。我还去西北伦敦一个犹太教育中心亚卡尔，在少量观众面前做了一个辩论。我讲了英国医学会的观点，理查德·斯通（Richard Stone）博士从左翼观点批评了政府，皇家全科医生学院的杰出成员约翰·弗莱（John Fry）博士表达了他著名的观点，我怀疑那是该学院权威人士的统一看法，即英国医学会的态度过于具有对抗性 ❷。

紧随斯旺西会议，克莱夫·弗罗加特挑战了英国医学会抗议活动的合法性，理由是法律要求工会应该建立独立的政治资金，由其成员投票和付款。他声称，英国医学会明显是政治性的，我们印发的传单"大量歪曲真相"。他一定知道自己是在说胡话，但《全科医生评论》说，"这一举动会讨好卫生局长肯尼思·克拉克，他已经明确表示，希望英国医学会成员惹上法律麻烦，来审查英国医学会发起的反改革运动"。然而，正如菲尔德博士所证实的那样，我们在每个阶段都咨询过律师，也从未

---

❶ 引自 Marks L. Medical men talk small. *Jewish Chronicle*. 1989 Jul 29.

❷ 引自 Few show they care. *Jewish Chronicle*. 1989 Jul 21.

涉足政党政治❶。在地方一级，在下议院主持巴内特分部晚宴的，也曾表示对英国医学会钦佩的，奇平巴尼特的议员悉尼·查普曼，指责我们误导公众。准确地说，报道称他曾和我，巴内特家庭医生委员会的成员以及其他医疗工作者会面，但没有证据表明他让我们中的任何人相信他是对的❷。

全国医学总会的选举结果在年度代表大会后不久公布。我再次当选，英国医学会推荐的 32 名候选人中，有23 名当选。然而，再一次，投票率非常低，英格兰只有 33.7%，其他 4 个选区也好不到哪去❸。《犹太纪事》比较晚报道我的最新成就，但 2 个月后，它刊出了相关文章❹。

314

---

❶ 引自 BMA is 'breaking law', GP claims. *General Practitioner*. 1989 Jul 14.

❷ 引自 MP says public misled on NHS. *Potters Bar Times*. 1989 Jul 6.

❸ 引自 *BMJ* 1989; 229: 224.

❹ 引自 Doctors elected. *Jewish Chronicle*. 1989 Sep 15.

*The campaign continues*

# 第 21 章 反对活动继续

　　进行国家医疗服务改革，我面临的一个问题是，全
科医生同时也与肯尼斯·克拉克在新合同上存在争议。
这跟我并没有直接关系，因为根据英国医学会的章程，
这件事会下放给全科医疗服务委员会的谈判人员和它
的主席迈克尔·威尔逊博士。不幸的是，在公众心目
中，这两个问题在某种程度上是相关联的。更重要的
是，我非常担心，如果谈判破裂，全科医生可能会考虑
某种形式的报复。如果行业行动——罢工行动——在公
众心目中与全科医生联系在一起，并间接与整个英国医
学会联系起来，那将对我们反对"改革"的运动造成非
常大的破坏。在 5 月初，威尔逊博士和他的谈判团队赢
得了一些让步，但几周后，地方医疗委员会特别会议以
1605∶155 否决了协议，无记名投票以 3∶1 的结果拒绝
了新合同，但最终克拉克先生还是强制实行新合同，这
也是国务大臣的权力所在。

### 广告活动

1989 年 7 月 26 日，我们推出了新的广告活动，成本估计在 75 万英镑❶。我们在围墙上贴上大型海报，估计每周会张贴超过 1000 份海报。一份海报主题是压路机和一条路，上面写着："撒切尔夫人关于国家医疗服务的计划——不要让她压着《白皮书》通过。今天给你的议员写信"。另一张海报是一位老年女性患者，之前的海报上也出现过，上面写着："如果医院在 50 英里之外，那就不是局部麻醉了。不要让《白皮书》破坏您的本地服务。今天给你的议员写信。"

### 独立分析

8 月 19 日，《经济学人》发表了一篇题为"危险医生"的长篇文章，暗示这些医生不仅仅是白厅的对手。

"卫生部长肯尼斯·克拉克和他的副手大卫·梅勒几乎没有一天不遇到挫折（原文如此）。8 月 10 日，下议院社会服务委员会发表一个政府对国家医疗服务提议的尖刻报告。它驳回了政府的时间表，

❶ 引自 Brindle D. Doctors renew adverts attack to rile Tories. *Guardian*. 1989 Jul 27.

因为不切实际，并警告说，其主要的改革可能会破坏整个服务。5 天以后，国家审计办公室抱怨，没有推行改革提议的专业知识，许多地方卫生当局根本无视成本，甚至无法平衡他们的账目。受控于金融管制不足，他们缺乏做最基本规划决策所需的信息。"

**文章接着说：**

"10 多年前的英国医学会可能不会与任何政府较量，更不用说对上一个在意识形态上自信 / 政治经验丰富的撒切尔夫人。在萧条期，学会牢牢把这些未升级的活动，像罢工，和更高的工资和柔性的合同联系在一起。一些充满敌意的人戏称它是英国货币学会，它的秘书在当时被戏称为'码头工人'史蒂文森。愤怒的医生逃到皇家学院，会员人数下降到几乎不足行业的一半。

被负面宣传刺痛，担心减少现金的英国医学会做了一个慎重的决定，改进其形象。扰乱行业：针对吸烟、饮酒和安全带活动开展广泛宣传的活动。随着它树立了对患者友好的形象，幻灭的医生们又回到了这个圈子里。会员现在反而超过行业人数的 3/4。

克拉克先生在开始竞选时似乎没有注意到这种复兴。他的策略——打算挑出小的医疗组织的领导人，孤立英国医学会，阻止它成为那些只关注钱包的贵族的发言人，赢得皇家学院的支持——在 1979 年就指向英国医学会而非在 1989 年（1979 年，我被选为代表机构副主席，托尼·格雷厄姆成为主席），灾难性结果是行业的所有分支机构都迅速统一到学会的背后。"

该文章还透露说肯尼思·克拉克的部门也有动荡。高级公务员的作用已被削弱，计划已移交给由外部商人主导的管理人员。此外，该部门"几乎没有参与起草《白皮书》。《为患者工作》被首相主导的高层内阁委员会强加给公务员们，深受财政部的影响，需要听从像大卫·威利茨这些钦点专家的建议。（我知道这是真的。在与一个非常高级的公务员的会面中，虽然主题是其他事，但他对我说，'约翰，有剑圣运行，我们不知道如何来阻止它'。）"

文章继续，"'肯尼斯·克拉克'曾被认为可能是撒切尔夫人的继任者——他现在被许多后座议员紧紧注视着。"

"英国医学会运动对保守党的信心造成了影响。

一些党内领导人担心改革将是一场医疗和政治灾难。前卫生部长巴尼·海霍爵士（Barney Hayhoe）认为，'我们拥有的是一份没有价格的菜单'。社会服务特别委员会的保守党成员尼古拉斯·温特顿（Nicholas Winterton）先生上周警告说，改革很可能让政府在下次选举中付出代价。"

"但是像巴尼爵士和温特顿先生这样的人——不用提那群的胆小后座议员——应该从英国医学会学到政治教训。英国医学会的领导人都相当清楚，在改革的主要方向上政府不能退让：引入内部市场……英国医学会的想法尚不清楚❶。"

在同一版内的一篇强烈反对英国医学会的社论中，期刊建议肯尼斯·克拉克进行试点研究。这回答了文章中提出的问题，正是英国医学会迫切需要的，而肯尼思·克拉克拒绝考虑的正是这一点❷。

## 一个小小的自相残杀

曾任代表机构主席、后来被任命为格兰屏卫生局局长的詹姆斯·凯尔（James Kyle）在接受《阿伯丁新闻杂志》采访时，声称苏格兰北部和东北部的医生可以从《白

319

---

❶ 引自 Britain: dangerous doctors. *Economist*. 1989 Aug 19: 19.

❷ 引自 Still in search of a cure. *Economist*. 1989 Aug 19: 16.

皮书》提案中受益。他指责医生总是本能性反对，就像他们反对引进的国家医疗服务，反对基思·约瑟夫的重组，反对引进综合管理一样。轮到我时，我说，谈论医生抵制变革绝对是垃圾。我还极力否认凯尔先生的指控，他说我们提议将试点研究作为一种拖延策略。不用多说，凯尔先生维持他自己的意见 ❶。

### 过分的海报

8月后期，英国医学会发行另外两份海报。第一个显示一个无人驾驶的压路机，标题是"撒切尔夫人的国家医疗服务计划"，下面用小字体写着"不要让她《白皮书》压路机通过"（图 21-1）。第二张海报主要是黄色，下面用粗体写着"你称呼一个无视医疗建议的人什么？克拉克先生"。下面白色背景上用小字写着，"相信国家医疗服务《白皮书》的医生会损害病患照顾。告诉你的议员你在乎"（图 21-2）❷。

尽管尼克·蒂敏思（Nick Timmins）将我们的海报

---

❶ 引自 Bremner S. BMA condemn reforms support: scathing attack on health chief. *Press and Journal*. 1989 Aug 18.

❷ 引自 Hall C. BMA tells Clarke to heed NHS advice. *Independent*. 1989 Aug 29.

MRS. THATCHER'S PLANS
FOR THE NHS.

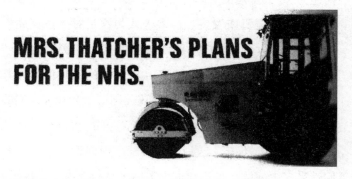

图 21–1　“撒切尔夫人的国家医疗服务计划”，1989 年 8 月。© 英国医学会 / Abbot Mead Vickers BBDO



WHAT DO YOU CALL
A MAN WHO
IGNORES MEDICAL ADVICE?
MR. CLARKE.
THE DOCTORS BELIEVE THE NHS WHITE PAPER WILL DAMAGE PATIENT CARE. TELL YOUR MP YOU CARE.

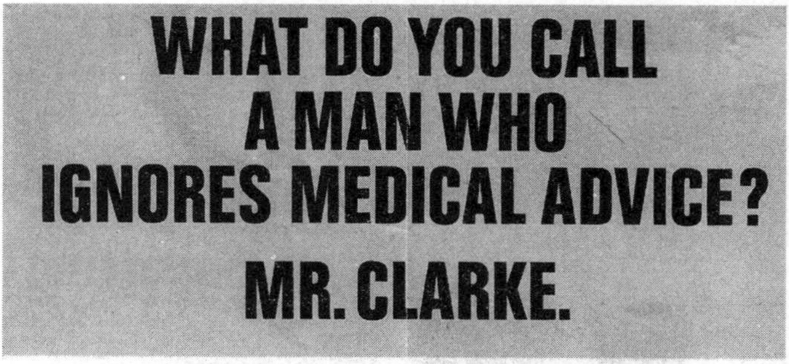

图 21–2　“你称呼一个无视医疗建议的人什么？”，1989 年 8 月。过分的海报？ © 英国医学会 / Abbot Mead Vickers BBDO

描述为"令人难忘的光彩"❶，但在我看来，这张海报适得其反，这一点毋庸置疑。许多人认为这是对克拉克先生下流的人身攻击，这当然是。《独立报》以"傲慢的医生"为题发表了一篇主要文章，我在给报纸的一封信中将其描述为"过度的"❷。我声称"建议英国医学会弥补人们的思想，因为他们侮辱这些人的智商"。该广告已让一些英国医学会成员不安，这些人也还没意识到以上信息给我们带来多少问题，也不知道肯尼斯·克拉克有多么灵活。20 多名成员辞职，但同一时期超过 2000 名医生加入或重新加入该学会。伊恩·菲尔德说，肯尼斯·克拉克是英国医学会有史以来最好的招募官。

## 9 月 27 日的会议

与肯尼斯·克拉克的会面定于 9 月 27 日。即使反对英国医学会的《每日快报》健康通信员克莱尔·多佛，也在会面前一天告诉她的读者，对政府来说，事情不会顺利进行的，并认为即使在保守党，也有 44% 的选民不赞成《白皮书》的建议。

---

❶ 引自 Timmins N. *The Five Giants: a biography of the welfare state*. London: HarperCollins; 1995: 471.

❷ 引自 Marks J. Purpose of BMA advertising campaign. *Independent*. 1989 Sep 1.

　　会议的主要目的是澄清全科医生处方和全科医生预算的问题。第 2 天早上，在"处方费用——全科医生获得克拉克的让步"的标题下，托马斯·普伦蒂斯在《泰晤士报》上写道："在全科医生不管费用开药的问题上，英国医学学会似乎在昨晚已经赢得了政府的一个重要让步 ❶。"迈克尔·威尔逊和我对会议的结果表示满意 ❷。

　　第 2 天，克拉克先生坚持说，国家医疗服务《白皮书》没有任何改变，因为他没有谈到现金限额，只谈到了公司预算。我指出，关键阶段的部分是一份与《白皮书》相随的工作文件，文件说会立法"要求"有关部门恪守其药物预算。我继续说，"但是，克拉克先生曾说什么都没有改变。如果要立法，卫生部门要限制药物预算，那么现金限额也必须适用。"出席会议的伊恩·菲尔德表示，学会准备好接受产生某些误解，但会后克拉克先生的发言让我们感觉违背了他自己的承诺。"某天给我们一个保证，第 2 天就收回或否定它。"伊恩继续说道，"如果立法要求当局限制药物预算，我们将大声而明确地喊出

323

❶ 引自 Prentice T. Prescription costs: GPs secure concessions from Clarke. *The Times*. 1989 Sep 28.

❷ 引自 Balyntine A. Retreat on doctor's budget. *Guardian*. 1989 Sept 28.

'犯规'。"克拉克随后发表声明说，他认为没有必要重新讨论已经解决的问题❶。

我清楚地记得在一次会议上，我认为可能就是那次会议，我们讨论了计算机在重组后的国家医疗服务中将扮演的角色。我向他解释说，需要一个功能强大的复杂的计算机系统。我告诉他，我们在博勒姆伍德的行医已经部分计算机化了，即使在那个层次上，我也感觉到了困难。肯尼斯·克拉克用这样的话回答我，"如果你认为我会安装一些全唱全舞全彩色系统，你可以忘了它。便宜和讨厌的东西都可以。"到头来，这些东西不行！

9月的另一项民意调查显示，医生被视为最值得信赖的专业人士。它还表明，自6月的类似民意调查以来，公众对《白皮书》的反对程度有所增加。

我一有机会就用未经尝试、未经测试和行不通的词作为我的口头禅来描述"所谓的改革"。这5个字简单而准确地向每一位普通民众说明了情况。我发现做电视和广播节目很容易，因为我与采访者交谈就像与患者交谈一样，而且就观众和听众而言，我像是在直接与他们每个人交谈。

---

❶ 引自 Timmins N. BMA accuses Clarke of reneging on drug pledge. *Independent*. 1989 Oct 5.

## 我从全科行医退休

我一直认为，医学政治家应该参与日常临床实践。使用执业医师作为谈判的巨大优势是，他们总是可以告诉对方，对方的提案行不通。"我知道这行不通，因为我已经尝试过它"，"这不行，因为它与正常的做法相冲突"，尤其是"这是不道德的"，以上论点会让对方很难反驳。肯尼斯·克拉克可能是独一无二的，他完全无视英国医学会领导者对临床情况的了解。

在我担任主席的前 4 年半里，我兼职行医。尽管英国医学会不为高级民选官员支付工资，它确实弥补了他们的收入损失。为了确保我们患者的护理标准不会下降，我们额外聘请了一位的合作伙伴，劳伦斯·巴克曼（Lawrence Buckman）博士。

1989 年仲夏，很明显我不能很好地兼顾两边的工作，即便是兼职也不行。为了让生活过得去，我在 1989 年 9 月提早退休，比我会通常会做的要至少早 1 年❶。诊室办了一个派对对我表示敬意，我收到很多赞赏信件。

---

❶ 引自 Marks to retire early. *Pulse*. 1989 Sep 30.

## 忙碌的几周

不会因为我参与了国家医疗服务的未来的斗争活动，其他责任就会消失。我们承诺在 11 月与牙买加医学学会举行联合临床会议，我在一个周末飞往牙买加，讨论会议的最终安排。当时，我 2 岁的孙女凯蒂因脑膜炎住进了都柏林的医院。她母亲海伦正在工作，她父亲马克在美国，因此，雪莉离开诊室，飞往爱尔兰。

回到英国后，我去了布莱克浦参加保守党会议，这不是我有过的最友好的经历。我遇到了纽因顿的亨特爵士，条例草案由上议院审议的时候他帮助很大。回到伦敦后，我与克莱夫·弗洛加特在 Au Jardin De Gourmet 吃了一顿晚餐，这是他最喜欢的昂贵餐厅之一。

吉尔·奈特议员（现在是科林特里男爵夫人骑士）和我在堕胎问题上持有截然相反的观点——她曾经支持科里·比尔和其他人——但我们都热情的相信国家医疗服务体系，1987 年她领导了后座议员起义反对对眼睛测试收费。我没有说服她相信英国医学会的运动是值得支持的，但她同样非常怀疑肯尼思·克拉克的建议。

## 牙买加和南美洲

1989 年 10 月 27 日，我们启程前往牙买加。会议在奥乔里斯奥的 Americana 酒店举行，每天早上都有密集的临床项目。下午，会员可以选择多种观光旅游，包括参观诺埃尔·科沃德（Noel Coward）和伊恩·弗莱明（Ian Fleming）故居。然后我们在秘鲁休息，参观了首都利马和山区的库斯科，然后乘火车去马丘比丘。这一路是我见过最令人印象深刻的景点。我们乘船游览喀喀湖，登上一个开往玻利维亚拉巴斯的巴士，然后又回到英国和政治危机当中。

*The Bill and reactions to it*

# 第 22 章　法案草案和各种反应

　　《国家医疗服务和社区保健法案》在 1989 年 11 月 22 日发布，当时我们还在南美洲。虽然政府否认，但是，市场原则会让官僚和成千上万会计师崩塌，估计也会增加至少 217 万英镑的服务成本 ❶。

　　卫生行业的领导人要求与首相会面，但她拒绝了。这导致护士、助产士和医生专业组织的领导人采取了前所未有的行动，他们组织了一次联合新闻发布会，全国新闻界和地区报纸、电视和广播都对其进行了广泛报道。

　　我告诉会议，这是一个独特的场合，所有专业机构齐聚一堂，表达他们的沮丧和愤怒，因为《国家医疗服务法案》除了毫无意义的委婉语和语义外，与《白皮书》没有任何不同 ❷。皇家学院会议主席迪尔温·威廉姆

---

❶ 引自 Brindle D. Health changes to cost £217 million. *Guardian*. 1989 Nov 23.

❷ 引自 United front show over NHS reform. *Birmingham Post*. 1989 Nov 30.

斯（Dillwyn Williams）教授报告说，"我们相信，《白皮书》中提出的改变，最好的情况，是结果不确定，最坏的情况，是极具破坏性的"❶。皇家助产士学院院长玛格丽特·布雷恩（Margaret Brain）女士说，很明显，真正的担忧——我们对患者护理的担忧——没有被听到❷。皇家护理学院院长坚称，该法案正在继续解决"错误的议程"❸。

　　卫生部没有做出回应，但由《医生》杂志委托进行的一项针对全科医生的盖洛普民意调查显示，只有 16% 的全科医生表示他们会在大选中投票给保守党，而上次投票支持保守党政府的比例为 61%。我评论说，"英国医学会不是一个政治组织，但如果一群高智商的人受到蔑视和轻视，那么这样做的人就等着大家的反应吧"❹。

　　1989 年 12 月 4 日，《众议院杂志》发表了一系列文章，这些文章由支持该立法的人和一些反对该立法的人

---

❶ 引自 Fletcher D. Health reforms 'a prescription for cheap cure'. *Daily Telegraph*. 1989 Nov 30.

❷ 引自 United front shown over NHS reform. *Birmingham Post*. 1989 Nov 28.

❸ 引自 Health groups unite to fight Bill. *Nursing Standard*. 1989 Dec 7.

❹ 引自 GPs turn backs on the Tories. *Doctor*. 1989 Dec 7.

撰写 ❶。第一篇文章"宪章和挑战"由肯尼思·克拉克撰写，他声称该法案将使所有关于私有化的言论都成为谎言，并且，国家医疗服务中的许多人对私有化改革抱有极大的热情。然后，他提供了该法案主要条款的清单。与这些问题密切相关的人会对这些变化的细节感兴趣，但街上的人很少关注这些。同样，对绝大多数会跟随投票的议员来说，这些也没有什么重要意义。肯尼斯·克拉克和我都知道，决定战斗输赢的是人们的想法，而非法案的内容。

我贡献了一篇以"英国医学会的观点"为题的文章。"1948 年 7 月国家医疗服务成立的那天，我获得了医生资格，这并不奇怪，因此，我对国家医疗服务有着特殊的感情。这么多年过去了，我仍然坚信国家医疗服务是我们历史上最伟大的社会实验之一，我很自豪能在这个系统里度过一生。"我指出，"海外的证据表明，医疗服务竞争的真相是会迫使降低标准，增加费用"。该杂志的编辑选择了我发言的高光部分"法案是一个烟幕，设计出来转移对国家医疗服务根本问题的关注，即多年的资金不足"。

最后的文章来自罗德尼·格雷厄姆（Rodney Grahame），

❶ 引自 The National Health Service. *House Magazine*. 1989 Dec 4.

一个盖伊医院风湿病顾问医师。他说，"从《白皮书》建议泄露开始，我们就被迫听盖伊管理层接二连三说空话，吹捧自治的优点，传输一种早点参与会获得丰厚资金回报的理念（虽然很明显，这只能以牺牲其他医院为代价）。到处弥漫着一种不可避免和无能为力的感觉。我们在未经同意的情况下被管理着"。

享有国际声誉且热情反对政府提议的糖尿病专家哈利·凯因（Harry Keen）教授，也是盖伊医院的员工。他组织了一次伦敦顾问和学者会议来反对政府提议，最终却演变成"国家医疗服务支持联盟"。他是我哥哥的朋友，我很容易就跟他建立了私人关系，所以，虽然永远无法正式合作，我们会确保知道对方在做什么。我稍后会提到哈利的活动。

*331*

最终，盖伊医院成为第一批自治医院之一，对于在那里工作的许多医生来说，也成了一个非常不愉快的地方。讽刺的是，经过这次"改革"，盖伊医院在与主要竞争对手圣托马斯医院合作中成了次一级医院。

### 这一年即将结束

我收到一个封来自卫生大臣弗吉尼亚·博顿利（Virginia Bottomley）的信，邀请我去讨论减少初级医生工作时间的问题。这封信包含一系列统计数据，并表示"将每周工作时间减少到平均 72 小时仍然是我们的长期目标，但这不能在一夜之间完成"❶。初级医生们声称，她的信是先发制人策略，企图制止将在布里斯托，伯明翰，爱丁堡举行的 24 小时"外宿"抗议活动。英国医学会指出，疲惫的医生有犯错的风险，并提出了一些具体建议，以减轻初级医生的工作量 ❷。

除了国家医疗服务改革的问题，肯尼斯·克拉克还在第二条战线上做斗争。自 8 月以来，救护人员一直拒绝加班和在休息日工作，以争取索赔。他们的竞选活动由副部长罗杰·普尔（Roger Poole）领导，他当然不符合克拉克试图描绘的激进工会领袖的形象。像我一样，他知道全面罢工会损害他的事业，并且，让公众舆论站在他一边至关重要。克拉克真的想把救护车司机分成两组——接受过辅助医疗培训的人和没有接受过辅助医疗培训的人。从长远来看，这是一个好主意，我也可能会同意，但有一句古老的阿拉伯谚语说得好，"敌人的敌人就是我的朋友"，救护车纠纷得到了广泛的公众支持。支持他们不会对我们造成伤害。

---

❶ 引自 Pallot P. Shorter week for junior doctors. *Daily Telegraph*. 1989 Dec 22.

❷ 引自 Sherman J. Doctors to renew call for shorter working week. *The Times*. 1989 Dec 26.

随着争端的拖延，公众渐渐意识到救护人员的工资有多低，他们静坐，迫使警察和军队去运送患者。这并没有改善克拉克的"关怀形象"，到年底，公众舆论坚定地站在工人一边。

在这一年的倒数第 2 天，《脉搏》发布了一份"您将永远记住的名言"清单。在我看来，最好的一条来自于影子卫生大臣罗宾·库克："肯尼斯·克拉克的重新思考能力似乎尚未被发现——也许这是一个钙化的腺体❶。"

---

❶ 引自 The year-long verbal battle for the NHS. *Pulse*. 1989 Dec 30.

## The campaign continues: mysterious faxes and the Oxford debate

## 第 23 章 抗议活动继续：神秘传真和牛津辩论

理事会在 1990 年 1 月 3 日开会谴责肯尼思·克拉克拒绝考虑"改革"的替代提案，并反对将法案作为一项授权措施。这样的法案赋予克拉克专制的权力，他们可以根据法规填写细节，也可以根据自己的意愿在任何时候修改这些细节。我们还就救护车司机的纠纷进行了辩论。克拉克又犯了一个公共关系失言的错误，说没有接受过护理人员培训的救护人员"是专业司机，一份有价值的工作——但不是一个特殊的工作"❶。我告诉市议会，"将一位老太太从楼上转移到医院是出租车司机可以做的事情这种想法，是对救护人员和所有护理行业的侮辱❷。"

理事会通过了相应的决议，关注延长会对患者造成

---

❶ 引自 Sherman J. BMA fight to curb 'autocratic power'. *The Times*. 1990 Jan 4.

❷ 引自 Quotes. *Sunday Correspondent*. 1990 Jan 7.

有害影响的争议 ❶。

我还向理事会报告，我们在秋季失去了 500 名成员，但我们在行业中非常受欢迎，以至于成员总数增加了 3000 人。

在会后的新闻发布会上，我否认了克拉克先生关于英国医学会已经"收起帐篷准备离开"的建议。我说，"我们的反对不会崩溃，我们的反对一如既往"。我也否认有更多医生支持政府计划的传言，可能会有少数医生支持，但大多数医生都很生气。我宣布我们正在计划一个议会游说团，对于在没有必要进行议会立法的情况下／花费在自治医院等问题上的资金数额表示担忧 ❷。

政府受到了进一步的打击。一个国王基金研究所的报告说，在美国，面对"成本承诺的压力"（cost commitment containment pressures）（原文）护理质量依赖于是否对标准进行了规范，在私人医院降低利润率，已导致无力支付账单的患者被送回家 ❸。

周末在博勒姆伍德，雪莉·内森博士送给当地救护

❶ 引自 Cathcart B. Resolve dispute now. *Morning Star*. 1990 Jan 4.

❷ 引自 Anaokar M. BMA plans reform lobby in Parliament. *Hospital Doctor*. 1990 Jan 11.

❸ 引自 King's Fund Institute. *Competition and Health Care: a comparative analysis of UK plans and US experience*. London: King's Fund Institute; 1990.

人员一张 400 英镑的支票，这张支票是由当地支持者筹集的。她与一位救护人员合了影，背景是一个大公告牌，写着"博勒姆伍德救护站——只应付突发事件，谢谢！"，下面是她的评论，"我感到遗憾的是国务大臣一直没能给救护人员一个可以接受的提议" ❶。

　　尽管国家医疗服务改革优先于其他事务，但我仍然必须继续履行作为理事会主席的其他职责，而且职责相当多。我与新任卫生部长弗吉尼亚·巴顿利会面讨论 AIDS 的问题❷，他曾是一名专业的社会工作者，周末我不得不前往曼彻斯特参加本尼·亚历山大的墓碑祝圣仪式。他是一个伟大的朋友，不懈地为协会和医疗服务做了很多工作，通过其他演讲我了解到，他在当地社区很受爱戴和尊敬。1 月 24 日，我为医学媒体举办了一场晚宴。我一直与国家媒体的医学记者以及专业医学媒体保持着良好的关系，他们是我培养的关系。参与医学政治的这些年里，从来没有一名记者背叛过我的信任——这并不是说他们没有写关于我的坏话，而是有人付费让他们写。第 2 天，我出现在艾滋病委员会会议上，然后离开了爱

---

❶ 引自 Cash collected. *Borehamwood Times*. 1990 Jan 11.

❷ 弗吉尼亚·巴顿利（Virginia Bottomley）嫁给了彼得·巴顿利（Peter Bottomley）议员。她后来成为了负责卫生事务的国务卿，并于 2005 年成为终身贵族。

丁堡，在那里我做了由爱丁堡大学全科医疗系赞助的著名的理查德·斯科特讲座。

1 月 30 日，我会见了奈杰尔·邓肯（Nigel Duncan）和帕梅拉·泰勒，英国医学会媒体部的部长和副部长。他们和英国医学会的议会官员苏·马克斯（Sue Marks）组成了专业团队，就如何管理我们的竞选活动向其他人和我提供建议。他们很棒。

我前往伍尔弗汉普顿，在英国医学会支部的年度晚宴上发言，有 70 名医生参加，伍尔弗汉普顿南区议员和当地卫生局主席也出席了晚宴。我提出了两点——这些变化将创造"从上到下的利益互惠链"和"这些变化是被设计的"，以便政府可以在部分医疗服务因缺钱而失败时避免受到指责，他们极可能会这么做。据地方报纸的报道透露，盖伊医院 3000 名员工的 1/3，以 9∶1 比例投票反对变成自治医院 ❶。

*337*

在议会批准立法之前，由于缺乏资源，临床服务受到限制，我已经提到了我们对肯尼斯·克拉克部分提案实施的担忧。随后，就寻求司法审查的可取性，我们征求了律师意见，因为国务大臣无疑是在未经议会批准的情况下设立了各种影子当局。我们的律师寻求了王室法

---

❶ 引自 Plans for the NHS come under fire. *Wolverhampton Express and Star*. 1990 Feb 9.

律顾问安东尼·斯克里夫纳的意见，他说，考虑到政府在议会中占了大多数，一个法官可能会裁定国务大臣行动不违法。我们决定不采取任何行动。而另一方面，哈利·凯因从另一个王室法律顾问，詹姆斯·戈迭（James Goudie）那里得到消息，已经发出司法审查的令状，并于2月初听取汇报。不幸的是，戈迭的说法，即克拉克没有花钱的权力，被法官拒绝，哈利的组织被授予巨额资金。

### 神秘传真

一天晚上的11点左右，我接到了克莱尔·多佛的电话，她当时是《每日快报》的医疗记者。也是她试图为右翼报纸辩解，无视我们前一年的抗议活动。她让我当晚去她在东哈姆的家，又不说为什么，或许她有文件让我看到。我在睡衣外套了外套，开车过去。她拿到的文件是政治炸药，而她获得这些文件的方式，委婉地说，很有趣。本地花店一位女士突然接到大量传真件，她看不懂，也不知道怎么处理，于是联系了当地的报纸。报社的工作人员也不知道该怎么做，但说克莱尔或许有办法。她认出这些文件是卫生部和国务大臣办公室的律师之间的内部传真。内容显示，律师担心克拉克越界，如果学会申请司法审查，我们很有可能获胜。克莱尔当时的男友说，不管发生什么，他都会把这些文件带到出版社。

第 2 天早上，我把文件带给伊恩·菲尔德。读完后，他说："约翰你是英国人吗？"我给出了肯定的回答。然后他问，"你是一个忠诚的英国臣民吗？"我确认我是。然后他说传真是政府文件，是不正当获得，归还它们是我的责任。我非常震惊，但知道应该由其他人将他们带给我认可的媒体。（有人告诉我，在某处的医学杂志上出现了一小段，但我从来没有看到！）我认为这是我一生中最大的错误之一。尽管哈里·基恩的官司败诉并没有引起太多关注，但在媒体甚至电视上广泛发布的传真可能对肯尼斯·克拉克造成的损害只能变成一个臆想。

*339*

### 牛津辩论

牛津联盟辩论学会邀请肯尼斯·克拉克、我和其他人参加 1989 年 2 月 15 日的辩论，议案是"众议院认为政府的医疗改革对患者不起作用"。除了大学成员外，其他受邀者包括工党社会保障发言人迈克尔·米彻（Michael Meacher）和代表自由民主党发言的查尔斯·肯尼迪（Charles Kennedy）。不久，辩论之前，联盟主席埃德蒙·拉撒路（Edmund Lazarus），宣布肯尼斯·克拉克晚上来不了，因为他得让莫名其妙提交的法案通过众议院的委员会审议。然而，那天晚上他确实抽出时间出现在 BBC 电视台的"提问时间"节目中 ❶。据《牛津大学时代》题为"部长被示威'吓跑了'"的文章报道，在为支持救护人员而举行的辩论当晚，压力集团"牛津郡医疗急诊"计划了一个大型示威活动，他们有信心吸收5000 名抗议者 ❷。

　　会议当晚，尽管下着倾盆大雨，我还是去看了示威游行，也与一些救护人员进行了交谈。在挤满人的辩论大厅，迈克尔·米彻的提议，遭到我朋友杰里·海斯的反对，海斯得到了克莱夫·弗罗加的支持。我支持迈克尔·米彻，我们以 291：100 赢得了投票 ❸。

### 法案进展

　　我继续出席常务委员会与条例草案相关的会议，虽然反对派提出了 800 个修正案，其中一些我们起草过，虽然辩论时间超过 100 小时，但没有一个提案获得通过。哈丽特·哈曼（Harriet Harman）抨击政府未能让批评者对改革感到放心，我说除了政府想要的变化外，没有任

---

❶ 引自 Clarke ducks heavyweight NHS debate. *General Practitioner*. 1990 Feb 16.

❷ 引自 Minister 'scared off' by demo. *Oxford Times*. 1990 Feb 9.

❸ 引自 Students snub health reforms. *Doctor*. 1990 Feb 22.

何变化 ❶。我宣布，当法案提交上议院时，我们将继续进行反对和游说，希望能取得重大变革。我们赢得了一场非常小的胜利——肯尼思·克拉克表示，处方过多的全科医生不会自动受到处罚 ❷。3 月 6 日，《今日》报纸在"医疗计划分裂保守党"的标题下报道，参与民意调查的 836 人中，71% 的人不同意国家医疗服务"改革"，而保守党选民的 37% 表示反对，其余的人不置可否。从该报告得出一个假设，保守派选民没有积极支持政府改革，连我都很难相信这个结论。重要的是，大多数被问到的人说，提案在全国开战前应先进行试点测试——这就是英国医学会的政策——对大多数人来说也是不证自明的真理 ❸。在委员会阶段的最后一天，罗宾·库克明确表示，如果工党赢得下一次选举，他们将扭转这些变化。在议会外，对东安格利亚地区拟议变化进行的计算机研究表明，系统会崩溃 ❹。

    与此同时，我们正在为上议院辩论准备基础工作，

---

❶ 引自 Anger as Bill leaves committee. *Health Serv J.* 1990 Mar 1.

❷ 引自 BMA admits little has been done on NHS Bill. *Pulse*. 1990 Mar 3.

❸ 引自 Health plans split Tories. *Today*. 1990 Mar 6.

❹ 引自 Office for Public Management. *The Rubber Windmill: contracting for health outcomes*. London: Office for Public Management; 1990.

按照惯例把信息包发给选定的议员，安排与我们认为可能会有所帮助的议员会面。伊灵的莫洛伊爵士（Molloy）是前工党议员兼部长，他批评选择退出的医院时，发表了非常有用的演讲，表示他相信两级制度存在危险。他继续说道，"我认为，抛弃在国民医疗服务工作人员，官员以及政府成员之间做协商的优秀组织这种行为，存在非常严重的风险"，他非常正确。然后他提到了英国医学会及其对政府改革的反对，继续说："英国医学委员会主席（原文如此），在某些人眼中可能是一个坏人，但我不相信，政府应该认识到那些未经尝试的想法是非常不受欢迎的。这是一个温和的声明"❶。

几周后，我们发布了另一项民意调查，这是我们的第五次民意调查，时间上恰逢议院法案委员会阶段的开始。结果表明，反对政府提议的比例上升到 77%，而 79% 的受访者反对全科医生拥有自己的固定预算。我指出，即使在这个阶段，政府也可以接受区域试验❷。

当密集的医政治活动达到顶峰时，有两个相当感人的小事件。我的当地报纸，《博勒姆伍德时报》在其专题"25 年前的这周"中报道，2 名熟悉的面孔已经"在报纸

---

❶ 引自 Hansard. House of Lords. col.1223. 1990 Mar 7.

❷ 引自 Prentice T. More against health reforms. *The Times*. 1990 Apr 18.

中"露面，即来自西奥博尔德中心的约翰·马克斯博士和雪莉·弥敦道博士。这 2 位医生在埃尔斯特里和伯翰姆伍德圣约翰救伤队的第四届年度晚宴和舞会上合影留念（见第 2 章）[1]。当天《卫生服务杂志》挖苦道，对于收到 MSD 基金会主席马歇尔·莫林卡的视频集的礼物，我显然非常高兴——莫林卡被广泛认为是国家医疗服务《白皮书》幕后头脑之一。报道继续说，当我发现整个集合包括了卫生部门发起改革的视频时，我的笑容就消失了[2]。

耶稣受难日之前，我接到外交办公室的电话，询问我可否会见 2 名波兰大使馆的官员。他们说，波兰医学会，一个共产主义国家的组织，正在向自由专业的方向转型，如果我在英国医学会主席任上，到华沙为他们提供建议和帮助，他们将很感激。他们将为雪莉和我支付旅费，此外，他们会为我们 2 人安排克拉科夫一天的观光之旅。我接受了他们的提议，但告诉他们我宁愿去比亚韦斯托克，一个大的工业城镇。他们问我为什么做出这样奇怪的选择，当我告诉他们说我父亲的祖父来自那个城市时，他们看我的眼神相当奇怪。他们答应了我的要求，我也同意过去。当我晚上回到家，告诉雪莉这件

*343*

---

[1] 引自 25 years ago this week. *Borehamwood Times*. 1990 Apr 19.

[2] 引自 *Health Serv J*. 1990 Apr 19.

事时，她说她绝不会去比亚韦斯托克，第 2 天早晨，我怯怯地打电话给大使馆，改变了行程。我们安排 5 月初启程，但是几天后，我收到另一个来自外交部的请求，这次是与布达佩斯跟匈牙利医学会开会。考虑到 7 月我都不在职，日程也超级满，我们不得不在 4 月中旬去波兰。

*My last few months in the chair*
# 第 24 章　担任主席的最后几个月

1990 年 3 月的最后一个周末，我参加了诺丁汉初级
会员论坛。成为代表机构副主席后，我会出席每一个论
坛，所以这是我的第 12 次亮相。在协会内部，论坛并
没有正式地位 ❶，但是，对于在所有医疗分支的初级医生
们来说，它是一个非常有用的安全阀门，成为会员唯一
的资格要求是不超过 31 岁。年轻医生们一如既往的待
我极为友善，他们给我做了一个巨大的告别卡，也给雪
莉准备了一个诺丁汉蕾丝桌布。我提醒他们，由于费用
负责制提议，患者已经对全科医生们产生疑虑，我说，
"最近，我的一个患者请求进行无必要的血液测试，当
我向她解释为什么她不需要时，她的反应相当迅速且愤
怒。她说，'医生，我猜您是想节省资金，来重建你的诊

345

---

❶ 引自 Turner EG, Sutherland FM. *History of the British Medical Association* (Volume II). London: British Medical Association, 1982.

所'"❶。我承认，在减少初级医生们工作时长的战斗中，我们还没有取得什么巨大进展，但我们会在下一回合的谈判中继续战斗。

然而，在他们的官方会议上，初级医院的医生们并不那么友好。有一群人声称，他们的谈判团队与基层意见脱节，他们想改用专业谈判人员。我之前听过这样的说法。他们的主席，来自卡迪夫的斯蒂芬·亨特（Stephen Hunter）博士解释道，"我们的优势在于，我们是执业医生。在与卫生部的谈判中，它给了我们可信性，对方相信我们会对同事负责。"该议案被否决❷。

我与工党同行，前卫生大臣恩纳尔斯爵士（Ennals）进行了一次非常富有成效的会面❸。他也认为，肯尼斯·克拉克的提议"未经试验和检验"。他建议，建立一个评价体系，来决定政府的想法是好是坏，还是值得被推广。

---

❶ 引自 Patient backlash feared over GP budget holding. *Doctor*. 1990 Apr 12.

❷ 引自 Rebel juniors failed to sack their leaders. *Hospital Doctor*. 1990 Jun 21.

❸ 恩纳斯勋爵（Lord Ennals），以前叫戴维·恩纳斯（David Ennals），1976—1979 年担任美国社会服务部国务卿。1983 年，英国首相玛格丽特·撒切尔（Margaret Thatcher）让他成为终身贵族，并于 1995 年去世。

作为工会的执行机构，英国医学会理事会必须由会员直接选举产生，其 4 名成员是从全体会员的所有选区中选举产生的。我的理事会成员资格将在代表大会后结束，因此我成了全国选区的候选人。尽管我在民意调查中名列前茅，但总参与率仅为 29.71%。我的前任安东尼·格雷厄姆爵士和工党活动家萨姆·艾弗林顿（Sam Everington）也是成功的候选人 ❶。

6 月 9 日，在托基举办的医疗服务管理协会年度大会上，肯尼斯·克拉克发表了被描述为"一个乐观的讲话"。他说，"我还没有对国家医疗服务进行细致深入的检查，发布一本《白皮书》，与对手打了一场耗时 18 个月的激烈的政治战斗设法让国会通过一个重大法案来实现没有变化。我从一开始就希望看到改变。"他吹嘘说，900 个全科机构已经对费用负责制计划产生了兴趣，70～80 家医院正在填写申请，想要变成自治医院。他没有说有多少全科诊所，也没有说有多少医院，正在努力实现自治。再一次，他展示了对于医疗行业变化的无知，因为他回到一个与现状完全不相干的断言，说，如果有机会，顾问医师们会否决 1948 年成立国家医疗服务的提议。罗宾·库克（Robin Cook）评论这次讲话，说

❶ 引自 BMA notices: Council election results 1990–2. *BMJ*. 1990; 300: 1403.

"危险的是，肯尼思·克拉克的改革，不只会打破了国家医疗服务的壳，也会打破它的骨"。我也评论说"这个演讲表示他在担忧。声称他的改革原则值得商榷，令人生疑"❶。

肯尼思·克拉克被任命为"公共关系顾问"，但这对于解决问题毫无帮助，因为他做得很失败。传言称，整个想法来自于保守党主席肯尼斯·贝克（Kenneth Baker），目的在于，在大选前打磨克拉克，另外，向越发困惑和沮丧的公众解释政府有争议的医疗服务改革。之后接替这个职位的是约翰·班克斯（John Banks），杨·鲁比卡姆（Young Rubicam）广告公司的董事长。（显然，很快就得出给国务大臣的意见：减重，戒烟，戒酒，别那么粗暴。）班克斯先生报告说，政府希望对国家医疗服务做的事，跟大众对于计划的认知，有"天壤之别"。然后，整个事情迅速沦为闹剧，因为班克斯先生不到24小时就离开了，班克斯把所有对此事的评论请求都转给了他自己的公关人员❷。

---

❶ 引自 Clarke vows to 'break the mould' for NHS. *Dundee Courier and Advertiser*. 1990 Jun 9.

❷ 引自 Smith H. Why PR failed to make Clarke in its own image. *Doctor*. 1990 May 17.

## 1990 年年度代表大会

会议于 6 月 24 日在伯恩茅斯美丽的现代会议中心开幕，我对去年的工作进行了回顾。议程委员会安排在周三之前详细讨论国家医疗服务改革，这就又给我和媒体一次表现机会（图 24–1）。

我的主旨演讲，首先概括了《白皮书》公布前后发生的事件，然后说，"政府就像安徒生故事《皇帝的新装》里面博取他人信任的骗子，曾希望，快速运作和保持沉默地约定，能让他们不声不响地避开改革带来的责备。英国医学会就像故事里男孩，只看见事实：患者选择会更少，服务支离破碎，服务标准更低，以及持续性资金不足。为了揭露政府的两面派，我们被诋毁、辱骂，还被贴上恐吓标签"❶。

我提醒大会，我与 7 位卫生大臣有过交往——基思·约瑟夫、芭芭拉·菲尔德、帕特里克·詹金、大卫·恩纳尔斯、诺曼·福勒、约翰·摩尔和肯尼斯·克拉克。前 6 个人都彬彬有礼地听取了我们的意见，即使他们不同意且无意采取行动。就最后这位，经常粗暴地

349

---

❶ 引自 Knight M. Reform leads to a 'no hope service'. *Coventry Evening Telegraph*. 1990 Jun 25.

拒绝听取任何建议或意见，只对自己的提议感兴趣 ❶。《英国医学杂志》指出，在演讲结束时，我"得到了持续几分钟的起立鼓掌，随后是几项赞赏提议——全部欢呼通过——之后，主席约翰·豪厄尔（John Howel）教授打断了会议进程，他代表所有与会人员给我一对斯塔福德郡的人物摆件 ❷。这个斯塔福德郡人物摆件很有意义——众所周知，雪莉是一个严肃的收藏家。

我一直都知道简单好记的口号的重要性——反复播放——结束开题演讲时，我说，克拉克先生"所谓的改革"可能"最终导致 NHS 3 个字母不再代表国家医疗服务（National Health Service），而是'没有希望的服务'（No Hope Service），且最终会变成'没有医疗服务'（No Health Service）"。这样地描述抓住了人们的心，"No Hope Service"这 3 个词成为全国报刊头条 ❸❹。

当然，医疗服务并不是会议上唯一要讨论的严重问题，还有其他一些，虽然不具有全国重要性但困扰医生

---

❶ 引自 O'Sullivan J. Clarke 'intransigence' attacked. *Independent*. 1990 Jun 26.

❷ 引自 'Scrutator.' The week in Bournemouth. *BMJ*. 1990; 301: 47.

❸ 引自 Woodman R. Doctors warn of NHS 'no hope service'. *Western Daily Press*. 1990 Jun 26.

❹ 引自 Hunt J. NHS to become no-hope service doctors are told. *Birmingham Post*, 1990 Jun 26.

的问题。例如，就吸烟者的死亡证明是否应该记录死者是吸烟者的问题，进行了一场争论，另一个以卡迪夫的威那哥保（Venugopal）博士为首的团体提出了替代疗法，声称尽管来自印度次大陆的许多患者使用替代药物，但他没有评估办法。迈克尔·威尔逊给为期 2 天的地方医疗委员会特别会议做了报告，审议已经实行的新合同，初级医生再次哀叹自己工作时间过长。

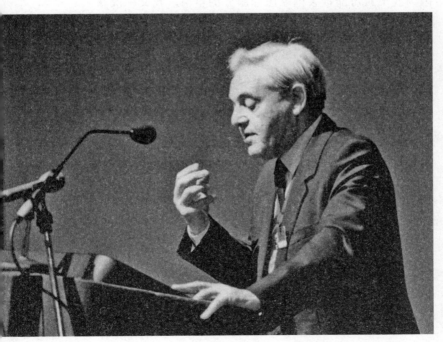

351

图 24-1　我作为理事会主席最后一次在代表大会上发言，1990 年 6 月，伯恩茅斯

关于国家医疗服务改革的辩论主要于周三上午举行。周三下午是一直是科学讨论，以及高级医院的医生和初级医院的医生之间的板球比赛，因此上午的辩论获得了很多关注。我宣布我们将启动第三阶段的广告活动，目标对象是卫生部主席们、国家医疗服务经理们和地方社区，这是一个重大新闻 ❶❷。针对政府及其支持者对我进行的许多人身攻击，我说我很自豪被称为叛徒和颠覆者，因为我反对可能损害国家医疗服务的事情。我又一次获得了起立鼓掌 ❸。

我强烈反对开展"怠工"运动以瘫痪医疗服务改革的提议，这是国家医疗服务支持者党（National Health Service Supporters Party）的政策。其中一位代表、该党领袖大卫·沃茨（David Watts）说，"大胆的新国家医疗服务将陷入混乱。如果我们合作，可能会减缓混乱，如果你（原文如此）不合作，会加快混乱。我相信我们应该尽快解决这件事"。朱迪·吉利（Judy Gilley）博士也是该党的一名成员，同时是巴内特和芬奇利分部和全科医疗服务委员会的成员，她曾宣布打算与自己的议员、

❶ 引自 BMA step up reforms campaign: *Colchester Evening Gazette.* 1990 Jun 27.

❷ 引自 Sherman J. BMA renews attack on health service reforms. *The Times*. 1990 Jun 28.

❸ 引自 'Scrutator.' The week in Bournemouth. *BMJ*. 1990; 301: 61.

首相撒切尔夫人竞争大选，她说，英国医学会冒着风险这句话听起来乏味、重复和幼稚❶。我反对改革提议，因为我相信，接受它意味着我们会直接落到肯尼思·克拉克的手上，他很乐意将我们贴上不负责任的激进工会主义者的标签，说我们只关心自己的问题。此外，过去的经验表明，即使医生的切身利益受到威胁，包括他们的生活水平，他们也不会将患者置于危险之中。我否认英国医学会缺乏活力，并强调，与政府作对这件事，我既不幼稚也不尴尬。我断言，"医生不会怠工，他们会治疗患者。如果政府要打击医疗服务，那就太糟糕了❷。"代表们明智地决定，不对该动议进行最终投票——通过了的话会显得很愚蠢，通不过的话也显得软弱可欺——我们启用了长期建立的程序策略，转到下一项议题。

免费报纸《脉搏》有长期报告全科医生问题的经验，它认为我做了一个正确评估❸。然而，代表们的决定并没有让《医院医生》的编辑满意，这份报纸免费分发给所有顾问和大多数初级医生，通常反映了医院专家和顾问学会的政策。他写道："主要领导被迫允许辩论以无结论

353

---

❶ 该党的另一名成员克里斯·蒂亚克斯（Chris Tiarks）作为该党的候选人参加了格拉摩根谷补选，获得了 600 多张选票。

❷ 引自 O'Sullivan J. Doctors reject work–to–rule in health service. *Independent*. 1990 Jun 28.

❸ 引自 Editorial. *Pulse*. 1990 Jul 7.

的状态结束。他们以及英国医学会所有想克拉克的计划泡汤的人，肯定会为那天他们没有坚定的勇气而抱憾终身。结果，为了防止政府给医疗服务造成不可挽回的损害，英国医学会已丢弃军械库有效的武器。"它继续说："只有医疗界协调一致行动，才能实现以上目的（让政府改变目标），如果医生拒绝合作，游戏就结束了。英国医学会可能会在国家医疗服务改革方面态度软化，但《医院医生》肯定不会 ❶。"写这样的东西很容易——但执行起来并不容易。

1990 年 7 月 28 日是我在任的最后一天。在伯恩茅斯国际会议中心外的一个移动演播室里，布雷恩·瑞德海德（Brian Redhead）在《今日》节目中采访了我。他还采访了肯尼斯·克拉克。我表达了自己的观点，肯尼思·克拉克否认了我所说的一切，布雷恩前所未有地让我做总结，在反对运动初期，他曾在英国医学会大楼主持会议时表示了赞同。我作为主席参与的最后一次严肃辩论是关于艾滋病问题的。我警告说，异性恋艾滋病正在英国流行，因为人们不相信这会发生在自己身上。一个代表警告学会，艾滋病将成为像"上个世界的结核病"

❶ 引自 BMA blows its offensive. *Hospital Doctor*. 1990 Jul 5.

那样的疾病 **❶**。

## 新理事会主席

当天下午，英国医学会委员会开会选举新主席。协会的传统是，主席会在顾问和全科医生中间产生——在那个时候，从来没有人想过最合适的人选可能是一位学者，公共卫生医生，或者少数团体的代表。

来自普尔综合医院的血液学家，顾问委员会副主席杰瑞米·利-波特无异议当选。接受《英国医学杂志》的托尼·达拉谟西（Tony Delamothe）采访时，他透露，他认为自己最主要贡献会是成为谈判代表，并补充说"大多数谈判代表都是实用主义者"。当被问及他对改革的态度时，他说，医生"得让国务大臣摆脱他自己制造的困境"。1 年前在斯旺西，当理事会会员们讨论我是否应该做第 6 年的主席时，他对顾问们说了同样的话。他还认为，医生应与肯尼斯·克拉克合作，以限制他的改革所造成的损害 **❷**。我和其他许多人都觉得这句话令人难以置信。与《医疗服务杂志》的一次采访中，有人问我，主

_355_

**❶** 引自 Webster M. Heterosexual AIDS epidemic warning. *Bournemouth Evening Echo*. 1990 Jun 29.

**❷** 引自 Delamothe T, Lock S. New Chairman of Council for BMA. *BMJ*. 1990 Jul 7.

席的改变是否会改变英国医学会。我回答说："政策会继续——英国医学会不是一个人 ❶。"

在文章"是对的人吗？"中，《脉搏》表示，许多全科医生会本能地担心，他们的利益将不再像约翰·马克斯（"全科医生的典范"）时代那样被有力代表。建议利－波特博士向卫生部长明确表示，他领导下的英国医学会"不惜以运动的方式（原文如此）反对改革，即使这意味着反对其自己的一小部分成员"。它继续说，"如果利－波特博士把这件事搞砸了，后果可能是国家医疗服务被缓慢侵蚀。"只有时间才能证明这个行业领导做的是否正确 ❷。

## 我们输了

我卸任后的第 2 天，《1990 年国家医疗服务和社区护理法》获得了皇室的同意。我相信，医疗行业、国家医疗服务和社区全都输给了一个残酷的国务大臣和一个在议会占绝大多数席位的政府。即便是阿兰·恩和芬，也曾担心没有试点项目，不清楚这些建议在实践中如何运

---

❶ 引自 Sheldon T. News Focus: the divisive nature of the marketplace. *Health Serv J.* 1990 Jul 5.

❷ 引自 The right horse for the course. *Pulse.* 1990 Jul 7.

作，并认为时间表非常快❶。多年以后，当尼克·蒂明斯出版了他的著作《五大巨头：一个福利国家的传记》，我才知道我们距离胜利有多近。

　　1990 年 3 月，保守党在米德斯塔福德郡遭受一个巨大的补选失利，4 月对政府来说也不好过，在特拉法加广场和其他地方因为人头税发生了骚乱。6 月，撒切尔夫人将 1979—1985 年担任政治办公室负责人的大卫·沃尔夫森（David Wolfson）爵士与玛莎百货主席雷纳（Rayner）爵士和罗宾·伊布斯（Robin Ibbs）爵士派往国家医疗服务的各个站点，评估改革效果。他们得出的结论是：不会。据尼克·蒂明斯说，撒切尔夫人曾与肯尼斯·克拉克和 3 个国家医疗服务高级行政人员会面，克拉克说："'她'想抛弃医疗改革——取消或者推迟到大选之后——花费更长的时间，并花更多的时间在成本系统和管理技术上"。然而，最后，改革一直按时间表推进，因为克拉克绝对不肯让改革停止❷。

*357*

---

❶ 引自 Smith R. Words from the source: an interview with Alain Enthoven. *BMJ*. 1989; 298: 1166–8.

❷ 引自 Timmins N. *The Five Giants: a biography of the welfare state*. London: HarperCollins; 1995: 471–2.

# *I am a past Chairman*
# 第 25 章　我是一名前任主席

　　离职的时候，我收到许多感谢信，但是我最看重的一封来自理查德森（Richardson）爵士。42 年前，也就是 1948 年，当他被新任命为温布利医院的顾问时，遇到了新实习医生（houseman），才拿到资格证的约翰·马克斯❶。理查德森曾是英国医学会和全国医学总会的主席，同时，我跟这两个机构也交集颇深，他一直对我非常厚爱，虽然他可能对其他人比较尖锐。

## 我开始涉足人寿保险行业

　　我被介绍到了位于林肯的西尔弗伍德（Silverwood）公司，该公司成立了一家提供人寿保险体检的计算机化机构。这个概念很棒：人寿保险公司会要求西尔弗伍德进行联网检查。另一边他们会通过计算机联系公司名单上的全科医生，医生会安排预约，使用标准表格进行检

❶ 引自 Letter from Lord Richardson. 1990 Jul 7.

查，并将完成的表格返回给西尔弗伍德，所有这些都在几天内完成。不幸的是，该软件无法运行，因此保险公司、西尔弗伍德和医生之间不得不电话安排。即便如此，该系统的运行速度也比当时其他系统快得多，但延迟一个月的情况并不少见。

他们的董事总经理戴维·琼斯（David Jones）要求我就医疗道德和寻求加入专家组的医生的标准等问题向公司提供建议，成为他们的医疗顾问❶并处理体检人对医生的投诉。我同意按服务收费。

10 月 30 日，达菲尼克（Definitech）有限公司总经理，埃迪·卡普林（Eddie Caplin）说，他的公司已经接手了西尔弗伍开发的医疗检查系统，我已被任命为公司的医疗总监。在埃迪的管理下，公司业务开始蓬勃发展，越来越多的保险公司和其他需要员工体检的公司来寻求合作。对于潜在客户，公司声誉的提高有我的贡献，首先，我是全国医学总会前成员，其次，我是一个坚持高标准的人；不满足我们标准的医生，会被移出专家小组。不到 12 年，达菲尼克就取得巨大的经济成功，并由另一个大公司收购。不幸的是，因为新的业主和我在某些问题上意见不一致，我很快就辞职了，在这个过程中，我

359

---

❶　引自 Marks J. The checkups doctors love to hate. *Doctor*. 1990 Jun 28.

离临床医学也越来越远了。

## 我开始学习写作

多年来，我被委托在医学杂志和报纸上写文章，而且我经常出现在电视和广播中。放弃主席职位之前，《医生》杂志找到我，请我每月写一篇医政治文章。第一篇的开头是："今天是我生命中具有重要意义的一天。1948年的今天，国家医疗服务正式实施，我也在这天获得医师资格证，1984 年 7 月 5 日，我被选为英国医学会理事会主席。"然后我梳理了"为患者工作"和改革相关的一系列斗争，然后警告全科医生必须在预测控制方面提防"坏人"。我预测，我的继任者杰瑞米·利－波特面临的状况会很有趣❶。

1 个月后，我第二篇文章提醒读者的是，杰瑞米·利－波特曾经在全科医疗服务委员会代表医院医生的利益"他是一个好医生，看起来也是，但他有股潜在的韧性，相当好的谈判技巧和对政府提议的深度怀疑。我完全信任他在艰难时期代表整个行业的能力❷。"不幸

---

❶ 引自 Marks J. Tory record bodes ill for budgets: GPs budget holders giving Government a propaganda victory. *Doctor*. 1990 Jul 5.

❷ 引自 Marks J. NHS Act was never a case for compromise. *Doctor*. 1990 Aug 2.

的是，发生了一些事，让我很快改变了主意。

杰瑞米·利－波特开始了他的新工作，安排了与营销官唐纳德·埃克森（Donald Aitcheson），肯尼斯·克拉克，和我的老朋友克莱夫·弗罗加博士开会。无须多说，会议在伦敦一个昂贵的餐厅里进行，克莱夫已经说得很清楚，他可以给肯尼斯·克拉克和撒切尔夫人传话，就像他对我一样。杰瑞米在他的书《一个该死的坏企业》中写道，"克莱夫直言不讳约翰·马克斯，说他对英国医学会顾问领袖们的支持比较少，尽管他显然没有诋毁过我❶。"我过去和顾问领导的关系、我提名为委员会主席、我在上面对杰瑞米的认可，与克莱夫·弗罗加的指控不相符。

### 新理事会和新政治领导人

杰瑞米任期内第一次理事会开得不太高兴。他对改革的新思路，明显让很多人感到担忧，一个报纸称之为"温声细语"式，理事会一致批准了一项托尼·格雷厄姆和我提出的议案，即英国医学会应继续在国家和地方层面的反对改革。只有 2 名理事会成员发言支持杰瑞米的新方案：全科医疗服务委员会主席伊恩·伯格尔

❶ 引自 Lee-Potter J. *A Damn Bad Business*. London: Victor Gollancz; 1997: 149–155.

（Ian Bogle）博士和全科医生谈判代表马克·阿姆斯特朗（Mac Armstrong）博士❶❷。同一个会议上，斯蒂芬·洛克（Stephen Lock）和我被授予该学会的最高荣誉，杰出荣誉黄金勋章。奖牌会在 1991 年 7 月因弗内斯举办的年会上颁发❸。

　　11 月 9 日晚，我在一个伦敦餐厅的聚会上正玩得开心，有人给我打电话。政府发生了洗牌：威廉·沃尔德格雷夫（William Waldegrave）已经在卫生部取代肯尼思·克拉克，克拉克转到了教育部。我找不到英国医学会高级官员——他们整个周末都在头脑风暴讨论这件事——但不知何故，英国广播公司找到我，问我对这个问题的看法。他们言简意赅："上帝保佑老师们"。我当时不知道，克拉克上任的第一句话是他希望能"振奋"教育行业，第 2 天，他描述了他是如何通过一个评价系统振奋医疗界的。《教育——教育管理，经营和政策杂志》的社论报道了这些事，还有我的评论，说克拉克先生的改革想法就是按照他的方式做事，并且他声称取胜的战

---

❶ 引自 BMA splits in thinking on anti-reforms drive. *General Practitioner*. 1990 Oct 19.

❷ 马克·阿姆斯特朗（Mac Armstrong）博士后来成为第一位被任命为协会秘书的医学政治家，之后他被任命为苏格兰首席医疗官。

❸ 引自 Two gold medallists. *BMJ*. 1990 Oct 20: 933.

斗，永远不需要开打，因为会一场得不偿失的胜利 ❶。

几周后，撒切尔夫人参加选举，为了保住了她在保守党的领导地位和继续担任首相。人们常常忘记她离获胜有多近——只要再投 2 票，她就会在第一轮投票中获胜。要求我发表评论时，我说，"撒切尔夫人对国家医疗服务来说是一场灾难"，并补充道，她的让位并没有减轻我对这项服务的担忧 ❷。在我的每月专栏中，我说，对于像沃尔德格雷夫先生这样有才智的人（牛津大学第一和万灵学院的研究生）来说，信托申请显然很天真，并且，他不一定会批准它们，也不一定会承认费用负责制的做法。我希望他妥善处理这些问题的愿望，并没有实现——濒临破产的医院被完全不恰当地授予信托地位 ❸。

接下来的数个月都比较平静。我确实去 BBC 的《围绕威斯敏斯特》节目，与克莱夫·弗罗加特进行了关于国家医疗服务改革的电视辩论，也参与了一场有关全国医学总会的辩论和《重大新闻》的报道。作为英国医学会艾滋病基金会主席，我参加了很多会议，也参与到《泰晤士报》通信交换栏目，讨论 HIV 感染的群体普查。我

363

❶　引自 Mr Clarke will put appraisal back on the agenda. *Education*. 1990; 176 (19): 385.

❷　引自 Thatcher was a disaster for the NHS. *General Practitioner*. 1990 Nov 30.

❸　引自 Marks J. All change on political front. *Doctor*. 1990 Dec 6.

指出，常规检测孕妇并不能防止新生儿感染，测试所有接受大手术的患者将不符合成本效益，因为 HIV 感染最多的年龄组不同于手术最多的年龄组 ❶。

在牙买加的英联邦医学会大会上，我被任命为理事会主席。1991 年 1 月，理事会会议在伦敦举行。我也被任命加入吸烟与健康行动委员会（ASH），继续进行反烟游说，也试图让政府采取积极控烟措施。

## 回到医疗政治

1991 年 7 月，在因弗内斯举行的年度代表大会，是我参加过的最不愉快的会议之一——甚至比在利物浦和斯旺西的会议还要糟糕。在理事会 5 月会议上，成员们对主席非常生气，他们认为主席缺乏打击改革的行动，并指控他同情政府的立场。我个人不相信这些，但我相信的是，他要么改变做法要么走人。

在年度代表大会前的周日晚上，情况开始恶化，杰瑞米给电视台做了采访，被普遍解读为学会对改革的反对在减弱。当理事会成员西蒙·弗拉德（Simon Fradd）对杰瑞米的言论表示愤怒时，这一消息被广泛报道，来自谢菲尔德的一群医生发送了一份传真，要求解雇杰瑞

❶ 引自 Marks J. (Chairman of Trustees, BMA Foundation for AIDS). Testing for AIDS. *The Times*. 1991 May 31.

米。到周一早上大会开始的时候，气氛非常刺激。年度代表大会第一件大事是理事会主席讲话，杰瑞米在他的书中说，他的开场演讲并不糟糕❶。可悲的是，我不同意：他的演讲非常糟糕。与会人员对他的支持明显在减少，理事会成员也越来越不舒服和生气。《格拉斯哥先驱报》❷将演讲形容为含糊其辞，而《泰晤士报》则指出，杰瑞米·利-波特在讲台上看起来很不舒服❸。演讲后的辩论不支持杰瑞米，也反对他的建议，代表们随后通过了一项决议，直言不讳地指出，国家医疗服务在保守党政府手中并不安全，要求学会更加积极地开展反对活动。修改正在施加的改革❹。

*365*

在代表会议期间流传的报告称，西蒙·弗拉德、露丝·吉尔伯特和萨姆·埃弗灵顿这 3 位年轻活跃的左倾成员将在理事会会议上提出对杰瑞米的不信任动议❺。《泰晤士报》预测，杰瑞米可能面临不信任投票，并且几

---

❶　引自 Lee-Potter J. op. cit.: 194.

❷　引自 MacDermid A. BMA chief fends of charges of 'going soft'. *Glasgow Herald*. 1991 Jul 1.

❸　引自 GPs prescribed dose of strong medicine for BMA chief. *The Times*. 1991 July 2.

❹　引自 Sherman J. Doctors demand tougher stand on health service reforms. *The Times*. 1991 Jul 2.

❺　引自 Doctors drop BMA coup bid. *Health Serv J*. 1991 Jul 11.

名理事会成员准备支持安东尼·格雷厄姆爵士，"他愿意站出来"❶。杰瑞米把这些解释为"英国医学会史上最坚决的企图推翻主席尝试"，他说，托尼·格雷厄姆和我是这件事的首要头目，严格上并不对❷。我们俩都知道杰瑞米没有执行学会的政策，我们都知道他应该被替换，但我们也不知道谁能取代他。因此，我们两个人同意对杰瑞米进行信心投票，结果全票通过，这就是明确说，他要准备离任。

理事会的辩论中，一些成员对西蒙·弗拉德和其他年轻医生表现出敌意，我形容他们"有胆量公开说出其他人一直小声说的话"。我接着提醒"这些'委员'，（你们）指责弗拉德博士和他的支持者搞破坏离间，把自己的利益置于学会之前"，但是，20年前的英国医学会当权派对我说了一模一样的话，如果我一直保持安静，我们就不用改革全国医学总会了，议院（Chamber）的提议也会分解学会，社会因素的堕胎也将是合法但"不道德"的❸。

在周三晚上年会正式续会上，理事会主席不得不向

---

❶ 引自 BMA chief in confidence vote. *The Times* 1991 Jul 4.

❷ 引自 Lee-Potter J. op. cit.: 194.

❸ 引自 Marks J. Leader misjudged doctor's fury. *Doctor*. 1991 Jul 25: 21–3.

会长介绍斯蒂芬·洛克和我，主席给我们分别颁发了金奖章。表彰全文是印附在会议流程中，我本人读这些文字还是有点尴尬。《犹太纪事报》报道了这件事，说学会会长称赞我帮助恢复了英国医学会作为一个运动组织的声誉❶，而我的当地报纸大篇幅报道了我关于改革的采访，并引用了一些较为尴尬的表彰语句，也是杰瑞米当初在大会上读过的❷。

### 我们参与了真正的政治

10 月理事会会议的 2 天前，杰瑞米·利－波特与伊恩·菲尔德受邀与首相共进早餐。理事会开会时，批准了英国医学会文件《领向健康》(*Leading for Health*)，杰瑞米将其描述为关于国家医疗服务未来的"宣言"❸。西蒙·弗拉德提议将该文件提交给 2 月份的特别代表大会，但投票结果为平票。按照理事会的规则，在这种情况下，需要在下一次会议上重新辩论，下次会议将于 1 月举行。理事会的一些成员认为我们是政治性的，但

367

---

❶ 引自 BMA awards top honour to its ex Chairman. *Jewish Chronicle*. 1991 Jul 5.

❷ 引自 Jezzard K. Gold Medallist doctor attacks NHS reforms. *Borehamwood Times*. 1991 Jul 11.

❸ 引自 British Medical Association. *Leading for Health: a BMA agenda for health*. London: BMA; 1991.

托尼·格雷厄姆说我们掩耳盗铃的沉默会被解读为支持保守党。幸运的是，下一个议程是关于现有改革的报告，报告显示，现有改革就是一连串令人惊讶的削减和混乱。我知道英国医学会的程序，因此我建议在 2 月召开特别代表大会，不是讨论"宣言"，因为那样会违反议事规则，而是讨论改革和宣言。我认为这与西蒙·弗拉德的提议不同，因此是一项新状况。令人难以置信的是，主席同意将表决此议案，并获得通过。1992 年初极有可能进行换届选举，我知道，在 3 月的代表大会，医疗问题肯定是首要议程，这时候政客们也是最脆弱的 ❶。

在"医生的止痛药处方"长篇社论中,《卫报》报道了杰瑞米与约翰·梅杰的会面，5 个月前，沃尔德格雷夫先生就曾提出，"很快"需要举行这样会面。文章认为，会议安排比较仓促，来保住利－波特博士，以免政府要面临更具对抗性的领导者，如果没有这次会面，理事会可能已经甩掉这位主席了。它说，理事会主席强调他不想卷入政治，也不想兴风作浪。社论的结尾是"利－波特博士应该停止担心哪个政党会从医疗服务缺陷及其资金不足的曝光中受益。他关心的应该是国家医疗服务。部长们完全意识到国家医疗服务已经成为一个多么关键

❶ 引自 Marks J. Health will top the election agenda. *Doctor*. 1991 Oct 17.

的问题。从战略上讲，英国医学会没有比白厅更强大的地位来让他们做出重要让步。但要赢得他们，就必须在早餐菜单中加入领导力牛肉 ❶。"

11 月，《星期日电讯报》报道称，部长们正在计划一场激烈的竞选活动，以克服公众对其处理国家医疗服务的怀疑，这可能是选举成功的关键。据报道，英国医学会认为，只有放缓或暂时停止改革的步伐，政府才能取得成功。它引述我的话说，"因为克拉克先生、撒切尔夫人，以及沃尔德格雷夫先生某种程度的傲慢，他们自己陷入了可怕的混乱。改革是行不通的 ❷。"

11 月，MSD 基金会举办了以"人口变化——还有时间吗？"为主题的会议。发言者包括西南泰晤士河地区卫生局主席卡姆伯利奇男爵夫人（Cumberlege），以及来自右翼的政策研究中心的戴维·威利茨（David Willetts）。出席会议的全科医生声称，挑选的发言人都应忠诚于保守党改革，应利用这个机会赞扬信托医院和费用负责制（fundholding）。我是基金会的董事会成员，我认为该会议完全脱离现实 ❸。

❶　引自 The doctor's anodyne prescription. *Guardian*. 1991 Oct 5.

❷　引自 MacDonald V. Spin doctors prescribe NHS remedy. *Sunday Telegraph*. 1991 Nov 17.

❸　引自 Charity attacked for pro-reform bias. *General Practitioner*. 1991 Nov 22.

德比郡的全科医生和理事会成员彼得·霍顿（Peter Holden）宣布，如果特别代表大会在大选公布和民选调查之间，他拟在 1 月理事会会议上提议取消这次特别代表大会。他承认自己是保守党党员，并声称，在这个问题上，他唯一的兴趣是英国医学会的好声誉。我反驳说："保守党会欢迎这次会议，因为他们说大多数医生都支持国家医疗服务改革 ❶。"

---

❶ 引自 BMA rows over party politics. *General Practitioner*. 1991 Nov 22.

# A variety of activities including boxing and lecturing and a disputed SRM

# 第26章 各种活动，包括拳击、讲演和有争议的特别代表大会

虽然我是前主席，在很多问题上，学会仍然会征询我的看法。1991 年 10 月，拳击手迈克尔·沃森（Michael Watson）在与克里斯·尤班克（Chris Eubank）的专业比赛中受重伤。我呼吁禁止"淫秽"的职业拳击比赛，有人说禁止这种野蛮生意会使其转入地下，我也反对这种说法。沃森出现了硬膜下出血，英国拳击控制委员会首席医疗官阿德里安·怀特森（Adrian Whiteson）博士说，自 1948 年以来，英国拳击界只有 14 例此类病例。我将其描述为"耻辱"，引用了一份 1984 年英国医学会报告，怀疑参与者或其他人是完全意识到拳击会导致延迟的累积性脑损伤这种风险 ❶。

作为英联邦医学会的主席，我率先签署给《泰晤士

---

❶ 引自 Levitt L. Top doctor urges ban on 'barbaric' sport. *Jewish Chronicle*. 1991 Oct 11.

报》的信件，敦促在哈拉雷开会的联邦首脑采取全球领先措施以维护人权。其他签字人分别来自联邦律师学会、英联邦法律教育学会、英联邦工会理事会和英联邦记者学会。我们指出，当前对东欧、海湾地区和非洲的人权的关注达到前所未有的程度，如果联邦现在忽略自己公民的需求，那无疑是放弃抱负 ❶。

我应邀在伦敦大学犹太人学院医学伦理中心演讲。我的主题是"我打过的道德战役"，最主要的一个当然是维护大卫·斯蒂尔的 1966 年堕胎法案。我也提出了一个问题，医生采取针对雇主的罢工是不是道德的，因为患者很可能会受到影响。我坚持认为，在某些情况下（如60 年代中期的全科医疗危机），如果不采取任何行动，从长远来看会对患者护理造成更大的损害。从国家医疗服务辞职不是忽视患者的医疗保健——要做的是找寻替代的资助方案。

一周后，我在都柏林举行的"健康俱乐部的未来"（Club Avenir de la Santé）会议上发表了讲话，该会议由爱尔兰共和国卫生部首席医疗官内尔·蒂尔尼（Niall Tierney）博士主持。我选择了"医疗服务：改革还是畸形？"作为我的主题。

❶ 引自 Marks J, Chogwe R, Ghai Y, et al. Human rights at Harare Summit. *The Times*. 1991 Oct 14.

　　我姐姐希拉建议我给她担任秘书的犹太文化社会学会（JACS）的埃奇韦尔分会做一次演讲。我准备了一个带幻灯片的讲座，主题是"国家医疗服务——开始、中间和结束？"我解释了这项服务的起源，可追溯到 1911 年，以及 1948 年之后的发展。然后我描述了肯尼斯·克拉克的有限名单和"所谓的改革"，并暗示它们是国家医疗服务终结的开始——因此在标题中用了问号。演讲很顺利，因为我开始收到很多从里士满到伦敦东郊的会议发言请求。我很快意识到，协会秘书有一个网络，他们会把自愿演讲者分享给类似组织的同事。在接下来的几年里，我给不同的人群做了无数次重复的演讲，许多是与我同辈的这一代人，他们记得 1948 年之前的情况有多么糟糕。我特别高兴能给自己的第三时代大学（U3A）的哈罗分会做演讲。

　　12 月，我的小女儿劳拉嫁给了丹·帕特森（Dan Patterson），丹·帕特森是她在十几岁时就遇到过但被忽视的男人。成年后再次见面，丹尼尔已经是一名非常成功的电视制片人。今年早些时候，他的节目《总之是谁的台词》（*Whose Line Is It Anyway*）赢得了英国电影电视学院奖 ❶。

373

---

❶ 引自 Sacks A. Whose wife is it anyway? *Jewish Chronicle*. 1992 Jan 3.

## 特别代表大会

12 月，全科医疗服务委员会投票建议理事会推迟特别代表大会 ❶。《星期日快报》称，医生们着手抵制英国医学会的特别会议，认为这是浪费钱。它描述了"左派"如何称呼这个会议，"温和派"担心这样做只是为了令政府尴尬。它列出了策划这场政治爆炸性会议的 5 名强硬派，其中包括安东尼·格雷厄姆爵士！（我想知道芭芭拉·卡斯特会如何回应关于托尼·格雷厄姆是左翼分子的说法！）该指控完全是虚构的——我利用我对委员会程序的了解以及其他人对它的无知，确保理事会举行了一场辩论，大多数理事会成员都投票支持我 ❷。

1992 年春天，英国医学会理事会举行了选举。由

---

❶ 引自 O'Sullivan J. Senior GPs try to delay conference on NHS changes. *Independent*. 1992 Jan 24.

❷ 引自 Bale J, Salmon J. The rebel doctors: hardliners behind BMA health revolt. *Sunday Express*. 1992 Feb 9. 除了 Tony Grabham 和我之外，这篇文章还列出了山姆·埃弗林顿（Sam Everington），他是公开的左翼人士，是工党影子卫生部长罗宾·库克（Robin Cook）的顾问；西蒙·弗拉德（Simon Fradd），他曾是医院医生协会的成员，以及克里斯·蒂亚克斯（Chris Tiarks），他曾在国家医疗服务支持者党（National Health Service Supports Party）成立，并参加了格拉摩根山谷选区的补选。

于章程的改变，所有投票成员将连续 3 年进行选举。我决定参选，我的竞选演讲很简单："我认为，'所谓的改革' 是国家医疗服务自成立以来面临的最大威胁，学会反对改革的政策以及对他们失败的宣传都是正确的。理事会已不能有效地推行这些政策，公众也不了解真实情况。医生的道德堕落和冷漠被描绘为默许！我很骄傲我过去的记录，我要你们再次投我一票，代表你们去证明，我们需要领袖做出更激烈的反应。"我凭合理的优势成为首选。

《每日电讯报》上的一篇文章试图分析医学界在大选前的表现。据报道，英国医学会的顾问委员会主席和保守党的终身支持者帕蒂·罗斯，不再为政府的医疗服务改革工作。它注意到，我坚持认为我们反对改革的运动不是出于政治而是出于对患者福利的关注。它说的是，社会主义卫生学会（Socialist Health Association）声称其成员已经上升，而保守医学学会（Conservative Medical Society）承认，它仅有的 500 名成员已经显著减少。文章最后详细介绍了《医生》和《英国医学会新闻评论》上的 2 次民意调查，这些民意调查表明医生正在 "成群结队地" 离开保守党 ❶。

---

❶ 引自 Weaver M. A case of second opinions. *Daily Telegraph*. 1992 Feb 2.

375

## 1992 年 3 月 26 日的特别代表大会

医生尚未抵制会议，大厅已经挤满了人，有人最开始提出了放弃会议的动议。为了反对这个提议，我用一些我曾在选举演讲中说的话，"医生的道德堕落和冷漠中被描绘为默许"，补充说，"英国医学会现在是一种雷鸣般的寂静状态"。我问代表们，他们是否真的认为选民送他们来开会是为了待上 5 分钟就收拾东西回家——破坏性的动议被我粉碎❶。会议投票压倒性支持这一议案：改革已经失败❷。

发言结束后，一位 BBC 电视台记者请我在午饭时间与她见面，参加《一点钟新闻》（*One O'clock News*）节目。不幸的是，会场很混乱，我没去成。工党同时召开新闻发布会，展示了一部影片《珍妮弗的耳朵》（*Jennifer's Ear*），试图展示私营部门和公共部门之间的待遇差异。不幸的是，事实证明，詹妮弗的国家医疗服务治疗延迟是因为一个简单的管理错误。在"詹妮弗的耳朵之战"中出现的政党都没有可信度，但工党还是宣布说，选举

---

❶ 引自 Laurence J. BMA special conference – Doctors oppose reforms to NHS. *The Times*. 1992 Mar 27.

❷ 引自 O'Sullivan J. BMA leaders urged to get tough on 'reforms'. *Independent*. 1992 Mar 27.

将是关于医疗服务的全民公决。多年来，山姆·埃弗灵顿（Sam Everington）在理事会中一直坐在我旁边，他试图说服我公开支持工党，甚至可能通过反对国家医疗服务的"改革"助力他们的竞选。我拒绝了，主要原因是，我不希望将英国医学会置于危险之中，根据工会法律中政治资金相关的条款，它可能会遭到严重攻击。

回想起来，我认为这是一个错误，因为我可以以个人身份行事，而不是代表学会，但同样，我怀疑自己不一定会对选举结果产生影响。谢菲尔德的惨败已经确定了这一点。

大选运动期间，有人猜测，如果保守党败选会发生什么，《约克郡邮报》刊出一系列的关键人物文章，如果市长是要被迫承担责任的话，分析潜在的领导候选人都有谁。当记者请我发表评论时，我描述肯尼斯·克拉克，这个明显的竞争者，犹如"兼性（facultatively）聋子"，而在教育领域的消息人士说，"他有不知道的事"是令人难以相信的，"但他对于自己想做的事有非常清晰概念" ❶。

保守党政府当选，大选后不久，关于杰瑞米·利 –

---

❶ 引自 Neville S. Pugilist who packs a paunch is poised for tilt at the leadership. *Yorkshire Post*. 1992 Apr 8.

波特未来的谣言开始传播 **❶**。

### 严肃的题外话——香烟和邮票

1950 年 9 月，理查德·多尔（Richard Doll）和奥斯汀·布拉德福德－希尔（Austin Bradford–Hill）博士发表了初步报告，认为吸烟和肺癌有关系，4 年后，他们研究了有吸烟习惯的医生和肺癌的关系 **❷❸**。1957 年的医学研究委员会宣布，吸烟与肺癌之间存在直接的因果关系 **❹**，5 年后，英国皇家内科医学院得出同样的结论，还提出吸烟与冠状动脉心脏疾病有关系 **❺**。当时，我吸烟非常多，完全是上瘾状态。我唯一一次摆脱烟瘾是在埃及感染肝炎时。然而，康复之后，香烟变得越来越有吸引力，而且，由于在部队香烟非常便宜，我很快就恢复了每天 20 支的习惯。

---

**❶** 引自 Brown C. Tories root for Lee–Potter victory. *Doctor*. 1992 Jun 25.

**❷** 引自 Doll R, Hill AB. Smoking and carcinoma of the lung: preliminary report. *BMJ*. 1950;4682: 739–48.

**❸** 引自 Medical Research Council's statement on tobacco smoking and cancer of the lung. *Lancet*. 1957; 272: 1345–7.

**❹** 引自 Medical Research Council's statement on tobacco smoking and cancer of the lung. *Lancet*. 1957; 272: 1345–7.

**❺** 引自 *Smoking and Health*. London: Royal College of Physicians; 1962.

看过 1957 年的报道后，我想戒烟，买了 X 线片，我们本来付不起，是用我戒烟剩下的钱买的。可不到几周，我就失败了。1961 年 1 月，我们去诺福克的温特顿一日游，看看是否要在那里过暑假。我的女儿劳拉当时 9 个月大，看着她，我决定要活很久，看着她长大。我意识到，如果继续每天吸 20 支，我可能活不了那么久。我下定决心要戒掉它。

数天后，一个患者找我看病，我注意到他拿着《集邮》杂志。我告诉他我的烟瘾问题，他建议我花在烟上的钱存起来，尝试一下集邮。他带我去了一个邮票拍卖会，我买了乔治六世国王和伊丽莎白二世女王统治时期发行的英联邦套票。我很快发现，严肃的集邮爱好者会集中关注一小撮邮票。我不记得何时或为什么我开始搜集打印错误的邮票，但我确实那么做了。我还加入了温布利集邮学会。

该学会与大多数集邮学会一样，为成员举办比赛。收藏家提交多张邮册，然后由专家根据知识、兴趣和表现等标准进行评判。我的笔迹几乎难以辨认，我在演示文稿中得了零分，因此我决定打印出所有条目。我不知道的是，集邮精英对打字的页面不屑一顾。

我在 1967 年提交给温布利学会的一个条目被授予会员杯奖励，该奖项仅限于竞争性集邮的初学者。那年晚些时候，我参加了英国集邮展，令我惊讶的是，我获得了1枚铜牌 ❶。在接下来的3年，我又获得了1枚铜牌和2枚银牌。

1985 年我担任英国医学会理事会主席时，一位医学记者就采访了我的爱好。我说，虽然我并没有停止集邮，但我没有时间来公平对待这个爱好 ❷。10 年后，另一位记者问我在生活中是否还有任何抱负。我只说了一个——我想为在邮票收藏上赢得一枚国家银奖，几周后我实现了 ❸。

比邮票更重要的是，1984 年，我带领一个代表团前往诺曼·福勒（Norman Fowler）试图跟政府关于烟草公司的体育赞助谈判，该谈判将于下一年进行 ❹。我们引入一个《非官方议员条例草案》，希望会禁止烟草公司的体育赞助。1985 年 2 月 7 日，英国医学会组织了一个代表团，包括皇家内科学院院长雷蒙德·奥费伯格（Raymond Hoffenberg）爵士，去会见体育部长，寻求对《法案》的支持。当时还有各种"自愿减量协议"（voluntary agreements），烟草公司同意控制烟草广告数量，但他们

❶ 引自 Supplement to the catalogue of the British Philatelic Exhibition 1967.

❷ 引自 *Pulse*. 1985 Nov 16.

❸ 引自 *Health Serv J*. 1995 Aug 31.

❹ 引自 New deal on tobacco and sport? *Pulse*. 1984 Nov 10.

并没遵守。部长只同意考虑进一步的证据，仅此而已，但碰巧，24 小时前，白金汉宫宣布审查其向烟草公司授予"皇家认股权证"的政策，这是由玛格丽特公主促成的，她在上个月做了肺癌手术。这些活动受到了全国各地的报纸宣传和评论，有很多醒目的新闻标题，如在格拉斯哥的"'烟草巨头'的乌云"❶，伍尔弗汉普顿的"烟草公司的新打击"❷，和爱丁堡的"烟草——新的一击"❸。

第 2 年，我又率领另一个代表团前往财政部，包括道格拉斯·布莱克（Douglas Black）爵士和其他人。我们希望财政大臣将烟草税提高到远高于通货膨胀水平，声称 20 支香烟的价格上涨 15% 预计将减少 5% 的吸烟量并挽救 183 000 条生命❹，但我们没有成功。

## 我加入纠察队

1992 年 6 月 25 日，撒切尔夫人被封为撒切尔男爵夫人。她宣布已接受世界上最大的烟草公司菲利普·莫

❶ 引自 Black clouds for tobacco giants. *Glasgow Evening Times*. 1985 Feb 7.

❷ 引自 New blow to tobacco firms. *Wolverhampton Express and Star*. 1985 Feb 7.

❸ 引自 Tobacco: a new blow. *Edinburgh Evening News*. 1985 Feb 7.

❹ 引自 Doctors ask Lawson to raise tobacco tax. *General Practitioner*. 1986 Feb 28.

里斯（Philip Morris）公司的顾问职位，医疗行业内立即哗然 **❶❷**，《标准晚报》称她的薪资是一万美元（£510 000）一年 **❸**。

　　山姆·埃弗灵顿有一个绝妙的主意，他准备了一个"纹章盾牌"，上面有一具尸体，2个人在一堆钱和2根燃着烟的上方握手，我们试图在7月31日，在大量的记者和摄影师面前，将这些东西交给撒切尔夫人的办公室。山姆指责她"促进死亡"，我说这是一个悲剧，一个做了一辈子公务员的人，最后在为世界上最大的毒品生产商做广告。尽管我们俩都实事求是的坚称以个人身份参加会议，但记者坚持认为，作为英国医学会理事会的成员，我们代表了该组织，可我们没有。另有报道说，我是吸烟与健康行动委员会的执行成员，但该组织也没有参与进这种愚蠢事件 **❹**。

　　盾牌的照片和撒切尔夫人办公室拒绝发表评论 **❺** 登上

---

**❶** 引自 Protest over Thatcher tobacco deal. *Press and Journal (Aberdeen)*. 1992 Aug 1.

**❷** 引自 Maggie tobacco 'deal' under fire. *Western Daily Press*. 1982 Aug 1.

**❸** 引自 Rogers L. Doctors fume over Thatcher's tobacco deal. *Evening Standard*. 1992 July 31.

**❹** 引自 Doctors in office protest. *Western Daily Mail*. 1992 Aug 1.

**❺** 引自 BMA balks at Morris role for Thatcher. *Brand News*. 1992 Aug 6.

了全国各地的报纸。

## 发布错误

1992 年 8 月 2 日周日早上，我接到来自安格尔西的大卫·威廉姆斯（David Williams）博士的电话，问我什么时候和肯尼斯·克拉克成为好了朋友，之后我收到几个类似的电话。有人建议我去买最新的《周日独立报》。在第 6 页有一篇关于教育的有趣文章，其中描述了保守党的右翼如何收紧控制，以及肯尼斯·克拉克在被任命为国务大臣时如何在学校考试和评估委员会中打趣，然后开始使教育机构"溃败"。文章接着解释了肯尼斯·克拉克的继任者约翰·帕滕（John Patten）发布的《白皮书》，他希望一个新的国家机构来监督"选择退出"的学校，从而逐渐将教育责任从地方教育当局手中夺走❶。伴随着文章是一系列照片，其中一张的标题是："常设教育咨询委员会（SEAC）和现在的国家课程委员会（NCC）成员约翰·马克斯博士合著《谁的学校？——激进的宣言》和教育'趋势'的鬼怪"。照片把我拍的非常好。

我跟朋友兼律师克莱夫·伍尔夫（Clive Woolf）做了沟通，他给编辑写了一封严厉的信，要求在下一期论

❶ 引自 Judd J, Crequer N. The right tightens grip on education. *Independent on Sunday*. 1992 Aug 2.

文中发表我的一封信。我的信标题是"政治侮辱加入伤害"，我指出，我在政治上既不支持右派也不支持左派，支持适度集权。我提醒读者的是，虽然我反对肯尼思·克拉克的"所谓的改革"，一直被称为"左翼"，但是，1974 年以同样的理由反对芭芭·菲尔德的建议（从国家医疗服务移除私人床位）时，我同样劲头十足——两次改革，都纯粹是出于教条主义的原因而引入的，与国家医疗服务的实际问题脱节。编辑笑到了最后——这篇论文发表了一篇道歉信——给我们两人 ❶！

　　11 月，我飞往牙买加主持英联邦医学会理事会会议，会上收到了一个漂亮的纪念杯。当月晚些时候，我们去南非度假。之前我多次被邀请去南非，但我拒绝了，因为我不能在与种族隔离制度有任何形式的关联，几年前安东尼·格雷厄姆建议英国医学会退出 WMA 的时候，我也支持了他，作为反对南非种族隔离制度的一种方式。然而，到 1992 年底，情况发生了变化，当我们去伦多洛加（Londaloza）国家公园体验野生动物园探险时，另一位客人是纳尔逊·曼德拉，他还没有完全康复，但实际上已经获得"出狱许可"。在场的所有人都对他给予了极大的尊重，他与我们所有人随意地混在一起。这是一个

❶ 引自 Political insult added to injury. *Independent on Sunday*. 1992 Aug 9.

完全出乎意料的历史时刻，我们永远不会忘记。

　　1993 年 5 月，我收到了尼古拉斯·蒂明斯的信，我们多年前第一次见面时，他还是《泰晤士报》健康和社会服务记者。信里他说，"这是一个疯狂的时刻"，《独立报》给了他 6 个月的休假，让他写一部从贝弗里奇开始的福利国家的历史，而医疗是这个故事很重要的一部分。他评论了"所有 20 世纪 80 年代那些精彩的战斗"，建议一起开会讨论国家医疗服务从成立以来遇到的问题。我很高兴被邀请，几周后，我请他去埃尔斯特里共进午餐，我们围绕医疗问题谈了很长时间，从国家医疗服务之前的历史，到医疗问题早期危机，医学的进步，最重要的是关于与肯尼斯·克拉克的"改革"的斗争。采访包括"公开和非公开"的讨论项目。9 月，我们举行了第二次会议，该书于1995年出版❶。立即被公认为该主题的权威著作，大卫·威利茨（David Willetts）将其描述为"对福利国家 80 年代发生的事情的最佳和最权威的描述，以及背后的原因"。1996 年，尼克成为《金融时报》的公共政策编辑，并于 2001 年出版了这本书的第二版。就我而言，他如实地报道了我，我对他的评论没有任何意见，而且还学到不少。

❶　引自 Timmins N. *The Five Giants: a biography of the welfare state*. London: HarperCollins; 1995.

### 再次成为理事会主席

杰瑞米·利－波特的 3 年主席任期于 1993 年的年度代表大会后结束，他要么重新参选，要么让位。在我看来，他必须让位。不是因为个人原因——他没有成功执行学会的政策。"改革"正在全力进行，医疗行业士气低落。2 年前我们在因弗内斯面临的问题，现在需要再次面对——谁将会接替他呢？在我看来，唯一可能成功的候选人是桑迪·马卡拉（Sandy Macara），她在布里斯托的公共卫生学术生涯很成功，曾主持了英国医学会的伦理委员会，还是一个非常好的代表机构主席。他 3 年任期将在选举前的几小时结束。虽然杰瑞米·利－波特在他的书中说桑迪长期觊觎主席位❶，但是，在代表机构，他对我很好掩饰了自己的野心，以至于我不得不花很长时间说服他参选，并说服他理事会会全力支持，确保他当选。我做了自己该做的事情。

杰瑞米是由全科医疗服务委员会的主席伊恩·博格尔（Ian Bogle）和代表机构的前主席顾问布赖恩·刘易斯（Brian Lewis）提名的。由于种种原因，这 2 个人都不受理事会成员欢迎，因为理事会跟这两位的团体委员

❶ 引自 Lee–Potter J. *A Damn Bad Business*. London: Victor Gollancz; 1997: 228–9.

会交集不多。另外，我知道，"零碎"选票，即小型医学分支机构的代表票数，是极为重要的。我积极而公开地为桑迪拉票，他是由露丝·吉尔伯特（Ruth Gilbert）和克里斯·蒂亚克斯（Chris Tiarks）提议支持的，这 2 位医生被杰瑞米斥为"左翼分子"，但被理事会其他成员称为强烈反对改革的人。杰瑞米对他的败况表示惊讶，但我已经大约猜到了选票数——桑迪以一两票的优势获胜。

我继续保险方面的工作，还有各委员会的职责，尤其是，我进入了全国医学总会职业操守委员会，2 周开一次会。这些听证会巩固了我多年的认知——有少数医生给行业抹黑，有的患者会不讲理由的抱怨。在全国医学总会职业操守委员会面前，反对一位医生所需要的证据标准，是"超越合理怀疑的"犯罪标准。尽管公众有一种医生照顾自己的感觉，但几乎总是外行"放过"专业人士，因为针对他们的案件没有达到所要求的证明水平，否则医生们可能会被吊死分尸。

70 年代初，当我为全国医学总会的重组进行谈判时，我坚持成员在 70 岁退休，理事会每 5 年选举一次，1994 年是规定的选举年，因为我只有 69 岁，所以也有资格参选。但是，如果我参选了，我的会员身份就只剩一年甚至更短，所以我并没有参加。

1994 年 4 月，肯尼斯·克拉克的改革已经进行 3 年了，《英国医学会新闻评论》采访了许多的医生、患者、政治家和意见领袖的相关看法。受访者还被要求以 1～10 的等级对变革的成功度打分，结果并不令人意外。国家费用负责制实践学会（National Association of Fundholding Practices）主席大卫·托德（David Tod）出乎意料地给了 10 级，而我只给 1 级。有趣的是，患者学会的主任琳达·拉蒙特（Linda Lamont），给了改革的评级只有 3 级，约克大学医疗经济中心主任阿兰·梅纳德（Alan Maynard）评了 3～5 级。他评论说，"部长们都没有连贯的战略，并拒绝评估改革，因为害怕实际情况造成混乱"。克莱夫·弗洛加特（Clive Froggatt）给了 8 级，哈里·基恩（Harry Keen）给了 2 级，而弗吉尼亚·博顿利（Virginia Bottomley）和她的影子大卫·布伦克特（David Blunkett）都拒绝给出评价 [1]。

1 个月后，我被邀请写 1 份分析改革进程的报告，标题是"主要负责人向初期变化奔驰"（*Galloping major heads towards initial change*）[2]。我提醒读者，国家医疗

---

[1] 引自 The NHS reforms three years on. *BMA News Review*. 1994 Apr.

[2] 引自 Marks J. Galloping major heads towards initial change. *Young Principle*. 1994 May.

服务不是关于紧急医疗和手术治疗的——它应该是"全面的"——尽管撒切尔夫人承诺规范眼科检查费用，而且控制国家医疗服务牙医费用迫使许多牙医只向优先群体提供国家医疗服务治疗。也有证据表明，一些信托基金和基金持有人拒绝对不合算的患者进行治疗或任意歧视老年人，据称还有歧视盲人患者的情况。我指出，合并和垄断委员会（Merger and Monopolies Commission，MMC）关于私营医疗服务的报告，在 2 月出版，曾要求取消英国医学会推荐专家的费用，理由是限价，但是保险公司可以规定一系列付费标准，只要他们愿意付给顾问。我想知道，政府是否会满腔热情的支持 MMC 的报告，他们对私人医疗保险业的关注，是把该行业看成是不断增加的医疗保健支出的救世主了吗？我指出弗吉尼亚·博顿利曾告诉保守党智囊团（Tory Bow group）"我们现在需要将国家医疗服务项目的私人融资选择视为规则，而不是例外"。

1994 年 6 月 12 日，雪莉和我在布朗盖布尔斯为亲戚朋友举办了一个花园派对，庆祝我们的红宝石结婚纪念日。我们在纪念日当天有更多异国情调的计划。我们注意到由天鹅探索游轮（Swans Hellenic）的 40 周年纪念巡航为所有庆祝 40 周年的人提供 4 折的优惠广告，这是我们无法拒绝的报价。因为去了地中海，我错过了迈克

*389*

尔·科克雷尔（Michael Cockerell）的"电影肖像"的广播《隔壁的家伙——肯尼思·克拉克》❶，我也对这个作品有所贡献。

　　1994 年 9 月 28 日,《每日电讯报》报道，托利党最喜欢的医生已被逮捕❷。医生当然是克莱夫·弗罗加特，被捕的原因是违规使用管控药物。文章大肆渲染了他与保守党的关系，以及他如何获得诺曼·福勒的关注。也引用我的话说，克莱夫"首先是一位保守党人，这点比其他都重要。他的内心是保守党蓝，而且他乐在其中。这就是保守党首相喜欢他的原因"。在众议院，保守党也被问到他被捕的问题。贝雷（Bayley）先生问首相，是否会列出她与克莱夫·弗罗加特博士会面的日期、克莱夫·弗罗加特博士以何种能力向国家医疗服务执行官、卫生部或卫生部长提供建议，以及他是否获得报酬，克莱夫·弗罗加特是否是国家医疗服务的行政委员会或卫生部的官方成员。政府方面，萨克维尔（Sackville）先生回答说，没有记录显示克莱夫·弗洛加特博士在任何官方委员会任职❸。我个人对克莱夫感到万分遗憾，但我

❶　引自 BBC. *The Bloke Next Door: a film portrait of Ken Clarke.*

❷　引自 Tory Party's 'favourite doctor' arrested. *Daily Telegraph*. 1994 Sept 28: 3.

❸　引自 *Hansard*. House of Commons. col. 1268. 1994 Nov 3.

认为，他的被捕对保守党来说是一种控诉，大臣们不听取合法入选代表们的建议，反而依赖未入选的个人建议。

事情并没有就此结束。1997 年大选后，新政府宣布对国家医疗服务进行自己的改革。在议会辩论期间，国务大臣弗兰克·多布森（Frank Dobson）说："他们（上届政府）对初级卫生保健的重组，是根据一位吸海洛因的保守党医生，克莱夫·弗罗加博士，的意见。他为玛格丽特·撒切尔和历任保守党卫生大臣提供建议，最终成为西南萨里（South-WestSurrey）的荣誉议员（博顿利夫人）。他告诉《观察家报》，他每天都在吸食海洛因。保守党议员可能需要了解他用什么钱购买海洛因的。他通过处方欺诈来做到这一点，以死亡或绝症患者的名义获取纯海洛因。他最终因欺诈而被定罪。因此，一个瘾君子和一个骗子就能对国家医疗服务的重大重组向保守党提供建议。难怪它的组织如此混乱。难怪我们需要审查❶。"

10 月，英国广播公司由唐纳德·麦考密克（Donald McCormick）领头制作一个《公众视线特别节目》，内容关于"医疗经济"，节目显示，公共服务和私有企业的区别变得越来越模糊，提出了一个问题，国家医疗服务是

---

❶　引自 *Hansard*. House of Commons. col. 917. 1997 Jun 25.

否能够在这剂"市场"药物下生存下来❶。接下来的一个月，我在《全科医生》上写了一篇文章来纪念有限名单10周年。这篇文章包括1984年11月16日《全科医生》一期头版的缩印，标题为"福勒如何欺骗公众"，副标题是"第一黑名单是国家医疗服务衰落的开始"，我说，我对国家医疗服务悲观预测终于成真，已经建立了一套模式来实现国家医疗服务的蜕变。我注意到工党承诺取消费用负责制，我提醒公债持有人，他们的奖金将用联合行医津贴的方式发放，这是20年前为鼓励全科医生开办联合行医而引入的。等这种机构足够多，津贴就没了❷。

1995年春末，我给吉米·杨（Jimmy Young）的节目就国家医疗服务做了采访❸，几周后，我接受了独立电视新闻（ITN）的采访，从侧面讲述肯尼斯·克拉克。我参加了2个表彰兄弟姐妹的宴会——一个是在埃奇韦尔婴儿学校举行的派对，庆祝我妹妹希拉退休，另一个是在萨里大学演讲和晚餐，庆祝兄弟文森特退休。虽然我史无前例的担任英国医学会理事会主席6年时间，虽然我获得了金质奖章，但理事会从不费心为我的退休举办

❶ 引自 BBC. *Public Eye Special – The Health Business*.

❷ 引自 Marks J. First blacklist was the start of NHS decline. *General Practitioner*. 1994 Nov 18.

❸ 引自 BBC Contract dated 15 June 1995.

晚宴。我认为在过去 40 年里，这种区别是罕见的。无论这是一个意外，不称职，或者甚至是一个"蓄意错误"，但本不应该发生。我从来没有为这个问题特别困扰，但雪莉直到现在都觉得我被深深伤害了。

　　总的来说，生活要轻松得多。我们去布拉格过了一个长周末，并没有访问任何医生，医院，或组织。回到家后，我可以真正专注于邮票，在秋季 Stampex——英国国家邮票展——上，我终于赢得了一枚小型镀银奖章，展览名为"GB QEII 照相凹版印刷邮票：完美——一个不可能的目标"。

*393*

*Doctors in the Dock*

# 第 27 章　被告席上的医生

1995 年 2 月，一位有医师资格证的 BBC 制片人艾玛·沃克（Emma Walker），让我见面讨论一个问题。如果我对会后遭受的焦虑、压力和悲惨有哪怕一丁点的概念，她打电话给我时，我会跑到 1 英里外。

艾玛参与一个题为《被告席上的医生》系列节目，讲述 6 个被取消行医资格的医生。他们每个人都认为自己是遭遇了不公。她就帕特里克·希基（Patrick Hickey）博士的案例咨询我的看法。英国广播公司不明白，为什么 2 个不同的纪律机构对希基博士的问题得出不同的结论，不消说，希基博士希望以此证明他被不公平对待。他们给我拿来 8 英寸厚的文件，包括审讯报告，一个滥用的药物法庭听证会文本，职业操守委员会（全国医学总会）的听证会材料和上诉枢密院反对全国医学总会控制的材料。我同意阅读，向制作组收取了适度的观点费用。

我花了很长的时间来阅读文档，但我给艾玛·沃克的解释相当简单。每个人都有明确规定的权力。滥用药物法庭认为希基博士是工作疏忽，但不影响他继续行医。此外，由于他坚持作为独自行医的全科医生，可能会面临开处管制药物的紧急情况。因此，仲裁庭限制他开具此类处方。1 年后，全国医学总会的专业操守委员会发现他犯有严重的职业不端，并直接取消他的资质。这意味着那他不能再行医，因此，他向枢密院上诉反对全国医学总会的申请被驳回。

## 我同意参加该节目

我与艾玛和她的团队开了几次会，最后她问我是否会出现在这个节目中，当时我就说处境需要给我报酬。最关键的 2 小时，是在我布朗盖博里斯的书房摄制的，结尾处，他们要我进行总结。我说："希基博士由于无知而脱离了他的专业范畴。他正在使用危险的、可能致命的药物，但不知道如何处理它们。这让他陷入困境。他不能让非正统的想法超越铁的事实：即药物是危险的。"

我没有看到任何样片，也没有参与节目的编辑。《被告席上的医生》系列节目于 1995 年 11 月和 12 月在 BBC2 套播出。配上了容易激起人感情的标题，如"注射死刑"，"不适合操作"，希基博士的那集标题是"一个致命处方"，于 1995 年 12 月 7 日播放❶。

❶　引自 BBC. *Doctors in the dock: a fatal prescription.*

## 广播

节目开始时，希基医生打开了他未使用的手术室，感叹他已经 5 年没有过去，因为他觉得太痛苦了。解说员说，帕特里克·希基已经用某种药行医 23 年了，这是基于他不寻常的医疗信念，一种与"精神痛苦"概念相关的"原始疗法"理论。以一种高度戏剧化的声音，解说员说，这些信仰让他在 1987 年倒台，因为他开处的某种药物造成一个年轻的瘾君子死亡。

然后我第一次出镜，是我在结束采访时做出的教条但完全准确的陈述。看到这里我感到非常惊恐。紧跟我的陈述的是黑底标题"一个致命处方"，之后，简要叙述了帕特里克·希基的医疗事业。他对传统医学不再抱有幻想，读了一本关于"整体医学"（holistic medicine）的书，也就是"全人医学"（whole person medicine）——包括我在内的许多传统医生都在尝试实践。他成立了一个纽基中心，提供"各种异域疗法，许多来自东方和亚洲医药"。他的接待员戴安娜·特拉斯科特（Diana Truscott）说，希基博士已经成为完全被当地的专业同事隔离，他不寻常的方法导致 2/3 的患者离开了他的诊所。希基医生接着说，除非医生经历了精神上的转变并被上帝引导进入那种生活方式，否则不可能做整体医学。

下一位受访者是来自英国整体医学学会（British Holistic Medical Association）的大卫·彼得斯（David Peters）博士，他说他必须不断提醒自己，他仍然是一名传统的医生，从各个方面来说。接下来是我的第二段："如果您有非正统的想法，您必须与其他医生讨论，以确保您遵守一些合理的指导方针和限制"。解说员接着描述了纽基是如何成为吸毒者中心的，然后插入了我的另一句话："每个医生都知道吸毒者会不惜一切代价获得毒品。所以，这是困难的，你需要的专业知识。有一些广为人知的指导手册，来帮助不懂如何处置毒品案例的医生，随时都能获得专家建议"。接下来的受访者是菲利普·罗本（Philip Robson）博士，一个"药物滥用方面的专家"，他认为任何全科医生都可以帮助吸毒者，但在开具处方前，必须经过特殊培训或者得到专家的意见支持。解说员说简洁地说希基博士没有这样的培训。

该节目随后详细描述了马丁·斯科尔斯（Martin Scholes）的故事，他是一名吸毒者，于 1987 年 9 月 10 日咨询了希基博士，当时他显然因为经常注射安非他明感到兴奋。他告诉希基，他将在几天内出庭，因为他一直在偷钱来维持吸毒。他多年前曾是希基的患者，但医生并没有试图确定他是否在名单上——他其实没在上面——或者他是否注册在其他医生名下。希基和他一起待了 1.5 小时，但在这段时间里，他没有正确记录临床病史，也没有进行任何形式的常规检查。尽管斯科尔斯表现出典型的苯丙胺中毒迹象——出汗、激动和攻击性——但希基医生认为他患有苯丙胺戒断症，并为他提供了整体治疗，如重生（rebirthing）和动态药物治疗，并建议他参加周日礼拜。他还提供了一些安定，这让斯科尔斯变得咄咄逼人并要求劲更大的东西。他是否特别要求二苯哌己酮（Diconal）不得而知，因为希基博士没有留下任何笔记，但他确实得到了 30 片二苯哌己酮，这是一种受管制的药物，对处方有特殊限制，因为众所周知，吸毒成瘾者才需要这种药物，他们将片剂捻碎将悬浮液注入静脉。

5 天后，斯科尔斯用完所有二苯哌己酮后再次出现，希基博士又给了他一份。第 2 天，他再次出现，讲述了戴安娜·特拉斯科特（Diana Truscott）所说的"公鸡和公牛的故事"，即他把处方落在牛仔裤里洗掉了。尽管接待员说他是个白痴，但希基医生还是开了另一张处方，即使当地药剂师打电话给他询问笔迹时，他也坚持要分配二苯哌己酮。然后他告诉采访者，他不知道吸毒者会像斯科尔斯那样滥用二苯哌己酮。在评论这些事件时，我说：

当你开处方时，你绝对有责任清楚知道自己在开什么，作用是什么，有什么副作用和风险。令人难以置信的是，1987 年，一位医生竟然不知道吸毒者使用二苯哌己酮。唯一的可能时，医生是故意，或是无意，把自己和医学理论和医学团体完全隔离开。

解说员说，第 2 天斯科尔斯被发现死亡，手臂上挂着装有二苯哌己酮悬浮液的注射器，如果裁定是意外事故造成的死亡，需要进行死因研讯。验尸的关注度非常高，因此，验尸官给内务部和全国医学总会都做了汇报。内政部药物检查员查看了希基医生 6 个月内的处方，发现 48 例违规处方。那年晚些时候，他被毒品滥用法庭传讯，发现他完全忽略了首席医务官和其他出版物发布的关于吸毒者使用二苯哌己酮的指导手册。此外，他曾不负责任的开方，委员会担心他有可能继续这么做。他被紧急禁止开处控制药品。

节目接着讲全国医学总会行为委员会对希基的审查，发现他犯有严重的职业错误，于是取消了他的注册资格。我向观众解释，两个机构权力不同，但它们之间没有冲突：都认为希基博士是疏忽和危险的。随后，希基医生向枢密院和的上诉被驳回，这是他后来争取恢复资格的一个尝试。

随后我说，我没听任何医生或课本说，会用二苯哌己酮治疗苯丙胺滥用，因为它可能把苯丙胺滥用者转换为二苯哌己酮滥用者，这就更糟糕了。另外，我说希基博士用他的注册医生的身份"来获取效力大的常规药品，并把他们用在本国医生不支持的没有理论支撑的方法上"。

我在节目最后说的话，是基于药物滥用法庭对未来的看法，如果博士希基继续他的不负责任的处方。我说，"斯科尔斯这种悲剧肯定会再次发生。在吸毒者管理这件事上，把自己狭隘的想法置于专业医学意见之前。如果斯科尔斯没来，迟早有类似的人来，也会出现同样的结果。"节目以希基给他律师的解释作为结束，他为何第二次申请回复全国医学总会资格，之后是他穿着一条长长的白色礼服，在东方国家展示神如何创造问题。他最后的话是："耶稣基督是一个治疗者，他不需要病史采集或做体检"。

节目持续了半小时，而我的 8 个片段总共持续了不到 4 分钟。我把这些抛到脑后，2 月雪莉在新西兰度过了 3 周非常愉快的假期。

## 我收到令状

回到家打开邮箱时，我发现了一份代表希基医生发出的诽谤令。必须在交付后的 14 天内得到确认。因为只剩下一天，我陷入了恐慌。

我打电话给我的律师，他说这是一个影响我职业生涯的大事，我应该联系医疗保障学会（MPS）。他们非常乐于助人，鉴于时间限制，他们立即帮助我处理紧急令状，但参与的助理秘书向我解释说，她需要向学会理事会寻求指导，以了解他们是否可以受理此案。有人可能会争辩说（后来也有人争辩说）希基博士利用我来攻击全国医学总会，律师称之为"对合法组成的准司法法庭的决定的附带攻击"。虽然我一直是全国医学总会的成员，但是会见艾玛·沃克之前，我对此案件一无所知。

医疗保障学会指示王室法律顾问毕夏普（G Bishop）先生和科普兰德（A Copeland）女士，在接下来的几周，我与他们进行了几次磋商。1996 年 7 月 24 日，我们向波普尔韦尔（Popplewell）大法官申请剔除该宗申诉，但他拒绝了申请，说原告的论据非常薄，成功的机会不是很大，但也不是没有。

## 我们上法庭

3 年后，审判在皇家法庭王座分庭进行，毕夏普先生再次向大法官格雷（Gray）申请提出申诉，在没有陪审团的情况下，再一次驳回了申请❶。审判共持续了 8 天，

---

❶ 这是 1999 年 5 月 4 日开始的皇家法院听证会的记录，其依据是 1996–H–108 号官方记录。原始文件包括 504 页 A4 纸，涵盖了 8 天的听证会和判决。

希基博士由王室法律顾问雷诺兹（F. Reynolds）先生和克里斯托（J. Crystal）先生代表。提交一系列法律意见书后，希基博士给出第 1 天的证据，很明确地表示他有没有关于控制药物条例的知识，也不是吸毒者本人粉碎注射 Diconal 的。他被质问，为什么他不起诉 BBC 或者其他 2 名出现在节目中的医生诽谤。他说，起诉 BBC 很昂贵（毕夏普先生对此观点表示异议，因为可能会联系到我的情况），以及其他 2 位医生没有我这样的恶意！在回答问题"你认为马克斯博士并非诚实地相信他在广播中说的话？"时，希基说"是"。他试图证明他对斯科尔斯的处理是正确的，而我的每句陈述都是虚假的。

*402*

唯一出现的有行医资格证的希基博士的证人是另一个约翰·马克斯博士——约翰·安格斯·马克斯博士——他曾参与西北英格兰的毒品问题的研究和治疗，但最近移民到新西兰。为了避免混淆，格雷法官坚持称他在任何时候都被称为约翰·安格斯·马克斯博士，这样"马克斯博士"就只适用于我。

当我对调查宣誓时，毕夏普先生只有一个问题——确认我的面前一大捆文件，是我在 1998 年 3 月 19 日的陈述内容。接着，希基博士的代理律师雷诺兹长篇大论地对我反复讯问。我承认，我没有接诊过吸毒者，也没有接过这样的急诊，除了我的保险工作外，我 1989 年之后就没有接触患者了。我被询问了几小时，问我是如何参与进这起案件的，我与英国广播公司的关系，我对毒品的专业知识，我如何得出节目中的结论，等等。对我的方式相当人性化了。

午餐后续会，克里斯托先生接着质证，整个气氛发生改变。他重复了很多早上提出的问题，但是，是一些简短尖锐提问。在某个阶段，毕夏普先生打断，并要求我可以把问题放在一起回答，到大法官格雷说，"可以，给证人多一点自由度"。克里斯托先生还问我是否接受我对另一位医生的看法是极端的，我回答说："不，他们不是极端的观点。它们是合乎逻辑的观点。他们实际上是悲伤的看法"。然后他用非常讽刺的声音说，"任何看过这个节目的人都能看到你对希基博士的完全同情。把这一点放在一边，你接受如果你手头上没有足够的事实，那么你有可能是不负责任的？"我回答说，当我有无数页希基博士至少在 3 个不同的场合给出过的问题及答案，这些都是我可以发表评论的事实。克里斯特尔先生接着表示，"对于我在 BBC 节目中播出的言论的极端程度，我无法合理诚实地相信"。我告诉他我完全拒绝这个问题。

克里斯特尔先生接着说："作为全国医学总会前成员和医学界的主要政治人物，你对自己所不了解的事物的处理方式是将其描述为非正统。是否因为马克斯不知道，所以它才是非正统的？"我回答说没有任何这种暗示，我从来没有说过。

我指出，20 世纪 70 年代我是如何参与全国医学总会改革的。我提醒克里斯托先生，审理希基案件的小组包括像简·罗宾森（Jean Robinson）这样的非专业成员，当时他是患者学会的领导人之一，也是电视节目的另一位参与者。还有至少 4 名全科医生。我继续说，"先生，如果你要暗示那些人不会听取事实和证据并得出合理的结论，而且我不会尊重他们的调查结果，我真的必须拒绝这一点"。

然后克里斯托先生返回到主题，"非正统"意思是"马克斯不知道"。"是否可以公平地说，你对任何不实践你这种医学的人的态度是一种厌恶吗？"他问。我回答说"不，先生。我对与非传统医学没有问题，我曾使用催眠，虽然很多人认为是老糊涂。我用了很多次，一些患者从中受益匪浅。然而，在使用它之前我上了相关课程，我读了书和我加入了相关医学社团。我知道的是，如果我正在催眠的患者跳出窗口，确实有人会这样做，我会有麻烦，我要做好准备回应这种情况，因为我需要提供证据说明我知道自己在做什么"。

说话过程中，看着克里斯托先生脸上的变化，我有点高兴。他允许我做了区分，即我和任何其他明智的医生，针对能让希基博士吊销资格证的有不负责行为的患者，进行非正统管理之前会做哪些不同的事情。

克里斯托先生随后提到了我对希基医生造成的"损害"，并问我是否接受我所说的话被广播给了相当多的人，回答很直接，"是"。然后他问我被要求道歉并拒绝我的说法是否正确，我回答"当然"。

然后我伸长脖子说，"如果我说的话是对希基博士所作所为的不公平的评论，如果我说的没有合理的理由，那么我明白我必须输"。当格雷法官再次插话时，克里斯托先生开始了他的下一个问题，"这不是真正给证人问题，这是给我的问题，不是吗？"

毕夏普先生重新询问了我，他带我了解了希基博士对斯科尔斯案件的管理，并问我将如何处理。然后他带我阅读了滥用药物法庭的报告，其中包括一项评估，即希基医生的处方是如此不负责任，以至于他们担心类似的事情会再次发生。

当约翰·安格斯·马克斯博士代表希基博士给出证据，他将采取和我一样的措施，而且，他还会做一个我列出的检查。他表示希基博士遵守了传统做法的最低要求。当大法官格雷问他希基博士没有记录 A 类药物处方时，他回答，"我认为这是'不'负责的（not responsible）"。我仍然觉得这是非常显著，他不能用单一的词"不负责任的"（irresponsible）。

最后一个进入证人席的是我的唯一专家，贝特莱姆皇家精神病名誉顾问及伦敦大学成瘾行为荣誉教授，莫兹利医院格里菲斯－爱德华兹（Griffith-Edwards）教授。当被问及希基博士面临的开处安定情况，他认为，他可能已经开了 5 片，每片 5mg，最多肯定不会超过 10 片。

毕夏普先生随后问他关于在这种情况下使用 Diconal 的问题，他回答说："我认为——而且我非常实际地使用了这个词——这是站不住脚的"。格里菲斯－爱德华兹教授回答完之后，律师之间进行了很多法律辩论，随后双方法律顾问提交了最后意见。到那时，审判已经持续了 8 天。

## 判　决

格雷大法官的判决足有43页，最重要的部分在最后。他的结论是，希基博士对处方的特性和危险的了解严重不足。他接受了希基博士不知道患者是瘾君子，会压碎药片用以注射，但那是因为他有意没有阅读最新的医学文献。

然后他给出这个发现的理由，尽管我在节目中所说的内容包括诽谤事实的陈述，但它们基本上是有道理的。他特别提及了我关于斯科尔斯是一场等待发生的灾难的评论，并说希基博士为斯科尔斯配备了足够数量的 Diconal 足以让他无意或故意地杀死自己，格里菲斯－爱德华兹教授的证据支持了我的发言。他毫不犹豫地否认了我曾恶意表现的观点。然后来到了至关重要的话，"申诉必须失败，判决支持被告"。我们已经赢了 ❶。

　　我感到的宽慰是短暂的，因为希基博士很快就对判决提出上诉，但直到 2002 年 7 月 6 日，也就是我第一次见到艾玛·沃克之后将近 7 年，上诉才被审理。当我们上法庭时，我注意到雷诺兹先生不在，整个案件都由克里斯托先生处理。令我吃惊的是，3 位法官在克里斯托先生提出他的论点后离开了法庭。然而，毕夏普先生满脸笑容，劝我冷静。当法官回来时，宣布决定的那位法官给了我在与希基博士和克里斯托先生打交道时为数不多的愉快时刻。他严厉批评希基博士对格雷法官的判决提出上诉的行为，并进一步表示，此案一开始就不应该被提起。然后就惩戒费用进行了长时间的讨论，这超出了我的想象，我不知道会出现这样的结果。

---

❶　引自 Dyer C. GP loses libel action. *BMJ*. 1999; 318:1510.

# A quiet retirement, a general election and a question mark

# 第 28 章　安静的退休，大选，问号

1996 年卫生大臣宣布对初级医疗进行另一次审查，我对此评论说，只是"让医生摆脱政府支持的一种手段"，我希望，即将到来的大选对政府施加的压力将有助于医疗行业❶。英国医学会理事会也举行选举，我决定再次参选。我的竞选口号是口头禅——政府错了，如果你同意，投我一票。我已经为理事会服务 23 年，再多出 3 年意味着我服务了 1/4 世纪——尽管我距离索力·万德（Solly Wand）的 37 年还很远❷。我再次在投票中名列前茅。大约在同一时间，劳拉和丹生下了我们的第二个孙女莎拉·埃丝特·帕特森（Sarah Esther Patterson），她一直被称为莎莉，路易斯的妹妹。

---

❶ 引自 GPs demoralised as never before. *Pulse*. 1996 Feb 10.

❷ 引自 Marks seeking a medical record. *Jewish Chronicle*. 1996 Feb 9.

肯尼斯·克拉克改革五周年引起很多评论，我写了一篇批判性文章，强调我所预测的两级制度（two-tier system）确实到来了。我声称是工人和患者感到困惑，士气低落，因为国家医疗服务的情况跟不必要的动荡之前一样危险，因为真正导致撒切尔夫人恐慌／导致国家医疗服务的长期资金不足的问题，一直没有被直面。我的结论是，"总有一天要面对的"❶。杰瑞米·利－波特是同样无情抨击❷。

1997 年春，大选在紧张筹备中，我意识到，如果保守党再次当选，将永远不会有任何希望扭转以市场为导向的变化。我问萨姆·埃弗灵顿❸，如果我是否对工党有帮助，我因此被安排参加他们的一次新闻发布会。我准备一个合适的简短演讲，发布会那天上午，我在米尔班克工党总部与彼得·曼德尔森（Peter Mandelson），托尼·布莱尔（Tony Blair）和戈登·布朗（Gordon

*409*

---

❶ 引自 Marks J. Five years of reform: to what end? *Hospital Doctor*. 1996 Apr 11.

❷ 引自 Reforms have turned off NHS altruism. *BMA News Review*. 1996 Apr: 34.

❸ 山姆（Sam）曾在下议院兼职，担任罗宾·库克（Robin Cook）、道恩·普里马罗洛（Dawn Primarolo）、玛格丽特·贝克特（Margaret Beckett）、哈里特·哈曼（Harriet Harman）和克里斯·史密斯（Chris Smith）的顾问。

Brown）进行了简单会面。新闻界发布会上我坐前排，政客们都装作绝对正确的样子。托尼·布莱尔说，"首先，我们必须得摆脱的保守党的国内市场策略，它已经对国家医疗服务造成巨大伤害。我们不想再像超市一样运行国家医疗服务——这不是一个超市，这是一个公共服务。"他们说完，我讲了自己这一块，部分讲话在当天多数新闻频道播出："我的名字是约翰·马克斯，1948 年 7 月 5 日我拿到了医师资格证，同一天国家医疗服务开始实施。我的整个工作生涯都在为国家医疗服务服务，30 多年来，我是博勒姆伍德的一名家庭医生，我对自己提供的服务感到自豪。"然后我解释了改革的历史，以及为什么医生行业反对他们，包括我的预测，即费用负责制会导致两层服务，患者接受的治疗水平将取决于他们的全科医生的经济实力，他们居住的位置，而不是自己的临床需要；工作人员士气会变低落，维护医疗系统的管理人员和会计师人数将会爆炸式增长，我认为"（即将产生的）官僚部队将饱受催生他们的党派指责——即保守党，"我继续说，如果这些情况都被我言中，我一点都不会高兴...我现在确信，如果 14 天后重选，保守党会继续把"国家医疗服务"降级为"没有希望的服务"，最后到"没有健康的服务"。

几天后，我收到了工党在皇家节日大厅举办的选举后集会的邀请。因为雪莉和我已经邀请了一些亲密朋友去布朗盖博里斯观看选举结果，所以我忽略了邀请。一位朋友在大厅看到它，问是关于什么的。当我说我不去庆祝，宁愿花一晚上和他们在一起时，他们认为我疯了，我应该马上出发去南岸，我去了。

　　大厅里充满了兴奋、嘈杂的气氛，随着越来越多的席位转向工党，压倒性胜利似乎是肯定的，气氛越来越高亢。当宣布要在迈克尔·波蒂略的选区重新计票时，欢呼声非常大，后来赢得席位时，噪音几乎把屋顶掀掉了。那天晚上我遇到了几个有趣的人，克里斯·史密斯（Chris Smith）、弗兰克·多布森（Frank Dobson）、理查德·布兰森（Richard Branson）、理查德·威尔逊（Richard Wilson）和其他人。黎明时分，我加入了人海，在大厅外欢迎托尼和切丽·布莱尔，工党的主题曲"事情只会变得更好"响彻四周❶。托尼·布莱尔任命的第一个内阁，弗兰克·多布森而不是克里斯·史密斯，为卫生部长。

　　我已经提到了给退休团体做演讲，如犹太文化社团

*411*

---

❶　这首歌《事情只能变得更好》是彼得·库纳（Peter Cunnah）和杰米·佩特里（Jamie Petrie）写的。由于工党在 1997 年使用它，它在当年的图表中上升到第 19 位。约翰·奥法雷尔（John O'Farrell）在 1998 年出版的一本书《事情只能变得更好：工党支持者一生中悲惨的十八年》也被赋予了同样的名字。

学会（JACS）❶和第三时代大学（U3A），希望持续刺激他们的大脑。1997 年，我的谈话可以第一次以充满希望的建议结束，即在工党可能确实拯救了国家医疗服务。

同年，希拉里生下了我们的第 7 个孙子朱尔斯（Jules）。他的哥哥们很宠他——雪莉和我曾经开玩笑说他有 4 个父母。第二年，我们的第 8 个也是最后一个孙子拉斐尔（Raphael）到来了，我们在印度南部度过了一段美妙的旅程，国家医疗服务体系迎来了 50 周年。《英国医学杂志》出版了一本小册子《我们的国家医疗服务：庆祝 50 周年》，我为此贡献了一个题为"医学和医学政治：个人传奇"的章节❷。

7 月，在爱丁堡举行的纪念我们毕业 50 周年的重聚，很多人都参加了，但不像 40 周年，没有让媒体大肆吵闹。我即将结束我的医学政治生涯，我从聚会离开去参加我的最后一次年度代表大会，会议于 1998 年 7 月 5 日在卡迪夫开幕。我参加了我的最后一次大辩论，主题为安乐死和协助自杀。这 2 种活动都是非法的，但后辈们觉得有必要召开一次会议来重新审视整个情况，建制

❶ 参见犹太文化协会的信，1992 年 1 月 9 日。

❷ 引自 McPherson G, editor. *Our NHS: a celebration of fifty years*. Oxford: Wiley- Blackwell; 1998.

派不想参与其中。因此，我在代表机构上的最后一次演讲与我最早的一位关于道德问题的演讲有着密切的联系。据《卫报》报道，我慷慨激昂地呼吁代表听取青年的声音，提醒他们，在 1968 年我们面临道德困境时，我在讲台上被嘘过，这表明该学会的社会堕胎的态度是虚伪而不是希波克拉底的。我继续说，"40 多年来，我从来没有故意杀死一个患者，但我曾经给他们增加麻醉剂量——有时是巨大的剂量——以减轻他们在最后几周的痛苦，我知道它会缩短他们的生命。也许我很虚伪，我不知道。我只知道，当时机成熟时，我需要一位能给我很多帮助的医生。这是可能的，就像 30 年前一样，年轻的顽童远远领先于老古董，但只有全面和公开的讨论可以证明这个。"初级医生的动议在卡片投票中以微弱多数获得通过，决定举行一个重要会议重新讨论此事 ❶。

从那时起，我就没有工资收入了，生活集中于园艺、集邮、打桥牌、看电影和戏剧。我继续参与第三时代大学（U3A）哈罗分校的时事小组，并且还参加了工人教育学会（WEA）芬奇利分校的历史课程和埃奇韦尔分校的音乐欣赏课程。

认真地说，作为纯粹的观察者，我看到布莱尔先生

---

❶ 引自 Boseley S. BMA moves on suicide. *Guardian*. 1998 Jul 8.

的"新工党"政府引入了几乎所有的肯尼斯·克拉克的想法。直到 2007 年 2 月 19 日，当我在《泰晤士报》上读到奈杰尔·霍克斯（Nigel Hawkes）的一篇文章时，我才自觉地决定什么都不说，什么也不做。他声称，现在很少有医生能记得他们为什么如此痛恨保守党❶。我记住了！我写信给《泰晤士报》回应："我当然'记得我为什么如此讨厌保守党'"。1997 年我不仅欢迎工党做国家医疗服务的拯救者，还参与了一个新闻发布会。1989—1990 年，工党和英国医学会就内部市场问题做斗争，正确地谴责了保守党的私人金融倡议（Private Finance Initiative，PFI）理念，即让私营部门提供国家医疗服务设施。现在的管理层重新把私人金融倡议包装成公私合作（Public Private Partnership，PPP）。更令人困惑的是，新工党的 PPP 包含 PPI，即"患者和公众参与论坛"（patient and public involvement forums）。新工党把钱大量浪费在失败的项目上，并从外面引进未尝试过的，未经检验的，没有试点研究的，往往行不通，会使改革造成混乱，甚至让之前克拉克的努力都显出了良性❷。

　　一两天后，我接到维多利亚·兰伯特（Victoria

---

❶ 引自 Hawkes N. Few remember why they hated Tories. *The Times*. 2007 Feb 19.

❷ 引自 Marks J. *The Times*. 2007 Feb 21.

Lambert）的电话，问她能是否能为《每日邮报》采访我。该文章给了通栏大标题，"我说布莱尔会拯救国家医疗服务。我真是个傻瓜"（图 28-1）。我说布莱尔先生给国家医疗服务带来了三项重大变革，这将削弱它。首先，政府出于政治而非临床原因强加"目标"的大规模干预，扭曲了临床优先事项。其次，他的政府正在改变医生培训方式，在 2007 年引起混乱。最后，"工党"政府暗中私有化国家医疗服务——这也是他们当初指责保守党的罪责。

　　文章结尾是，"在 90 年代初期，我曾经做过题为'国家医疗服务：开始、中期和结束？'的演讲"。我会告诉我的听众，我一开始就在，我开玩笑说，如果我活得够

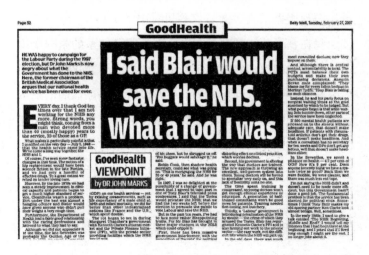

图 28-1 《每日邮报》维多利亚·兰伯特的采访，"我信任托尼·布莱尔"，2007 年 2 月 22 日。© 每日邮报

久，我可能会看到结局。我不再拿它开玩笑了 ❶。

2007 年 11 月 3 日，我与英国医学会主席哈米什·梅德拉姆（Hamish Meldrum）博士一起参加了由"国家医疗服务在一起（NHS Together）"组织的游行，这是一个由英国职工大会（Trades Union Congress，TUC）组成的联盟，其中包括英国医学会、皇家护士学院联盟和其他组织。约 7000 人参加。主要发言人是 TUC 主席戴维·普伦蒂斯（David Prentis），他说："我们今天在这里告诉全世界，我们不会允许我们的医疗服务在利润的祭坛上出售给私营公司"❷。他指的是新工党政府，而不是保守党政府。我说给我的同事说安奈林·贝文（Aneuran Bevan，推出医疗服务的人）要从坟墓里跳出来了！

我在基思·约瑟夫参与国家医疗服务体系的第一次重组，证明我相信国家医疗服务是需要有必要变化的。然而各个政府——工党和保守党——在没有适当评估的情况下在国家医疗服务中引入了无数根本性的变化，仅仅是为了满足时间表和政治目标，在此过程中对患者的需求和选择进行口头承诺，避免进行适当的咨询。我现在相信，贝文

---

❶ 引自 Lambert V. Good health viewpoint. *Daily Mail*. 2007 Feb 27.

❷ NHS 工作人员抗议改革，引自 www.bbc.co.uk/2/hi/uk_news/7076231.stm.

于 1948 年推出的医疗服务，即国家在必要时免费为所有公民提供医疗保健的服务，注定要失败。我怀疑它会被替换，国家会委托许多不同的组织来提供服务，其中一些可能是独立的私营公司，其他的可能会在名字上与政府或者准政府机构挂钩。服务是否会免费，仍待观察。

　　行笔至此，该到收尾的时候了。我度过了很长但有趣的一生，参与了英国国家医疗服务和全科医疗近 60 年几乎所有的重大变化。我经常有意识地提醒自己，坐在我座位上的确实是罗斯和卢·马克斯的小男孩。我曾多次被问到，一生中做过最重要的事情是什么。答案还是一样：我娶了雪莉·内森（图 28-2）。

441

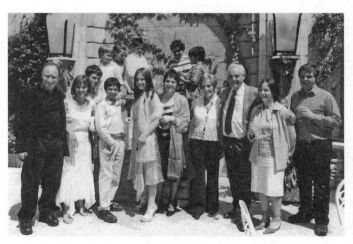

图 28-2　2004 年 6 月，我们一家庆祝我们的金婚纪念日

医学推动者译丛　第1辑

PROMOTER OF
MEDICAL SCIENCE

《医学人生：医学人文之父威廉·奥斯勒》

郎景和　主译

《困惑中升华：肝移植之父斯塔尔兹的外科风云》

董家鸿　主译

《跨越巅峰：显微神经外科之父亚萨吉尔》

毛颖　陈亮　主审　　　岳琪　陈峻叡　陈嘉伟　主译

《善意的悲剧：乔纳斯·索尔克与疫苗史至暗时刻》

谢文　管仲军　主审　　　陈健　主译

《赋予生命：残疾人关爱运动领导者的燃情岁月》

赵明珠　王勇　主审　　　胡燕　主译

《拯救或破坏：英国医疗体系缔造者约翰·马克斯》

王岳　马金平　主译

《遗传的变革：70年医学遗传学史》

李乃适　邬玲仟　桂宝恒　主译

《最初的梦想：约翰·麦卡利斯特与医学研究生学会的诞生》

甄橙　主审　　　程陶朱　黄羽舒　主译

《治愈的希望：人类医学简史》

刘健　主译